Gehirn, Computer, Komplexität

W0254121

Springer

Berlin
Heidelberg
New York
Barcelona
Budapest
Hongkong
London
Mailand
Paris
Santa Clara
Singapur
Tokio

Klaus Mainzer

Gehirn, Computer, Komplexität

Mit 73 Abbildungen

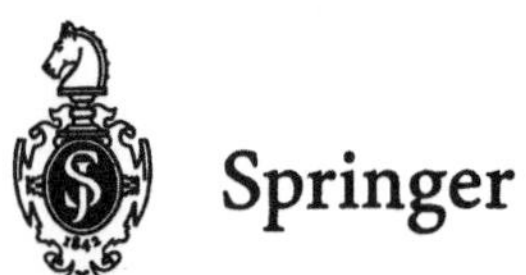

Springer

Professor Dr. Klaus Mainzer
Universität Augsburg
Lehrstuhl für Philosophie
und Wissenschaftstheorie
Universitätsstraße 10
86135 Augsburg

ISBN-13:978-3-540-61598-9 Springer-Verlag Berlin Heidelberg New York

Die Deutsche Bibliothek - Cip-Einheitsaufnahme
Mainzer, Klaus: Gehirn, Computer, Komplexität / Klaus Mainzer. -
Berlin ; Heidelberg ; New York ; Barcelona ; Budapest ; Hongkong ; London ; Mailand ;
Paris ; Santa Clara ; Singapur ; Tokio : Springer, 1997
ISBN-13:978-3-540-61598-9 e-ISBN-13:978-3-642-60524-6
DOI: 10.1007/978-3-642-60524-6

Dieses Werk ist urheberrechtlich geschützt. Die dadurch begründeten Rechte, insbesondere die der Übersetzung, des Nachdrucks, des Vortrags, der Entnahme von Abbildungen und Tabellen, der Funksendung, der Mikroverfilmung oder Vervielfältigung auf anderen Wegen und der Speicherung in Datenverarbeitungsanlagen, bleiben, auch bei nur auszugsweiser Verwertung, vorbehalten. Eine Vervielfältigung dieses Werkes oder von Teilen dieses Werkes ist auch im Einzelfall nur in den Grenzen der gesetzlichen Bestimmungen des Urheberrechtsgesetzes der Bundesrepublik Deutschland vom 9. September 1965 in der jeweils geltenden Fassung zulässig. Sie ist grundsätzlich vergütungspflichtig. Zuwiderhandlungen unterliegen den Strafbestimmungen des Urheberrechtsgesetzes.

© Springer-Verlag Berlin Heidelberg 1997

Die Wiedergabe von Gebrauchsnamen, Handelsnamen, Warenbezeichnungen usw. in diesem Buch berechtigt auch ohne besondere Kennzeichnung nicht zu der Annahme, daß solche Namen im Sinne der Warenzeichen- und Markenschutz-Gesetzgebung als frei zu betrachten wären und daher von jedermann benutzt werden dürften.

Sollte in diesem Werk direkt oder indirekt auf Gesetze, Vorschriften oder Richtlinien (z.B. DIN, VDI, VDE) Bezug genommen oder aus ihnen zitiert worden sein, so kann der Verlag keine Gewähr für die Richtigkeit, Vollständigkeit oder Aktualität übernehmen. Es empfiehlt sich, gegebenenfalls für die eigenen Arbeiten die vollständigen Vorschriften oder Richtlinien in der jeweils gültigen Fassung hinzuzuziehen.

Satz: Lewis & Leins GmbH, Berlin
SPIN: 10546163 33/3020 - 5 4 3 2 1 0 - Gedruckt auf säurefreiem Papier

Vorwort

Das Buch *Gehirn und Computer* erscheint 40 Jahre nach John von Neumanns Klassiker *The Computer and the Brain*. Der große Mathematiker und Computerpionier hatte dieses Werk bei seinem Tod am 8. Februar 1957 als unvollendetes Manuskript und wissenschaftliches Vermächtnis hinterlassen. Die Forschungen zum Thema „Computer" und „Gehirn" haben in den letzten 40 Jahren einen beispiellosen Aufschwung genommen. Viele Ansichten von Neumanns wurden technisch realisiert, einige liefern heute noch Forschungsimpulse, andere waren zeitbedingt. Im letzten Jahrzehnt unseres Jahrhunderts scheint das Gehirn selber zum Vorbild neuartiger lernfähiger und sich selbstorganisierender Systeme zu werden, die nur noch bedingt Gemeinsamkeiten mit programmierbaren Rechenmaschinen haben: Daher der Stellungstausch von Gehirn und Computer im Titel.

Diese Untersuchung erscheint im Rahmen der Reihe „Springer Sachbuch". Abbildungen, Diagramme und Marginalien am Textrand sollen zur Anschaulichkeit beitragen. Mit * bezeichnete Abschnitte behandeln anspruchsvollere Themen (in einer allerdings nicht-technischen Sprache), die bei einer ersten Lektüre übersprungen werden können. Neben der fachlichen und fachübergreifenden Darstellung der beteiligten Forschungsgebiete sind auch Bewertungen und Einschätzungen von Forschungstrends erforderlich. Moderne Spitzentechnologie steht heute nämlich im Spannungsfeld von Technikakzeptanz und Öffentlichkeit.

Dieser Band schließt an mein Buch *Thinking in Complexity. The Complex Dynamics of Matter, Mind, and Mankind* (1994) an, das 1997 in 3. Auflage, chinesischer und japanischer Übersetzung im Springer-Verlag erscheint, ohne es allerdings vorauszusetzen. Für vertiefende mathematische und philosophische Analysen sei auf mein Buch *Computer – Neue Flügel des Geistes?* (²1995) verwiesen. In diesen Büchern finden sich auch ausführliche Hinweise auf weiterführende Literatur, die sich in dieser Buchreihe auf Schwerpunkte der Neurobiologie und Informatik (insbesondere Neuroinformatik) beschränken.

Als Autor fühle ich mich den Zielsetzungen der Deutschen Gesellschaft für Komplexe Systeme und Nichtlineare Dynamik verbunden (vgl. Einführung). Für Unterstützungen, Anregungen und Kooperationen danke ich der Deutschen Forschungsgemeinschaft, der Deutschen Akademie der Naturforscher Leopoldina, der Abteilung Biowissenschaften und Informationstechnik im Bundesministerium für Bildung, Wissenschaft, Forschung und Technologie (BMBF), dem Graduiertenkolleg KOGNET (Lehrstühle für Neurobiologie und Neuroinformatik, Universität Bochum), den Kollegen Rolf Eckmiller (Lehrstuhl für Neuroinformatik, Universität Bonn) und Hermann Haken (Institut für Theoretische Physik und Synergetik, Universität Stuttgart). Ilse Wittig und Hermann Engesser (Springer-Verlag) danke ich für die bewährte Lektoratsbetreuung und die Anregung, die zur Abfassung des Buches führte. Für die Herstellung des Manuskripts danke ich meiner Sekretärin Jutta Janßen und meinen MitarbeiterInnen Katja E. Hüther, M.A., Martin Kraus und Thomas Frömrich.

Klaus Mainzer

Inhaltsverzeichnis

1 Einführung

Das Gehirn als komplexes System

Das menschliche Gehirn wird von der modernen *Neurobiologie* als komplexes neuronales Netzwerk verstanden, das seine Leistungsfähigkeit im Laufe der Evolution entwickelt hat. Die *Neuroinformatik* benutzt die neuronale Architektur und die Lernverfahren natürlicher Nervensysteme als „Blaupausen", um technische neuronale Netze z.B. für Robotik, Bild-, Muster- und Spracherkennung zu konstruieren. In der *kognitiven Psychologie* stellt sich die Frage, ob auch die Entstehung von Bewußtsein und Emotionen durch die Dynamik komplexer neuronaler Netze erklärt werden kann. In der *Neurologie* und *Neurochirurgie* werden mittlerweile Transplantate erprobt, die auf der Grundlage von Neurobiologie und Neuroinformatik entwickelt wurden. Mit Cyberspace-Systemen werden virtuelle Organismen in computergenerierten Welten erzeugt, um Funktions- und Architekturprinzipien biologischer Systeme besser zu verstehen. Bioroboter sollen in Medizin, Technik und Industrie eingesetzt werden.

Das „Jahrzehnt des Gehirns"

Der amerikanische Senat hat die 90er Jahre zum „Jahrzehnt des Gehirns" (Decade of the Brain) erklärt. In der Tat wachsen Biologie, Medizin und Ingenieurwissenschaften, Neuroinformatik, Gehirn- und Kognitionswissenschaften zu einem interdisziplinären Forschungsfeld zusammen. In seinem Zentrum fusionieren unsere Vorstellungen von Gehirn und Computer zu künstlichen Organismen als komplexen lernfähigen und selbstorganisierenden Systemen, die mit dem traditionellen Bild einer programmgesteuerten Rechenmaschine nur wenig gemeinsam haben. Damit bahnt sich nicht nur eine Neuentwicklung in der Computertechnologie an, sondern auch in unserer philosophischen Vorstellung, wie das Gehirn als Träger menschlicher Persönlichkeit arbeitet. Dennoch sind heute weiterhin unterschiedliche Forschungsperspektiven zu beobachten, mit denen sich der jeweilige Fachwissenschaftler dem Thema Gehirn nähert – sei es z.B. als Zellbiologe, Biochemiker, Mediziner, Psychiater, Psychologe, Physiker oder Infor-

Interdisziplinäre Forschungsdynamik

matiker. Wir erhalten so Momentaufnahmen von Bereichstheorien und Forschungsfeldern, die zwar zusammenwachsen und sich teilweise bereits überlappen, aber auch (noch oder grundsätzlich) divergieren.

Komplexität und Dynamik des Gehirns

In *Teil I* wird zunächst die *Komplexität und Dynamik des Gehirns* aus der Sicht der heutigen Neurowissenschaften beschrieben. Neue Beobachtungsmethoden erlauben dabei nicht nur einen Einblick in die anatomische Komplexität des Nervensystems, sondern auch in die Funktion des Gehirns. War man bis weit in das 20. Jahrhundert auf die Sezierung von Leichen angewiesen, macht es heute die Röntgen-Computertomographie möglich, Schnittbilder des Gehirngewebes am lebenden Menschen zu betrachten. Damit wird die *komplexe Struktur des Gehirns*, aber noch nicht seine *Dynamik* zugänglich. Ein revolutionärer Durchbruch der Beobachtungstechnik sind die Positronen-Emissions-Tomographie (PET) und die Magnetresonanz- bzw. Kernspintomographie (MRI, engl. magnetic resonance imaging), die dynamische Bilder von Hirnfunktionen ermöglichen. Lokale Veränderungen der Gehirndurchblutung und des Gehirnstoffwechsels liefern komplexe Aktionsmuster von Gehirnregionen, die sich auf dem Bildschirm bei unterschiedlichen Wahrnehmungen, Bewegungen, Emotionen und kognitiven Leistungen (z.B. Sprechen, Lesen, Rechnen) ändern. Vorher waren Gedanken, Gefühle, Wille und Bewußtsein von der empirischen Forschung ausgeschlossen. Da ihre Untersuchung der direkten Beobachtung und Messung nicht zugänglich war, galten diese Themen sogar manchen Psychologen als „unwissenschaftlich“. So beschränkte sich der Behaviorismus auf die Beobachtung und Messung von Reizen und Reaktionen, denen Versuchspersonen ausgesetzt wurden. Tatsächlich war der Behaviorismus aber nur eine methodische Verlegenheit, da notwendige Untersuchungsmethoden und Kenntnisse der Gehirndynamik nicht zur Verfügung standen. Heute wachsen z.B. Biochemie, Zellbiologie, Neurophysiologie und experimentelle Psychologie in einem interdisziplinären Forschungsfeld zusammen, um auch diese Fragen in Angriff zu nehmen.

Computer und Künstliche Intelligenz

In *Teil II* geht es um das Thema *Computer und Künstliche Intelligenz (KI)*, um Gemeinsamkeiten und Unterschiede programmgesteuerter Rechenmaschinen mit dem menschlichen Gehirn zu erklären. Im Rahmen der Evolutionstheorie sind Computer zunächst nur Werkzeuge zur Verstärkung und Erweiterung von Gehirnleistungen, so wie in früheren Stadien der Technik- und Wissenschaftsgeschichte die motorischen Kräfte des Menschen durch Hammer und Hebel, Dampfmaschine und Elektromotor oder seine sensorischen Fähigkeiten durch optische Geräte verstärkt und erweitert wurden. Allerdings erweist sich das Konzept eines programmgesteuerten Computers nur als begrenzt tauglich. Denn während der Computer umfangreiche Rechenprozesse spielend bewältigt, scheitert die Bewältigung von komplexen Wahrnehmungs- und Bewegungskoordinationen, die ein Gehirn „im Schlaf" löst, an unüberwindbaren Programmierproblemen.

Komplexität und Dynamik neuronaler Netze

An dieser Stelle beginnt *Teil III* mit der *Komplexität und Dynamik neuronaler Netze.* Dazu wird zunächst auf Prinzipien der physikalischen, chemischen und biologischen Evolution eingegangen, die auch in der Dynamik des Gehirns realisiert sind. Im Rahmen der Theorie komplexer Systeme läßt sich das Gehirn als eine komplexe Population von vielen Milliarden Nervenzellen (Neuronen) auffassen, die sich in Phasenübergängen vernetzen und neue Muster durch Selbstorganisation erzeugen. Diese Verschaltungsmuster können äußeren Wahrnehmungen, emotionalen Erregungszuständen oder Gedanken entsprechen. In der Technik ist daher das Paradigma des Konnektionismus aktuell, an dem sich Ingenieure beim Bau von Neurocomputern und neuronalen Netzen orientieren. Ziel solcher Untersuchungen ist nicht die Konstruktion eines fühlenden und denkenden Homunkulus. Ziel ist eine abgesicherte Theorie, mit der wir die Vorgänge in unserem Gehirn besser verstehen können. Voraussetzung wäre eine neuartige fachübergreifende Zusammenarbeit von Wissenschaften wie z.B. Biophysik, Neuroinformatik und Robotik mit Neurochirurgie, Neuroprothesentechnik und Neurorehabilitation.

Grenzfragen und Zukunft von Gehirn und Computer

Damit sind wir bei *Grenzfragen und Zukunft von Gehirn und Computer* angelangt, die im letzten *Teil IV* behandelt werden sollen. Ein altes erkenntnistheoretisches Problem ist die Erklärung von Bewußtsein. Dazu liegen Vorschläge von Gehirnforschern und kognitiven Psychologen vor, die sich in der Theorie komplexer dynamischer Systeme modellieren lassen. Sie machen Gebrauch von der Plastizität chemischer Synapsen, die mittlerweile zum etablierten Wissensbestand der Neurowissenschaften gehören. So ist nach einem dieser Ansätze Bewußtsein abhängig von kritischen Geschwindigkeitswerten, mit denen neuronale Synapsen sich verschalten können. Dieser Prozeß kann z.B. durch Medikamente und Drogen chemisch beeinflußt werden, so daß das vorgeschlagene Modell auch empirisch prüfbar wird. Wir finden im Gehirn kein „gnostisches“ Neuron oder einen Zentralprozessor mit dem Namen „Ich“ oder „Bewußtsein“, der alle Denkprozesse steuert. Diese Namen stehen vielmehr für globale Zustände komplexer neuronaler Systeme, deren Dynamik möglicherweise mathematisch modellierbar und empirisch analysierbar ist.

Angst vor dem gläsernen Menschen

Auch hier mag den Laien die Angst vor dem gläsernen Menschen packen, dessen Gedanken durchschaubar und berechenbar werden. Durchschaubar werden in diesen Modellen die Gesetzmäßigkeiten des Denkens und Fühlens und ihre Abhängigkeit von neuronalen Vorgängen im Gehirn, nicht jedoch der singuläre Gedanke oder das intime Gefühl. Es ist schließlich charakteristisch für komplexe dynamische Systeme, daß ihre Entwicklung im einzelnen langfristig nicht vorausberechnet werden kann, obwohl sie für kritische Nebenbedingungen typische Entwicklungsmuster zeigen. Wieder ist nicht die Konstruktion eines fühlenden Homunkulus mit Bewußtsein Ziel solcher Untersuchungen. Ziel ist eine abgesicherte Theorie, mit der wir die Vorgänge in unserem Gehirn besser verstehen können, um daraus Konsequenzen auch für Medizin und Psychologie ableiten zu können. Unter diesen Forschungsperspektiven erweisen sich viele traditionelle und heutige Positionen zum sogenannten Leib-Seele-Problem als Scheinprobleme. Solche Positionen („Materialismus“, „Idealismus“, „Dualismus“, „Evolutionismus“ etc.) sind bestenfalls Verallgemeinerungen und Verabsolutierungen von Teilwahrheiten und an ihrer Endung „-ismus“ zu erkennen. Manchmal fehlt uns aber nach heutigem Forschungsstand auch schlicht das Wissen, um solche Fragen entscheiden zu können. Solche derzeitigen Grenzen müssen dann klar angesprochen werden. In diesem Buch geht es also nicht um weltanschauliche Positionen, sondern um heutige *Forschungsperspektiven* – ihre Möglichkeiten, Grenzen und Bewertungen. Dabei kommt der computergestützten Simulation von Gehirnprozessen in der Zukunft sicher große Bedeutung zu, um in der Forschung Grundannahmen über Lebensvorgänge und daraus folgende Konsequenzen im Vorfeld zu überprüfen, wenn z.B. gefährliche oder ethisch problematische Experimente anstünden. Aber Simulation ersetzt nicht Erfahrung, Messung und Experiment im Labor. Insofern

Forschungsziel: eine abgesicherte Theorie, um heilen und helfen zu können

Die Grenzen heutigen Wissens

ersetzen die bisherigen Computertechniken auch nicht Leben, sondern können als nützliche Instrumente in der Hand des Mediziners und Wissenschaftlers eingesetzt werden.

Wer die Gesetze der komplexen Gehirndynamik durchschaut hat, ist damit nicht in der Lage, die Kreativität menschlicher Gehirne zu verwirklichen. Weder Neurobiologie noch Neuroinformatik vermögen (oder beabsichtigen) die großen Werke der Mathematik-, Literatur-, Kunst- oder Musikgeschichte zu erzeugen. Ebensowenig sind Moral und Recht aus biologischen Evolutionsgesetzen ableitbar, obwohl Moral und Recht von menschlichen Gehirnen in einer langen Kultur- und Sozialisationsgeschichte geschaffen wurden. Gehirnläsionen vermögen nicht zu erklären, warum noch im 20. Jahrhundert hochentwickelte Staaten durch Gesetzeserlaß andere Völker systematisch ausrotten ließen. Die Eitelkeit des Menschen ist zwar verletzt, wenn sein Gehirn mit einem Computer verglichen wird. Andererseits zeigt uns aber die Geschichte, wie leicht menschliches Fühlen und Denken zu programmieren sind. Ziel ist daher ein besseres Verständnis der Gehirndynamik, die *Kreativität* und *Destruktion* möglich macht. Aus dieser Kenntnis könnten politische, rechtliche und gesellschaftliche Konsequenzen gezogen werden, um bessere Lebensbedingungen zu schaffen.

Moral, Recht und Evolution

Spätestens an dieser Stelle wird deutlich, daß das Gehirn als Sitz der menschlichen Persönlichkeit nicht Forschungsgegenstand einer einzigen Disziplin, auch nicht der Neurobiologie und Gehirnforschung sein kann, sondern Thema eines fachübergreifenden Forschungsprogramms von Medizin, Natur-, Ingenieur-, Sozial- und Geisteswissenschaften. Dabei seien Neurobiologie, Gehirnforschung, Neuroinformatik, kognitive und klinische Psychologie, aber auch Philosophie, Sozial- und Rechtswissenschaften explizit genannt.

Plädoyer für fachübergreifende Forschung

Teil I

Komplexität und Dynamik des Gehirns

Das menschliche Gehirn ist ein *komplexes neuronales Netzwerk*. Seiner *Dynamik* verdanken wir unsere Fähigkeiten zur Wahrnehmung, Bewegung, Emotion, Kognition und unser Bewußtsein.

2 Evolution des Gehirns

Das Gehirn ist Produkt der Evolution und nicht menschlicher Ingenieurkunst wie eine Rechenmaschine. Nach welchen Gesetzen und Umweltbedingungen ist das menschliche Gehirn entstanden? Seine Ursprünge liegen im Dunkel der Urgeschichte und können paläontologisch nur aus wenigen Fundstücken – einige Schädel, Kiefer oder Zähne – erschlossen werden. Die Erde ist 4,6 Milliarden Jahre alt. Die ältesten fossiltragenden Sedimente sind 3,5 Milliarden alte Felsen in Afrika und Australien. Dort finden wir primitive Einzeller, blaugrüne Algen und vielschichtige Sedimentablagerungen dieser Algen. Aus diesen einfachen Organismen entwickelten sich in immer neuen Evolutionsschüben komplexere Lebewesen durch Zellteilung. Nach der traditionellen Vorstellung der Darwinschen Evolutionstheorie ergab sich eine *lineare* Aufeinanderfolge, die von den Wirbellosen über die Fische zu den Reptilien, Säugern und schließlich dem Menschen mit seinem komplexen Gehirn führte.

Die traditionelle Evolutionstheorie glaubte an eine lineare Entwicklung vom Einzeller bis zum menschlichen Gehirn.

Dieses grobe Entwicklungsschema entsprach auch dem Fortschrittsglauben, dem viele Menschen im 19. Jahrhundert anhingen – der Weg zum Höheren mit dem Homo sapiens als Ziel. Tatsächlich ist das Auftauchen des Menschen nicht zwangsläufiges Ergebnis der Evolution. Jeder einzelne Entwicklungsschritt hätte unter veränderten Umständen auch anders verlaufen können. Um nur einen für die Entwicklung des Gehirns bedeutenden Schritt herauszugreifen: Wenn vor 2–4 Millionen Jahren eine Seitenlinie der Primaten in der allmählich austrocknenden afrikanischen Savanne nicht den aufrechten Gang erlernt hätte, wären deren Nachfahren Menschenaffen und eine ökologische Randgruppe wie die heutigen Schimpansen und Gorillas.

Denkbar wäre auch noch früher, daß die Evolution über das Entwicklungsstadium der Bakterien nicht hinausgekommen wäre – übrigens eine Lebensform ohne Gehirn von ungewöhnlicher Stabilität und Variabilität seit mindestens 3,5 Milliarden

Jahren, die sowohl Tyrannosaurus rex als auch dem Menschen trotzte und vermutlich zusammen mit den Viren alles überlebend bis zum Ende der Erde bestehen wird.

Die biologische Evolution ist nichtlinear und komplex.

Die biologische Evolution verlief also keineswegs linear und gleichförmig hin zum menschlichen Gehirn. Sie verzweigte sich wie ein üppig wucherndes Buschwerk mit vielen toten Entwicklungsästen und heftigen Zufallsschwankungen in den Verzweigungspunkten. Es sind also sehr sorgfältige Untersuchungen notwendig, um aufklären zu können, warum sich gerade ein bestimmter Entwicklungsast gegenüber Millionen anderen Möglichkeiten durchgesetzt hat.

Das Modell des „dreieinigen" Gehirns

Das vereinfachte lineare Entwicklungsschema der Evolution schlägt sich bis heute in den *Gehirnmodellen* einiger Neurologen nieder. Populär wurde das Modell des „dreieinigen" Gehirns von Paul MacLean, in dem die vereinfachte stammesgeschichtliche Entwicklung vom Reptiliengehirn über das Säugergehirn bis zum Neocortex des Menschen zugrundegelegt wird (Abb. 1). Nach dieser Auffassung ist das Reptiliengehirn eine Erweiterung des oberen Hirnstamms, in dem die Nervenmechanismen für Selbst- und Arterhaltung sitzen. Diesen archaischen Gehirnteil mit seinen Instinkten und Reflexen für z.B. Hunger, Durst und Sex hätten wir mit einer Klapperschlange und einem Tiger gemeinsam. Darüber wölbt sich das zweite Gehirn der Säugetiere („limbisches System" von lat. limbus = Saum), das nach dem Neurologen James Papez mit unseren Emotionen zu tun hat. Das dritte Gehirn ist die

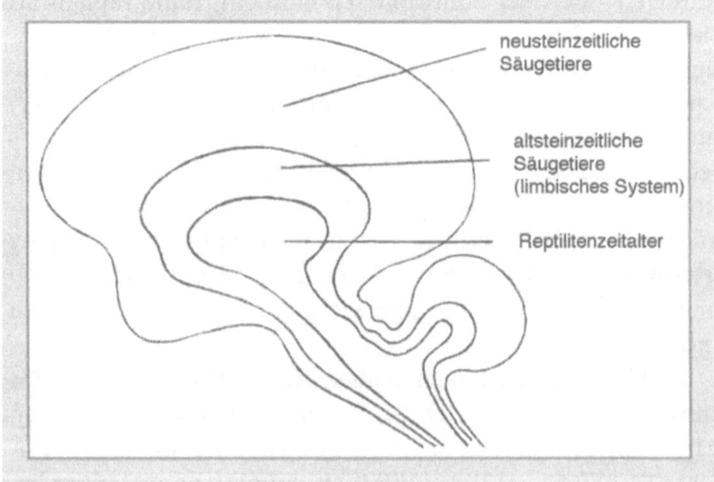

Abb. 1. MacLeans „dreieiniges" Gehirn. Dieses Modell unterstellt, daß sich die Evolutionszeitalter der Reptilien, altsteinzeitlichen und neusteinzeitlichen Säugetiere in der Überlagerung selbständiger Gehirne für Instinkte, Gefühle und Verstand beim Menschen niedergeschlagen haben. Tatsächlich sind die lokalen Gehirnregionen komplex vernetzt.

Hirnrinde, die beim Menschen am größten und daher stark gefaltet im Schädel untergebracht ist. Ausgebreitet würde sie beim Menschen anschaulich vier Blatt Schreibmaschinenpapier bedecken, beim Schimpansen ein Blatt, bei einem Tieraffen nur noch eine Postkarte und bei einer Ratte etwa eine Briefmarke. Die Großhirnrinde wird in diesem Modell als eine Art Gedächtnis- und Problemlösungsapparat bzw. Computer für den Überlebenskampf interpretiert.

Als eigentliches „menschliches" Gehirn thront die Großhirnrinde als Krönung der Gehirnevolution über dem Säugetiergehirn mit seinen wilden Gefühlen, unter dem das Reptiliengehirn mit seinen archaischen Instinkten lauert. Immer wieder bricht aber nach MacLean das Reptiliengehirn in uns durch. Das Krokodil in uns ist dabei mit dem Hochleistungscomputer des Neocortex ausgestattet, der es besonders gefährlich macht. Die Unfälle der menschlichen Geschichte werden in diesem Modell geradezu anatomisch mit fehlenden oder zu geringen Verbindungen erklärt, mit denen die Großhirnrinde die stammesgeschichtlich früheren Gehirne hätte beherrschen können – quasi wie ein Reiter mit Zügeln und Sporen ein wildes Pferd.

Das Gehirn hat sich nicht linear entwickelt.

Sorgfältige neurologische und anatomische Studien haben die lineare Reihenfolge dieses Entwicklungsmodells in Frage gestellt. Tatsächlich haben sich wesentliche Teile des *Wirbeltiergehirns* stammesgeschichtlich gleichzeitig herausgebildet. Es bestand von Anfang an aus fünf Teilen, nämlich Nach-, Hinter-, Mittel-, Zwischen- und Endhirn (Abb. 2). Gehirn und Rückenmark bilden zusammen das *Zentralnervensystem.* Der *Hirnstamm* umfaßt das verlängerte *Rückenmark* (*Nachhirn*), die *Brücke*, das *Klein-* und *Mittelhirn.*

Das Zentralnervensystem

Die *Brücke (Pons)* übermittelt Bewegungssignale von der Großhirnrinde zum Kleinhirn. Das *Kleinhirn (Cerebellum)* reguliert Bewegungen und wirkt beim Erlernen der Motorik mit. Das *Mittelhirn* kontrolliert sensorische und motorische Funktionen. Das *Zwischenhirn* umfaßt den *Thalamus* als Schaltzentrale für Signale des übrigen Zentralnervensystems zur Großhirnrinde und den *Hypothalamus* als Regulator von vegetativen, endokrinen (also Sekretionen von Drüsen betreffende) und viszeralen (also das Darmsystem betreffende) Funktionen.

Hirnstamm, limbisches System und Neocortex sind nicht getrennt, sondern eng miteinander verbunden. Das *limbische System* erweist sich als Verarbeitungs- und Integrationsorgan. Es verbindet u.a. das Frontalhirn mit tiefliegenden Hirnstrukturen,

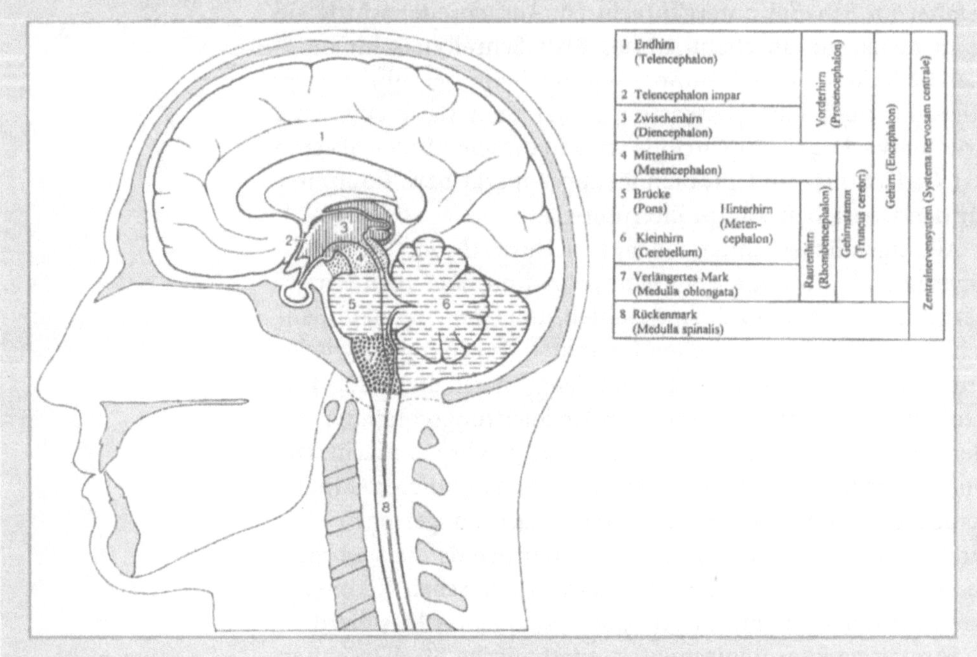

Abb. 2. Das Zentralnervensystem

die für die Steuerung von Lebensfunktionen wie z.B. Blutdruck und Atmung zuständig sind. Wir werden später sehen, daß sich kognitive Prozesse wie Denken und Sprechen nicht von motivierenden Emotionen trennen lassen. Insbesondere sind motivierende Handlungs-, Verhaltens- und Zielbewertungen lebenswichtig und ohne Rückkopplung mit dem limbischen System ausgeschlossen. Das Gehirn ist also kein Computer, in dem der Neocortex als Rechenwerk abgetrennt werden könnte.

Die Großhirnrinde

Die *Großhirnrinde* besteht aus einer 2–3 mm dicken Nervenschicht, mit der die *Großhirnhemisphäre* überdeckt wird. Jede der beiden Großhirnhälften ist in die vier großen Bereiche, Stirn- bzw. Frontallappen, Scheitel- bzw. Parietallappen, Hinterhaupts- bzw. Okzipitallappen und Schläfen- bzw. Temporallappen unterteilt. Der Stirnlappen ist vor allem bei der Planung zukünftiger Handlungen und der Bewegungskoordination beteiligt. Der Scheitellappen dient dem Tastgefühl und der Körperwahrnehmung, der Hinterhauptslappen dem Sehen und der Schläfenlappen dem Hören und teilweise dem Lernen, dem Gedächtnis und der Emotion. Die Namen dieser

Regionen leiten sich von den sie bedeckenden Schädelregionen ab.

Neben der Großhirnrinde umfaßt die Großhirnhemisphäre noch die tieferliegenden Basalganglien, den Hippocampus und die Amygdala (Mandelkern). Die *Basalganglien* wirken bei der motorischen Steuerung mit. Der *Hippocampus* ist eine entwicklungsgeschichtlich alte Struktur in beiden Temporallappen der Großhirnrinde. Der lateinische Name leitet sich von der an ein Seepferdchen erinnernden Formation ab. Sie ist an Lernvorgängen und Gedächtnisbildung wesentlich beteiligt. Die *Mandelkernformation* koordiniert vegetative und endokrine Reaktionen in Verbindung mit emotionalen Zuständen.

Cortexgröße und Intelligenz

Die *Cortexgröße* ist für das, was wir Intelligenz nennen, nicht allein entscheidend. Spezialisierungen wie z.B. die Erzeugung und Verarbeitung von Sprache waren in der Evolution des Menschen ebenso grundlegend wie die Fähigkeit zur Vielseitigkeit - sei es in der Wahl der Nahrung, der Anpassung an wechselnde klimatische Verhältnisse oder als gleichzeitiges Denken in Alternativen. So änderte sich die Größe des Gehirns beim Auftreten des aufrechten Ganges vor ca. 4 Mio. Jahren zunächst nur wenig, obwohl das Klima in Afrika kühler und trockener wurde. Erst 1,5 Mio. Jahre später mit dem beginnenden Eiszeitalter setzte die Vervierfachung des Hirnvolumens bei den Hominiden ein.

Vergleichende paläontologische Untersuchungen an Schädeln der Urzeit vermögen über die Differenzierung der Gehirnfunktionen wenig auszusagen. Zwar glaubte man im 19. Jahrhundert noch, daß die Ausdehnung auf bestimmte Funktionen spezialisierter Hirnregionen zu charakteristischen Wölbungen des darüberliegenden Schädeldachs führte. Der deutsche Arzt und Neuroanatom Franz Joseph Gall (1757–1828) unterschied mehr als 35 Areale für verschiedene intellektuelle und emotionale Fähigkeiten, die bei häufigem Gebrauch zu entsprechenden Merkmalen des Schädels führen sollten. Richtig ist an dieser Theorie der *Chrenologie*, daß verschiedene lokale Regionen des Gehirns mit spezifischen Funktionen unterschieden werden können. Diese Regionen hat man sich aber nicht als selbständige Organe oder unabhängige technische Module vorzustellen, die bei Ausfall (z.B. durch Gehirnläsionen) auch zwangsläufig zum völligen Verlust der entsprechenden Funktionen (z.B. der Sprache) führen müssen. Tatsächlich können sich in vielen Fällen die beteiligten unverletzten Gehirnbereiche teilweise

Lokalisation der Gehirnfunktionen

selbstorganisieren, um die verlorene Fähigkeit zu übernehmen.

Die Gehirnregionen sind miteinander vernetzt.

Die Gehirnregionen sind also massiv miteinander rückgekoppelt. Jede kognitive Funktion erfordert die Koordination verschiedener Gehirnregionen. Komplexe Leistungen wie z.B. Denken, Lernen und Erinnern werden erst durch komplexe Verknüpfungen verschiedener Gehirnteile möglich. Welche Verknüpfung wann im Lauf der Evolution aus welchem Grund realisiert wurde, läßt sich heute nur noch schwer rekonstruieren. Neurophysiologisch wären vermutlich auch andere Lösungen denkbar oder vielleicht sogar nützlicher gewesen. Insofern ist das Gehirn nicht nur Produkt, sondern auch Spiegel einer *komplexen Evolution*, die an verschiedenen Verzweigungspunkten anders hätte verlaufen können.

Die Gehirnentwicklung wird genetisch und durch Lernprozesse geprägt.

Der globale Bauplan des Gehirns, der im Laufe der Evolution entwickelt wurde, wird in den menschlichen Genen vererbt. Wie aber die Struktureinzelheiten eines individuellen Gehirns festgelegt werden, geht u.a. auf Lernprozesse im Laufe eines Lebens zurück. Um zu verstehen, wie das komplexe System „Gehirn" lernt, reicht allerdings eine neuroanatomische Beschreibung der Gehirnregionen nicht aus. Dazu muß auf die molekulare Signalverarbeitung seiner Grundeinheiten – der Nervenzellen und ihren Verknüpfungen – eingegangen werden.

3 Komplexität des Gehirns

Das menschliche Gehirn besteht aus vielen Milliarden Nervenzellen (*Neuronen*) mit vielen Milliarden Verbindungen (*Synapsen*). In diesem Sinn ist das Gehirn ein *komplexes System*, das komplexe Zustände und Verhaltensreaktionen ermöglicht. Obwohl die Nervenzellen in vielfältigen Gestalten und Funktionen auftreten, haben sie wichtige gemeinsame Eigenschaften. Die komplexen Zustände und Verhaltensreaktionen werden daher nicht nur durch die neuronale Vielfalt erklärt, sondern vorwiegend durch die große Anzahl der Nervenzellen und ihre genauen Verknüpfungen untereinander und mit den Sinnesorganen und Muskeln. Zunächst ist also die Signalverarbeitung innerhalb der Nervenzellen und die Signalübermittlung zwischen den Nervenzellen zu untersuchen. Darauf baut die Signalverarbeitung innerhalb und zwischen den größeren Untereinheiten des Nervensystems auf.

Neuronen

Das Nervensystem besteht aus Nerven- und Gliazellen. Grundlegend für die Signalverarbeitung sind die Nervenzellen bzw. *Neuronen*. Im Unterschied zu anderen Zellen teilen sich reife Neuronen in der Regel nicht. Daher werden auch abgestorbene Neuronen bei erwachsenen Menschen bis auf wenige Ausnahmen nicht mehr durch neue ersetzt. Ein Neuron besteht aus Zellkörper, Dendriten, Axon und Endigungen, die jeweils verschiedene Funktionen bei der Signalverarbeitung übernehmen (Abb. 3).

Der Zellkörper als biochemische Fabrik

Der *Zellkörper (Soma)* ist das Stoffwechselzentrum in der Zelle, das wir uns anschaulich als biochemische Fabrik vorstellen können. Er enthält den Zellkern mit der Erbsubstanz der Zelle, also den Bauplänen z.B. für die Proteine der Zelle. Proteine sind Makromoleküle, die wir uns anschaulich als Werkzeugmaschinen vorstellen können, mit denen in der Fabrik einer Zelle produziert wird. Der Zellinhalt wird durch eine Membran umschlossen. Dort finden sich ebenfalls Proteine, durch die Moleküle wie durch Kanäle oder Pumpen in das Zellinnere hinein oder aus dem Zellinneren heraus befördert werden können. Insgesamt stellt der Zellkörper die Energie zur Verfügung, die eine Nervenzelle zur Lebenserhaltung und Signalverarbeitung benötigt.

Dendriten und Axone

Die baumartigen Verzweigungen der *Dendriten* dienen dazu, Signale von anderen Nervenzellen zu empfangen. Für die Weiterleitung eines Signals ist die röhrenförmige Fortsetzung des Axons zuständig. Ein *Axon* können wir uns als Output-Kabel vorstellen, das in einigen Fällen (z.B. im Rückenmark) sehr lang (über einen Meter) sein kann. Viele Axone sind von einer elektrisch isolierenden Myelin- oder Markscheide umgeben, die in regelmäßigen Abständen von sogenannten Ranvier-Schnürringen unterbrochen werden (s. Abb. 3). Demgegenüber ist ein Zellkörper winzig klein (im Durchschnitt nur 20 Mikrometer). Wegen dieser ungewöhnlichen Gestalt wurden Neuronen auch lange Zeit nicht als separate zelluläre Einheiten des Nervensystems erkannt. Der italienische Neuroanatom Camillo Golgi (1843–1926) faßte das Nervensystem vielmehr als ein kontinuierliches Netzwerk auf, bis sein spanischer Kollege Santiago Ramon y Cajal (1852–1934) die Zellstruktur durch eine besondere Färbungstechnik deutlich machen konnte.

Aufgrund der Anzahl und Gestalt der Fortsätze an einem Zellkörper werden verschiedene Formen von Nervenzellen unterschieden (Abb. 3). Eine andere Unterteilung der Neuronen berücksichtigt ihre unterschiedlichen Funktionen. *Sensorische Neuronen* leiten dem Nervensystem Signale der Wahrnehmung und der Koordinierung verschiedener Bewegungsabläufe zu. *Motorische Neuronen* übermitteln Signale an Muskeln und Drüsen. *Interneuronen* treten als Relais- oder Projektionseinheiten auf, um Signale mit langen Axonen über große Distanzen zu übertragen, oder als lokale Übertragungseinheiten mit kurzen Axonen über kurze Distanzen.

Sensorische Neuronen

Motorische Neuronen

Interneuronen

Gliazellen

Im Unterschied zu den Nervenzellen sind die *Gliazellen* nicht an der Signalverarbeitung beteiligt. Obwohl sie den weitaus größeren Teil der Zellen im Zentralnervensystem ausmachen, wurden Gliazellen (abgeleitet von dem griechischen Wort für Leim) als bloße Stützelemente des Gehirns lange Zeit unterschätzt. In den komplizierten biochemischen und elektrischen Prozessen des Nervensystems übernehmen sie aber viele

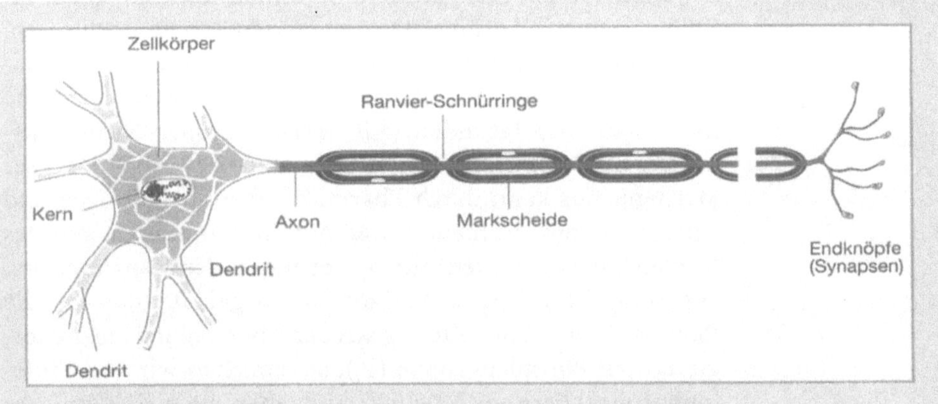

Abb. 3. Beispiel einer Nervenzelle

wichtige Aufgaben. So bilden sie die elektrisch isolierende Hülle (Myelin) der Axonen, verarbeiten abgestorbenes neuronales Gewebe, lenken und stützen das Wachstum der Neuronen oder schützen das Gehirn vor giftigen Stoffen aus dem Blutkreislauf. Selbst bei der Signalverarbeitung spielen sie mit, um überflüssige chemische Botenstoffe (Neurotransmitter) aufzunehmen.

Signalverarbeitung in den Neuronen

Komplexe Verhaltensreaktionen werden auf die Signalverarbeitung in Nervenzellen zurückgeführt. Dabei dürfen wir nicht von einem elektrischen Strom aus bewegten Elektronen wie in einem Metalldraht ausgehen. Vielmehr werden die elektrischen Effekte in einem Neuron durch geladene Atome *(Ionen)* hervorgerufen, die sich durch Proteinkanäle der Zellmembran hinein- und herausbewegen. Durch die Ionenwanderung werden Veränderungen der elektrischen Spannung (Potential) in einer Membranregion erzeugt, die sich in einem elektrischen Signal am Axon entlang fortpflanzen.

Im Ruhezustand besitzen Neuronen ein Ruhepotential, das durch ein elektrisches Ladungsgefälle beiderseits der Zellmembran bestimmt ist, solange keine Signalleitung stattfindet. Um die ungleiche Ionenverteilung aufrechterhalten zu können, pumpt ein besonderes Membranprotein Natriumionen aus der Zelle heraus und gleichzeitig Kaliumionen hinein. Diese Kanäle sind in der Regel offen und werden auch *Ruhemembrankanäle* genannt.

Ruhemembrankanäle

Öffnen und Schließen gesteuerter Ionenkanäle

Im Unterschied zu den passiven Ruhemembrankanälen können sich *gesteuerte Ionenkanäle* als Reaktion auf verschiedene Reize oder chemische Stoffe öffnen und schließen. Im Ruhezustand sind die meisten gesteuerten Kanäle geschlossen. Für ihr Öffnen wurden im Laufe der Evolution mehrere Mechanismen entwickelt. So gibt es Kanäle, die durch chemische Bindungen von Liganden (z.B. Hormone oder Neurotransmitter) an der extrazellulären Seite gesteuert werden. Dieser Mechanismus kann durch Pharmaka, aber auch Drogen und Gifte beeinflußt werden. Einige Autoimmunkrankheiten des Nervensystems werden durch Störungen der Kanalfunktion aufgrund bestimmter Antikörper ausgelöst. Stammt die Energie für die Kanalöffnung aus der Übertragung einer energiereichen Phosphatgruppe (P_i), so sprechen wir von Proteinphosphorylierung. Möglich sind aber auch Steuerungen durch eine Änderung des Membranpotentials oder durch mechanische Dehnung. Der genetische Defekt eines spannungsgesteuerten Kanals kann bestimmte Lähmungserscheinungen hervorrufen. Eine genaue Kenntnis der Ionenkanäle ist also nicht nur für unser Verständnis der neuronalen Signalverarbeitung grundlegend, sondern auch für die Diagnostik und Therapie neurologischer und psychiatrischer Krankheiten.

Abbildung 4 zeigt die *Signalverarbeitung* in einem sensorischen Neuron, das die Dehnung eines Muskels in elektrische Signale umwandelt. Die Dendriten dieses Dehnungssensors

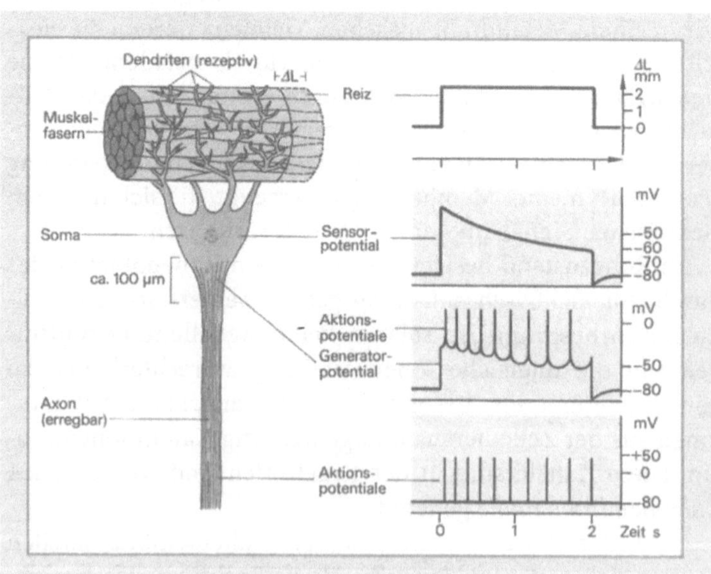

Abb. 4. Ein sensorisches Neuron wandelt einen mechanischen Reiz in ein elektrisches Signal um.

sitzen als Dehnungsfühler zwischen den Muskelfasern. Bei einer Reizung, die durch eine Längendehnung des Muskels ausgelöst wird, kann von der Sensorzelle mit einer Mikroelektrode das *Sensorpotential* aufgezeichnet werden. Am Übergang zwischen Zellkörper (Soma) und Axon entstehen aus dem Sensorpotential *Aktionspotentiale,* die weitergeleitet werden.

Wie ein physikalischer Reiz in ein elektrisches Signal umgewandelt wird

Trotz der neuronalen Vielfalt können wir vier Signaltypen unterscheiden, die nacheinander an verschiedenen Stellen z.B. eines sensorischen Neurons erzeugt werden. In der Input- oder Rezeptoroberfläche z.B. eines sensorischen Neurons befinden sich bestimmte Proteinmoleküle, die empfindlich auf Reize reagieren. Sie wirken als Ionenkanäle, die sich bei Dehnung der Zelle z.B. aufgrund eines Drucks öffnen. Durch das Einströmen von Ionen wird das Ruhepotential der Zelle verändert. Es entsteht ein neues Ladungsgefälle *(Rezeptorpotential)* der Zellmembran. Falls das Neuron einem anderen Neuron nachgeschaltet ist, entsteht das Eingangssignal durch ein synaptisches Potential (vgl. Abschnitt „Synapse"). Dieses Eingangssignal (Input) ist die erste Übersetzung eines äußeren Reizes in die Sprache des Nervensystems. Die meisten Rezeptorpotentiale senken das Membranpotential *(Depolarisation)* und wirken erregend *(exzitatorisch).* Bei Zunahme des Membranpotentials sprechen wir von einer *Hyperpolarisation,* die hemmend *(inhibitorisch)* wirkt. Amplitude und Dauer des Eingangssignals entsprechen der Stärke und Dauer des äußeren Reizes. Wie in einem Analogrechner werden also Reize durch entsprechende physikalische (elektrische) Größen dargestellt.

Da die Rezeptorproteine auf die Rezeptorzone der Nervenzelle beschränkt sind, entsteht nur ein lokales Signal, das bei seiner Wanderung sehr schnell abnimmt. In der Nähe der Inputzone befinden sich aber spezialisierte Proteinkanäle, die sich aufgrund einer Spannungsänderung der Zellmembran öffnen und Natriumionen von außen in die Zelle einströmen lassen können. Diese spannungsgesteuerten Natriumkanäle rufen dann Aktionspotentiale hervor, die entlang des Axons fortgeleitet werden. Wir sprechen daher auch von der Triggerzone, in der elektrische Nervenimpulse entstehen.

Ein Impuls *(Aktionspotential)* wird allerdings nur dann erzeugt, wenn die Rezeptorpotentiale bzw. Eingangssignale einen bestimmten *Schwellenwert* überschreiten. In diesem Fall erhöht jede weitere Amplitudenzunahme (bzw. Verstärkung) der

Eingangssignale die zeitliche Frequenz, mit der die Aktionspotentiale erzeugt werden, nicht aber ihre Amplitude. Bei seiner Wanderung entlang des Axons wird ein Aktionspotential an den Ranvier-Schnürringen der Markscheide regelmäßig regeneriert (Abb. 3). Daher bleibt seine Amplitude erhalten. Die Anzahl der Aktionspotentiale entspricht der Dauer der Eingangssignale. Aktionspotentiale folgen also dem Alles-oder-Nichts-Prinzip eines Digitalrechners, in dem Impulse mit der gleichen Amplitude auftreten oder nicht. Die Information wird nur durch die Anzahl der Signaleinheiten (Aktionspotentiale) und ihren zeitlichen Abstand codiert.

Aktionspotentiale folgen dem Alles-oder-Nichts-Prinzip wie in einem Digitalrechner.

In den zwanziger Jahren entdeckte der englische Neurophysiologe Edgar Douglas Adrian (1889–1977) mit Hilfe eines Oszillographen, daß alle Aktionspotentiale überall im Nervensystem eine ähnliche Form besitzen. Diese Erkenntnis führte zu der Auffassung, daß das Nervensystem über eine eigene *digitale Sprache* kommuniziert. Wenn aber alle äußeren Reize nach dem gleichen digitalen Schema codiert werden, wie kann das Gehirn dann ihre verwirrende Vielfalt unterscheiden? Wie kann z.B. die Gestalt, Farbe, der Duft und Geschmack eines Apfels aus stereotypen Impulsen herausgelesen werden? Die Information eines neuronalen Signals, so werden wir später sehen, wird entscheidend bestimmt von den spezifischen Nervenbahnen, also dem komplexen neuronalen Netz, das es durchläuft.

Alle äußeren Reize werden digital codiert.

Wenn das Aktionspotential schließlich die synaptische Nervenendigung erreicht hat, kann die Nervenzelle im Fall einer chemischen Synapse (vgl. Abschnitt „Synapse") einen chemischen Botenstoff *(Neurotransmitter)* ausschütten. Das elektrische Signal wird dann in ein chemisches Signal übersetzt, das an die nachfolgende Nervenzelle geht. Die Neurotransmittermenge entspricht dabei der Gesamtzahl der Aktionspotentiale pro Zeiteinheit. Damit wird das digitale elektrische Signal wieder in eine analoge (diesmal chemische) Größe verwandelt.

Bei der Ausschüttung eines Neurotransmitters werden digitale Signale in eine analoge chemische Größe übersetzt.

Synapsen

Mit dem Begriff *„Synapse"* bezeichnen wir nach Charles Sherrington den Ort der Signalübertragung zwischen zwei Neuronen. Dabei werden die Endigung des vorgeschalteten *(präsynaptischen)* Neurons, die Kontaktzone (synaptischer Spalt) und das nachgeschaltete *(postsynaptische)* Neuron unterschieden (Abb. 5). Die Signalübertragung kann elektrisch oder chemisch sein.

Elektrische Synapsen

Bei *elektrischer* Übertragung fließt der Strom, der durch ein Aktionspotential im präsynaptischen Neuron ausgelöst wurde, direkt durch Verbindungskanäle *(gap junctions)* in das postsynaptische Neuron. Ein Verbindungskanal besteht aus zwei zylinderförmigen Proteinen, die jeweils in der Membran der prä- und postsynaptischen Zelle sitzen. Sie überbrücken den winzigen synaptischen Spalt zwischen beiden Neuronen. Aufgrund ihres geringen Widerstandes haben diese Kanäle eine hohe Leitfähigkeit. Der Strom aus der präsynaptischen Zelle erhöht die positive Ladung in der postsynaptischen Zelle. Wenn die dadurch bewirkte Depolarisation einen Schwellenwert überschreitet, öffnen sich spannungsgesteuerte Kanäle in der Membran des postsynaptischen Neurons und lösen damit ein Aktionspotential aus.

Elektrische Übertragungen zwischen Zellen finden nicht nur im Nervensystem, sondern z.B. auch in der Herzmuskulatur statt. Im Gehirn übertragen elektrische Synapsen einfache depolarisierende Signale. Wegen des direkten Stromflusses zwischen beiden Zellen ist die elektrische Signalübertragung extrem schnell. In der Evolution hat sie sich daher immer dort durchgesetzt, wo schnelle Reaktionen erforderlich sind. Beispiele sind Fluchtreaktionen wie der schnelle Schwanzschlag eines Fisches oder das Auslösen einer Tintenwolke bei einigen Meerestieren.

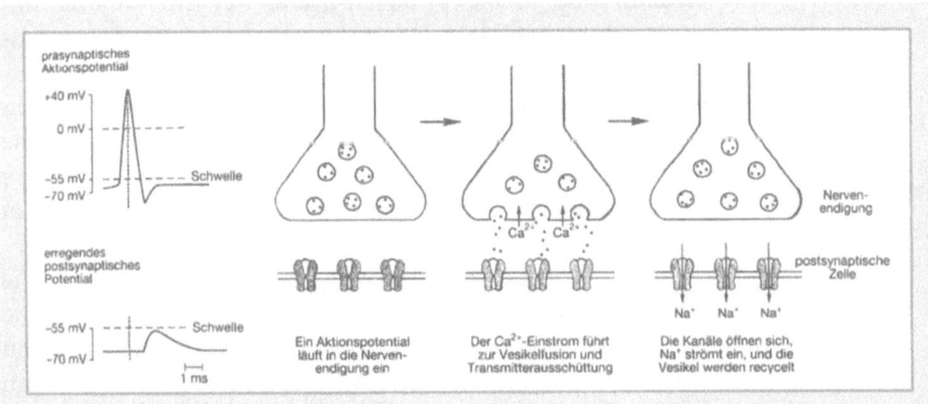

Abb. 5. Transmitterwirkung bei chemischen Synapsen

Chemische Synapsen

John Eccles, ein Schüler Sherringtons, konnte mit Mikroelektroden erstmals *chemische synaptische Übertragungen* nachweisen. Zunächst löst das Aktionspotential im präsynaptischen Neuron die Ausschüttung eines chemischen Botenstoffes (Neurotransmitter) in den synaptischen Spalt aus (Abb. 5). Die freigesetzten Moleküle dieses Neurotransmitters verbreiten sich im synaptischen Spalt und binden an spezielle Rezeptorproteine in der postsynaptischen Membran an. Diese Rezeptoren bewirken, daß sich Ionenkanäle öffnen oder schließen. Damit wird die Membranleitfähigkeit und das Potential des postsynaptischen Neurons verändert. Im Unterschied zu elektrischen Synapsen können chemische Synapsen sowohl hemmende (inhibitorische) als auch erregende (exzitatorische) Signale übertragen.

Transmitterwirkung bei chemischen Synapsen

In gewisser Weise erinnert die chemische Übertragung von Botenstoffen an die Ausschüttung von Hormonen durch bestimmte Körperdrüsen. Während aber ein Hormon mit dem Blutstrom im Körper verteilt werden muß, um zu seinen Empfängerzellen zu gelangen, ist die Transmitterausschüttung *lokal* auf den synaptischen Spalt zum Kontaktneuron beschränkt und ermöglicht damit eine präzise und schnelle Signalübertragung.

Die Plastizität chemischer Synapsen

Aufgrund der komplizierten chemischen Zwischenschritte übertragen chemische Synapsen zwar nicht so schnell wie elektrische Synapsen, durch die ein Aktionspotential ungehindert hindurchfließen kann. Chemische Synapsen sind aber erheblich flexibler und lassen komplexere Verhaltensreaktionen zu. Im Unterschied zur elektrischen Übertragung können neuronale Signale durch chemische Synapsen erheblich verstärkt werden. Eine kleine präsynaptische Nervenendigung mit einem schwachen elektrischen Strom genügt schon, um tausende Transmittermoleküle freizusetzen. Zwei Transmittermoleküle reichen häufig aus, um über einen Rezeptor einen Ionenkanal zu öffnen. Also können zahlreiche postsynaptische Ionenkanäle bereits durch ein kleines präsynaptisches Neuron geöffnet werden, um damit große postsynaptische Zellen zu depolarisieren.

Die *Plastizität chemischer Synapsen* ist grundlegend für die höheren Gehirnfunktionen. Voraussetzung sind verschiedene Formen chemischer „Schaltungen", die im Laufe der Evolution entwickelt wurden. Das Schaltverhalten eines Ionenkanals kann direkt oder indirekt von den postsynaptischen Rezeptoren

Direkte Steuerung

gesteuert werden. Bei der *direkten Steuerung* verschmelzen Rezeptor und Ionenkanal zu einer Einheit. Durch die Anlagerung eines oder mehrerer Transmittermoleküle wird die Kanalpore geöffnet. Dadurch werden relativ schnelle synaptische Übertragungen von nur Millisekunden möglich. Direkte chemische Steuerung finden wir daher häufig in neuronalen Schaltkreisen, die Verhaltensreaktionen direkt übertragen. Beispiele dafür sind neuromuskuläre Synapsen, die Motoneuronen mit Muskelfasern verbinden. Neuromuskuläre Synapsen sind besonders einfach, da die meisten Muskelfasern nur von einem einzigen Motoneuron aktiviert werden.

Indirekte Steuerung

Bei der *indirekten Steuerung* beeinflußt ein getrenntes Rezeptorprotein einen Ionenkanal über komplizierte chemische Zwischenschritte. Vereinfacht gesagt führt die Aufnahme eines Transmittermoleküls im Rezeptor dazu, daß sich der Rezeptor an ein Enzym bindet, das einen weiteren sekundären Botenstoff (second messenger) erzeugt (z.B. cAMP). Dieser wirkt dann auf den Ionenkanal ein. Die Übertragung ist daher langsam und kann Sekunden oder Minuten dauern. Sie spielt z.B. bei Lernvorgängen eine große Rolle.

Synaptische Signale können erregend oder hemmend sein.

Im Zentralnervensystem empfängt jedes Neuron viele synaptische Signale anderer Neuronen, die erregend (exzitatorisch) oder hemmend (inhibitorisch) sein können. Die erregenden und hemmenden Inputs eines Neurons summieren sich nicht einfach auf. Vielmehr hängt ihr Gesamteffekt vom Ort der Synapsen, ihrer Größe, Form und ihrer Nähe zu anderen Synapsen ab. So können Synapsen am Zellkörper, an den Dendriten oder am Axon einer postsynaptischen Zelle gebildet werden. Auf Zellkörpern wirken Synapsen häufig hemmend, auf kurzen Zweigchen („Dornen") der Dendriten erregend.

Erregende Transmitter

Der wichtigste *erregende Transmitter* in Gehirn und Rükkenmark ist Glutamat. Dabei kann wieder zwischen direkter und indirekter Steuerung der Ionenkanäle unterschieden werden. Bei direkter Steuerung können zwei Typen von Rezeptoren auftreten, die durch Anlagerung von Glutamat geöffnet werden. Nach dem Aminosäureanalogon NMDA (*N*-Mythyl-D-aspartat) unterscheiden wir NMDA- und non-NMDA-Rezeptoren (die auch nach ihren Agonisten AMPA, Kainat und Quisqualat benannt werden). Ein *NMDA-Rezeptor* weist die Besonderheit auf, daß er sowohl transmitter- als auch spannungsgesteuert ist. Um einen NMDA-Rezeptorkanal zu öffnen, sind daher Glutamat und gleichzeitig eine Depolarisation der postsynaptischen Zellmembran notwendig. Diese Depolarisa-

NMDA-Rezeptoren

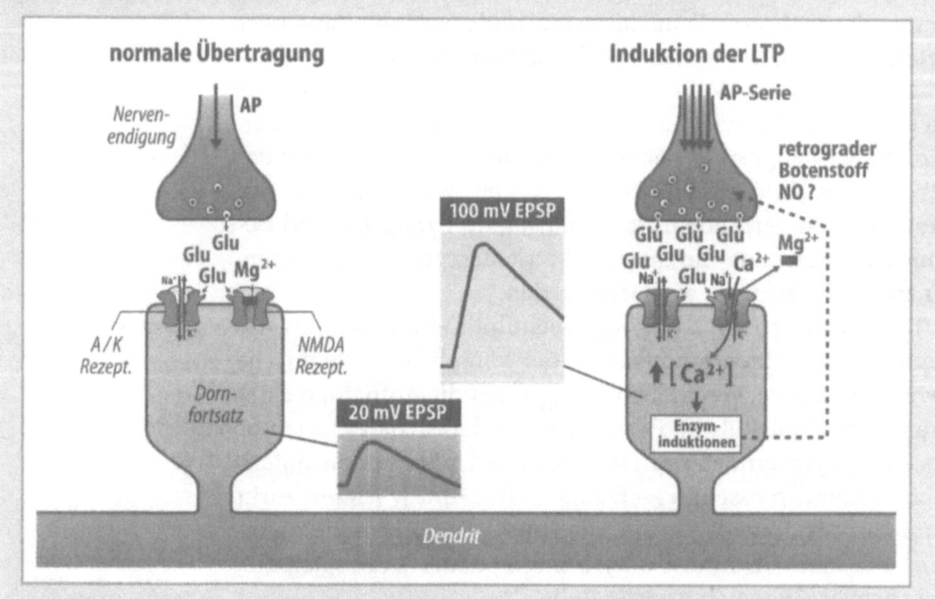

Abb. 6a-b. Langzeitpotenzierung (LTP) von synaptischer Signalübertragung mit vergrößertem exzitatorischem postsynaptischem Potential (EPSP)

tion wird durch die Inputs anderer Synapsen an der postsynaptischen Zelle verursacht.

Abbildung 6a zeigt eine *normale synaptische Übertragung* mit niedriger Frequenz am Dornfortsatz eines Neurons im Hippocampus. Ein Aktionspotential (AP) in der Nervenendigung löst mäßige Freisetzung von Glutamat (Glu) aus. Glu bindet an NMDA- und non-NMDA(A/K)-Rezeptoren an. Damit wird ein Einstrom von Natriumionen (Na^+) und ein Ausstrom von Kaliumionen (K^+) durch die non-NMDA-Rezeptoren ausgelöst. Die NMDA-Rezeptoren bleiben verschlossen, da sie bei einem normalen Ruhepotential durch Magnesiumionen (Mg^{2+}) blockiert werden.

Abbildung 6b zeigt eine *Langzeitpotenzierung*, die durch erhöhte Reizsalven von Aktionspotentialen in der Nervenendigung entsteht. Durch erhöhte Glutamatfreisetzung entstehen größere synaptische Ströme durch den non-NMDA-Rezeptor. Die Membranspannung wird abgebaut und die Mg^{2+}- Blockade der NMDA-Rezeptoren aufgehoben. Dadurch wird ein Na^+-, K^+- und Ca^{2+} (Kalziumionen)-Strom durch diese Kanäle möglich. Der sich daraus ergebende Ca^{2+}-Anstieg im dendritischen Dorn verursacht kalziumabhängige Kinasen, die eine Langzeitpotenzierung aufbauen. Es wird vermutet, daß die postsynaptische Zelle einen Botenstoff (vielleicht Stickstoffmonoxid) freisetzt, der zur präsynaptischen Zelle zurückdiffundiert, um die Glutamatausschüttung zu steigern. Solche über Tage, Wochen und noch länger anhaltenden Modifikationen spielen, wie wir in Kapitel 4 sehen werden, bei den höheren kognitiven Prozessen (z.B. Gedächtnisbildung) eine entscheidende Rolle. Tatsächlich können sich z.B. Ratten nicht mehr an ihren Aufenthaltsort erinnern, wenn die NMDA-Kanäle im Hippocampus ihres Gehirns chemisch inaktiviert wurden. Bei Menschen werden die NMDA-Rezeptoren z.B. durch die halluzinogene Droge Phencyclidin („angel dust") gehemmt.

Langzeitpotenzierung als Grundlage höherer kognitiver Fähigkeiten, z.B. des Gedächtnisses

Die *non-NMDA-Glutamatkanäle* lassen nur Natrium- und Kaliumionen einfließen. Die indirekt gesteuerten Glutamatrezeptoren öffnen über chemische Zwischenschritte mit zusätzlichen Botenstoffen (second messenger) getrennt liegende Kanäle.

Hemmende Transmitter

Die wichtigsten *hemmenden Transmitter* im Gehirn und Rückenmark sind g-Aminobuttersäure (GABA) und Glycin. Ein Teil der GABA-Rezeptoren ermöglicht einen *Chlorideinstrom* in die Zelle, der die Membran hyperpolarisiert. Gleichzeitig wird die Membranleitfähigkeit erhöht. Daher schließt das Öffnen dieser Kanäle auch jeden erregenden Strom kurz, der in die Zelle fließt. Die chemische Stoffklasse der Benzodiazepine, zu der Beruhigungsmittel wie Librium und Valium oder Bestandteile von Schlaftabletten gehören, bindet an GABA-Rezeptoren und verstärkt den Chlorideinstrom durch diese Kanäle. Diese erhöhte synaptische Hemmung fördert z.B. den Schlaf.

Unterschiedliche Schaltgeschwindigkeiten von Synapsen ermöglichen komplexe Fähigkeiten und Reaktionen.

Die bisher betrachteten molekularen Rezeptoren bewirken unterschiedliche Schaltgeschwindigkeiten von Synapsen. Im Gehirn finden wir sowohl die schnelle Art der direkten Steuerung innerhalb von Millisekunden als auch die langsamere indirekte Steuerung, deren Wirkung über chemische Zwischenschritte vermittelt Sekunden und Minuten andauert. Solche Zwischenschritte können bestimmte Proteine sein, die zwischen Rezeptor und Ionenkanal in Wechselwirkung treten. Es kann aber zusätzlich ein Botenstoff wie z.B. das Adenosinmonophosphat (cAMP) gebildet werden, um auf den Ionenkanal einzuwirken. Bei wiederholter Wechselwirkung mit dem Transmitter kann der Botenstoff cAMP auch die Synthese neuer Proteine veranlassen, die den Ionenkanal längerfristig beeinflussen. Der Kanal kann dadurch verschlossen werden, so daß die Veränderung der neuronalen Erregbarkeit über Tage oder Wochen anhält.

Recycling der Neurotransmitter

Nach der Ausschüttung eines Neurotransmitters durch die präsynaptische Zelle in den synaptischen Spalt und seiner Wechselwirkung mit den Rezeptoren der postsynaptischen Zelle muß er wieder rechtzeitig entfernt werden. Transmittermoleküle, die durch Rezeptoren nicht gebunden wurden und frei im synaptischen Spalt blieben, würden verhindern, daß neue Signale zur postsynaptischen Zelle gelangen. Sie können deshalb diffundieren, durch besondere Enzyme abgebaut oder in der Endigung der präsynaptischen Zelle wieder aufgenommen *(„recycled")* werden. Fallen diese Mechanismen aus, wird die Synapse dem Transmitter gegenüber auf die Dauer unempfindlich *(refraktär)*. So beeinflussen einige Medikamente gegen Depression (Antidepressiva) die präsynaptische Zelle, indem sie dort die Wiederaufnahme ausgeschütteter Transmitter blockieren. Kokain greift an den Synapsen an, die Dopamin als Transmitter nutzen. Es hemmt die Wiederaufnahme von Dopamin und verstärkt dessen Wirkung. Neurotransmitter wie Dopamin, Serotonin und Noradrenalin sind bei neurologischen Fehlfunktionen wie Depressionen, Schizophrenie, Rauschgiftsucht und Parkinson-Krankheit von Bedeutung. So wird z.B. die Parkinson-Krankheit auf eine deutlich reduzierte Dopaminproduktion zurückführt.

Neurotransmitter und Krankheiten

Nervensystem

Komplexitätsgrade neuronaler Teilstrukturen

Das Zentralnervensystem (ZNS) ist nicht einfach eine Ansammlung von vielen Milliarden Neuronen und Synapsen. Wir unterscheiden heute eine *Hierarchie von organisierten Teilstrukturen* zunehmender Größe und Komplexität. Von den Ionen, Molekülen, Membranen, Zellen und Synapsen gelangen wir über Netzwerke, Schichten und topographische Karten zu den Teilsystemen des Zentralnervensystems (Abb. 7). Jede dieser Stufen ist durch charakteristische Prozesse bestimmt. Wir haben bereits Bewegungen von Ionen, Konfigurationen von Kanälen (Proteinen), Aktionspotentiale auf Zellmembranen und Signalübertragungen zwischen Synapsen kennengelernt. Darauf baut die Dynamik der neuronalen Netzwerke, Karten und Teilsysteme des ZNS auf und ermöglicht schließlich Wahrnehmung, Bewegung, Emotionen, Denken und Bewußtsein. Allerdings müssen wir uns davor hüten, die Stufen in Abbildung 7 als eine natürliche Hierarchie von abschließender Gültigkeit zu betrachten. Sie entspricht dem derzeitigen Forschungsstand und den Möglichkeiten bestimmter Untersuchungsmethoden. In Zukunft mögen feinere Unterscheidungen oder neue Strukturen das Bild des ZNS verändern, um seine Leistungen besser verstehen zu können. Beispiele (rechts) sind eine chemische Synapse, ein lokales Netzwerkmodell für zelluläre Verschaltungen im visuellen Cortex und Untersysteme des visuellen Cortex.

Die anatomischen Hauptteile des ZNS sind in Abb. 2 dargestellt. Die ersten Teilsysteme des Gehirns wurden von Neuroanatomen bestimmt, die Läsionen in bestimmten Hirnbereichen mit dem Fehlen von motorischen, sensorischen oder kognitiven Leistungen in Verbindung brachten. Zu Beginn dieses Jahrhunderts hatte der deutsche Anatom Korbinian Brodmann die Großhirnrinde aufgrund typischer Neuronenstrukturen in 52 Felder unterteilt. Mehrere *Brodmann-Felder* kontrollieren spezielle Gehirnfunktionen. So wird der primäre sensorische Cortex, der für die Wahrnehmung von Körperempfindungen zuständig ist, durch drei abgegrenzte Brodmann-Areale (1, 2 und 3) bestimmt. Feld 4 umfaßt den motorischen

Die Brodmann-Felder

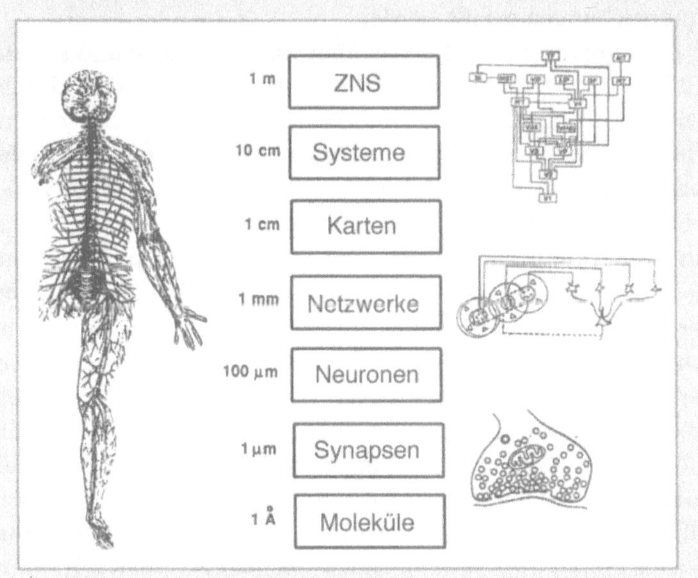

Abb. 7. Komplexitätsgrade von Strukturen des ZNS

Cortex, der für die Nervensignale von Willkürbewegungen zuständig ist. Feld 17 ist der primäre visuelle Cortex, der Signale von den Augen empfängt und auf andere Felder weiterleitet. In den Feldern 41 und 42 liegt der primäre auditorische Cortex.

Neuronale Systeme sind komplexe Verschaltungen von Gehirnarealen.

Andere Beispiele von Teilsystemen sind die Großhirnareale, die beim Sprechen beteiligt sind. In diesem Zusammenhang werden wir noch ausführlich das Wernicke- und das Broca-Areal besprechen. Wichtig ist, daß die Teilsysteme keine kompakten und abgeschlossenen Gehirnteile sind, wie z.B. Organe im menschlichen Körper. So besteht das limbische System, das eine zentrale Rolle bei unseren Emotionen und Handlungsmotivationen spielt, aus weit verteilten Gehirnfasern. Am Langzeitgedächtnis sind verschiedene Strukturen des Zwischenhirns *(Diencephalon)* und des Cortex beteiligt.

Kniesehnenreflex und Vestibulookularreflex

Der Kniesehnenreflex wird durch ein komplexes Verschaltungssystem von sensorischen Neuronen und Motoneuronen im Rückenmark über Teile des motorischen und somato-sensorischen Cortex realisiert. Der vestibulookulare Reflex, der bei Drehen des Kopfes die Ausrichtung der Augen auf ein fixiertes Objekt stabilisiert, wird durch eine komplexe neuronale Verschaltung der Gleichgewichtsorgane im Innenohr und der Augenmotorik organisiert. Mittlerweile sind eine Vielzahl solcher Systeme des ZNS bekannt, die durch anatomische, elektrophysiologische und computergestützte bildgebende Untersuchungen erfaßt werden.

Zusammengefaßt unterscheiden wir *motorische* und *sensorische Systeme* sowie das *Motivationssystem.* Sie sind durch Relaiskerne miteinander vernetzt, in denen spezielle Zellen wie z.B. Inter- und Projektionsneuronen eintreffende Signale vermitteln und modifizieren. So ist der Thalamus im Zwischenhirn eine Sammlung verschiedener Relaiskerne, in denen ein großer Teil der sensorischen Signale auf dem Weg zum Großhirn verarbeitet wird. Selbst bei einfachen Handlungen wie dem Heben eines Steines müssen sensorische und motorische Systeme mit dem Motivationssystem in komplexer Weise verschaltet werden. Jedes dieser Hauptsysteme verfügt über anatomisch und funktionell unterschiedliche Subsysteme für spezielle Zwecke. So gibt es im motorischen System separate Bahnen z.B. für die Feinmotorik der Finger, der Hand oder der Körperhaltung. Im Sehsystem werden z.B. die Reize für Eigenschaften und Bewegungen von Objekten über getrennte Bahnen geleitet.

Innerhalb der sensorischen und motorischen Systeme werden zusammenhängende neuronale Felder angetroffen, die zur neuronalen Repräsentation äußerer Wahrnehmungen, Empfindungen und Bewegungen dienen. Wir sprechen dann von *topographischen Karten*. Ein Beispiel ist das Neuronenfeld im visuellen Areal des Cortex, das als topographische Karte das Wahrnehmungsfeld der Netzhaut wiedergibt. Dabei ist auf der Karte die Fovea (der scharfe Zentralbereich) deutlich größer repräsentiert als die übrige Netzhaut. Dies ist Ausdruck des dort besonders großen räumlichen Auflösungsvermögens, das zu einem größeren „Platzbedarf“ auf der Hirnrinde führt.

Neuronale Karten repräsentieren Wahrnehmungsfelder.

Auch bei anderen topographischen Karten, wie z.B. denen der Körperoberfläche, sind die besonders sensiblen Regionen (Finger, Hände, Zungenspitze) überproportional größer dargestellt. Die Felder sind keineswegs für immer fixiert, sondern können durch Lernprozesse (z.B. Training mit einzelnen Fingern) vergrößert oder durch anatomische Manipulationen (z.B. Amputationen von Gliedmaßen) verändert werden. Entsprechend können auch auditorische Felder ausgemacht werden, die sich z.B. bei Taubheit im Alter verändern.

Die neuronalen Karten der Körperoberfläche

Lernen kann die neuronalen Karten verändern.

Viele Gehirnsysteme beziehen sich aber nicht nur auf die Oberfläche der Großhirnrinde wie die topographischen Karten, sondern auch auf vertikale Tiefenstrukturen. Es handelt sich um Hierarchien übereinander abgelagerter *neuronaler Schichten*, die bei vertikalen Schnitten im Hirngewebe an Schichten in der Erdkruste erinnern. Die Zellen einer neuronalen Schicht haben dabei gemeinsame Funktionen bei der Signalverarbeitung. So gibt es neuronale Hierarchien, bei denen visuelle Inputsignale in den oberen Schichten, taktile und auditive Signale in den unteren Schichten empfangen werden, während in den Zwischenschichten Signale über Augenbewegungen verarbeitet werden.

Hierarchien neuronaler Schichten

Ein anderes Ordnungsprinzip im Cortex sind die *Säulen* von Neuronen, die von der Cortexoberfläche durch alle Schichten reichen. Sie reagieren auf die Erregung desselben Rezeptortyps (z.B. die Oberflächenrezeptoren der Haut eines Fingers).

Topographische Karten, neuronale Hierarchien und Säulen sind Beispiele für geometrische Ordnungsprinzipien, mit denen das Gehirn eine möglichst effiziente Signalverarbeitung garantiert. Für bestimmte Gehirnfunktionen werden Neuronen horizontal und/oder vertikal in räumlicher Nähe konzentriert, um Signalwege zu minimieren.

Neuronale Ordnungsprinzipien dienen der effizienten Signalverareitung.

Innerhalb eines Kubikmillimeters kortikalen Gewebes konzentrieren sich etwa 10^5 Neuronen mit 10^9 Synapsen, die größtenteils mit Zellen innerhalb des Cortex verbunden sind. Daher sind auch lokale *neuronale Netzwerke* äußerst komplex. Man kann sie nur durch verwickelte Schaltbilder mit Rückkopplungsschleifen darstellen. Um ihre komplexe Dynamik der Signalverarbeitung zu verstehen, wird mittlerweile auf Computersimulationen zurückgegriffen. Die Neuronen und Synapsen bestehen wiederum aus Molekülen, Ionen und Elementarteilchen (z.B. Elektronen), deren Wechselwirkung bereits erörtert wurde. Damit haben wir die Hierarchie organisierter Teilstrukturen, die das ZNS ausmacht, mit abnehmender Größenordnung durchlaufen (Abb. 7).

4 Dynamik des Gehirns

Das menschliche Gehirn ist ein komplexes dynamisches System, in dem viele Teilsysteme auf der Grundlage neuronaler und synaptischer Signalverarbeitung zusammenarbeiten. Komplexe Verschaltungen dieser neurobiologischen Systeme ermöglichen Wahrnehmung, geplantes Handeln, Emotionen, Denken und Bewußtsein.

Wahrnehmung

Seit altersher gelten unsere Wahrnehmungsorgane als Tor zur Seele. So stellte sich der englische Philosoph John Locke (1632–1704) das Bewußtsein als eine leere Tafel *(tabula rasa)* vor, auf der unsere Wahrnehmungen ihre Spuren hinterlassen. Kant (1724–1804) wies später mit Recht darauf hin, daß unsere Wahrnehmungen kein passiver Empfang von Sinneseindrücken sind, sondern aktiv und in spezifischer Weise durch den menschlichen Wahrnehmungsapparat hergestellt *(„konstruiert")* und organisiert werden. Tatsächlich finden wir in der Außenwelt keine Farben, Geräusche, Gerüche und keinen Geschmack vor. Unsere Sinnesorgane registrieren zunächst nur physikalische und chemische Reize der Außenwelt, die dann durch komplexe neuronale Systeme zu dem verarbeitet werden, was wir als Wahrnehmungen bezeichnen. Verschiedene Energieformen wie Lichtenergie, mechanische, thermische oder chemische Energie werden in die fünf Sinnesqualitäten bzw. Modalitäten des Sehens, Hörens, Fühlens, Schmeckens und Riechens umgewandelt.

Nach Locke ist Wahrnehmung passiv.

Nach Kant werden Wahrnehmungen aktiv konstruiert.

Bereits Anfang des letzten Jahrhunderts wies der Physiologe Johannes Müller mit seinem *„Gesetz der spezifischen Sinnesenergien"* den richtigen Weg, als er die Modalität der Wahrnehmung als eine Eigenschaft der sensorischen Nervenfasern auffaßte. Neben der Modalität einer Empfindung unterscheiden wir ihre Intensität (abhängig von der Reizstärke), ihre

J. Müllers Gesetz der spezifischen Sinnesenergien

Dauer (abhängig von der Zeit und Stärke des Reizes) und ihre Lokalisation, d.h. die Fähigkeit, den Ort des Reizes zu lokalisieren. Diese sensorischen Daten dienen jedoch nicht nur der bewußten Wahrnehmung, sondern auch der Kontrolle von Bewegungen (z.B. Reflexbewegung), organischen Abläufen (z.B. Blutdruck) oder der Regulation eines Erregungszustandes (z.B. Streß), die häufig nicht unser Bewußtsein erreichen.

Rezeptorneuronen und rezeptive Felder

Die neuronale Organisation und Architektur der verschiedenen Wahrnehmungssysteme ist sehr ähnlich. Zunächst werden *primäre sensorische Neuronen* durch Reize aktiviert. Wir sprechen auch von Rezeptorneuronen, die jeweils durch lokale rezeptive Felder charakterisiert sind. So entspricht beim Tastsinn jedem primären sensorischen Neuron ein abgegrenztes *rezeptives Feld* auf der Haut, in dem das jeweilige Neuron z.B. durch Druck aktiviert werden kann. Die primären sensorischen Neuronen werden durch Neuronen 2. Ordnung im ZNS

Projektionsneuronen

(*„Projektionsneuronen"*) gebündelt, die mit übergeordneten Neuronen weiter verschaltet sind. Dabei spielen Relaiskerne eine entscheidende Rolle. Wie bereits erwähnt sind im Thalamus viele Relaiskerne konzentriert, um sensorische Signale über spezifische Nervenbahnen zur Großhirnrinde weiterzuleiten. Die rezeptiven Felder der einzelnen primären sensorischen Neuronen überlagern sich zu Feldern der einzelnen Projektionsneuronen, so daß schließlich auch in den sensorischen Bereichen des Cortex rezeptive Felder von Neuronen höherer Ordnung angetroffen werden.

Die Signalverarbeitung von Wahrnehmungen ist hierarchisch und parallel organisiert.

Die Bahnen der Sinnessysteme sind also *hierarchisch* von den Rezeptoren bis zu den Neuronen höherer Ordnung mit entsprechenden rezeptiven Feldern organisiert. Teilmodalitäten der Sinnessysteme wie z.B. Form, Farbe und Bewegung im Sehsystem oder Tasten, Schmerz und Temperatur im Fühlsystem des Körpers haben getrennte und parallele Bahnen, die auf den Hierarchiestufen gebündelt werden. Schließlich laufen sie in den jeweiligen sensorischen Cortexgebieten zusammen, um einheitliche Empfindungen wie einen roten süßen Apfel oder einen Verbrennungsschmerz zu erzeugen. Das Prinzip *getrennter* und *paralleler Signalverarbeitung* entspricht der Müllerschen Auffassung von spezifischen Nervenfasern für spezifische Sinnesqualitäten.

Wahrnehmungen werden in rezeptiven Feldern und neuronalen Karten repräsentiert.

Dabei werden die Reize benachbarter Rezeptoren (z.B. auf der Haut oder der Retina) in benachbarte Signale der rezeptiven Felder von Neuronen höherer Ordnung übersetzt. Die rezeptiven Felder sind also neuronale *(topographische)* Karten, bei denen die räumliche Ordnung der Inputsignale auf jeder Hierarchiestufe des Sinnessystems erhalten bleibt. Nur bei den chemischen Sinnen wie Geschmack und Geruch trifft dieses Ordnungsprinzip nicht zu.

Signale verschiedener Sinnessysteme müssen gegeneinander abgrenzbar sein.

Bei der Signalverarbeitung der verschiedenen Sinnessysteme muß ein physikalischer oder chemischer Reiz zunächst in ein elektrochemisches neuronales Signal verwandelt werden. Dabei werden die charakteristischen Merkmale des Reizes im Signal codiert. Schließlich müssen die verschiedenen Signale genau gegeneinander abgrenzbar und unterscheidbar sein. Die verschiedenen *Reizenergien* können durch verschiedene molekulare Verfahren in *neuronale Signale* umgesetzt werden, die uns bereits bekannt sind. Bei mechanischer Energie (z.B. Druck auf der Haut) wird die Membran eines Rezeptors verändert. Dadurch wird die Stellung von Ionenkanälen beeinflußt und ein Rezeptorpotential gebildet (vgl. Kap. 3, Neuronen). Chemische Energien, wie sie beim Riechen und Schmecken auftreten, beeinflussen Rezeptoren, die über die Bildung von Botenstoffen (second messenger) zur Öffnung von Ionenkanälen führen. Lichtenergie in Form von Photonen wird beim Sehvorgang absorbiert. Bei Photorezeptoren strömen in der Dunkelheit ständig Ionen ein. Erst auf einen Lichtreiz hin schließen sich die Ionenkanäle. Dieser Vorgang wird wieder über einen Botenstoff reguliert.

Neuronale Karten erlauben die Lokalisation von Seh- und Tastreizen.

Falls das Rezeptorsignal einen bestimmten *Schwellenwert* übersteigt, feuert die Nervenzelle ein *Aktionspotential*, das über eine chemische oder elektrische Synapse zur nächsten Zelle weitergeleitet wird. Wie wir bereits wissen, sind Aktionspotentiale überall im Nervensystem gleich. Die Intensität und die Dauer eines Reizes sind im Muster der Aktionspotentiale codiert. Die *neuronalen Karten* erlauben die Lokalisation von Seh- und Tastreizen. Um Reize schärfer unterscheiden zu können, wird die Erregungszone häufig durch hemmende Neuronen begrenzt und dadurch der Kontrast erhöht.

Riechsystem

Wie komplex Sinnessysteme mit anderen Hirnteilen vernetzt sind, zeigt das *Riechsystem* (Abb. 8). Die Geruchsrezeptoren in der Nase senden Signale zu den Projektions- und Interneuronen des Riechkolbens. Im Unterschied zu den anderen Sinnessystemen werden nun Signale zunächst zur Hirnrinde gesendet, bevor sie die Schaltzentrale des Thalamus und dann den Cortex erreichen. Wir erhalten also eine Hie-

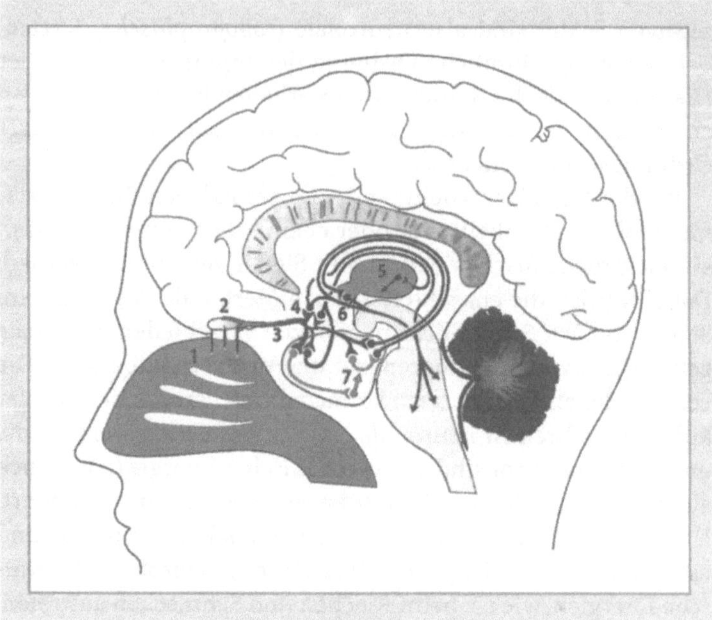

Abb. 8. Das Riechsystem: Die Riechsinneszellen (1) bilden Synapsen an den dendritischen Ausläufern der Mitralzellen (2). Die Nervenfortsätze der Mitralzellen ziehen als Tractus olfactorius (3) zu tieferen Gehirnregionen. Das Riechsystem hat direkte Verbindung über das Riechhirn zum Thalamus (5) und von dort zum Neocortex sowie zum limbischen System (Amygdala und Hippocampus, 7) und zu Kernen des Hypothalamus.

rarchie neuronaler Verschaltungsebenen zwischen Rezeptoren und Cortex. Dabei ist auch das limbische System eingeschaltet, das am Erzeugen von Gefühlen und an Gedächtnisprozessen beteiligt ist. Ferner kann das motorische System eingeschaltet werden, um einen Schnuppervorgang einzuleiten. Im limbischen System kann es zur Verbindung mit Signalen anderer Sinnessysteme kommen, bis der Geruch im frontalen Cortex bewußt wahrgenommen wird. Der vertraute Geruch von Weihnachtsgebäck kann dann Erinnerungen an die Kindheit und vorweihnachtliche Gefühle auslösen. Der Gestank von Abgasen in unseren Straßen signalisiert Gesundheitsgefährdung an unser Umweltbewußtsein.

Die menschlichen *Geruchsrezeptoren* registrieren im Unterschied zu denen vieler Tiere nur ein begrenztes Spektrum von Gerüchen. Auch die *Geschmacksrezeptoren* sind mit den vier Grundqualitäten für bitter, salzig, sauer und süß eingeschränkt. Ein kombinierter Geschmack, der vielfältige Assoziationen wie z.B. das Süß-Saure der chinesischen Küche erzeugt, bedarf eines komplexen Verschaltungsprozesses mit Thalamus, limbischem System und höherem Cortex: Geschmack, Erinnerung und kulturelles Wissen verschmelzen zu einer Einheit.

Hörsystem

Bemerkenswert ist die Signalanalyse, die das *Hörsystem* leistet. Aus der geringen Energie einer Schallwelle und den sich überlagernden Geräuschen verschiedener Frequenzen können Töne zwischen 20 und 20 000 Hertz bei genauester räumlicher Auflösung gehört werden. Aber das Hörsystem dient bei uns Menschen nicht nur der Orientierung und Verständigung. Welche Macht der Gefühle, Gedanken und Vorstellungen das Hören auslösen kann, zeigt die Kulturgeschichte der Musik. Sie ist das Ergebnis komplexer Verschaltungen des Hörsystems mit vielen Hirnteilen, die uns augenblicklich in entsprechende Stimmungen versetzen können.

Sehsystem

Die *visuelle Wahrnehmung* faszinierte bereits den französischen Philosophen und Mathematiker Descartes (1596–1650), der die optischen Gesetze des Auges richtig erkannte. Licht dringt durch die Hornhaut ein und wird auf die Rückseite des Auges projiziert. Die Netzhaut *(Retina)* wandelt dort die Lichtreize in elektrische Signale um. Die *Photorezeptoren* bestehen aus Stäbchen und Zapfen, die unterschiedliche Funktionen wie die Wahrnehmung von schwachem oder starkem Licht, Nacht- und Tagessehen, Farbsehen, unterschiedliche räumliche und zeitliche Auflösung von visuellen Bildern ermöglichen. Über Interneuronen sind die Photorezeptoren mit den Ganglienzellen verschaltet. Die Axonen der Ganglienzellen bilden den Sehnerv, über den die Retina mit den höheren Gehirnzentren verbunden ist.

Außenweltinformation wird in die digitale Sprache des ZNS übersetzt.

Es sind die *Ganglienzellen*, die auf die verschiedenen Lichtmuster mit Aktionspotentialen reagieren und damit die Außenweltinformation in die Sprache des ZNS übersetzen. Jede Ganglienzelle kontrolliert einen kreisrunden Bereich von Photorezeptoren in der Retina *(rezeptives Feld)*. Im Zentrum dieses Feldes liegt entweder ein *On-Zentrum*, das durch Lichtreize erregt wird, oder ein *Off-Zentrum*, das durch Lichtreize gehemmt wird. Lichtreize in der Randzone der rezeptiven Felder führen jeweils zur umgekehrten Reaktion. Dadurch können Kontraste und schnelle Änderungen der Lichtintensität schnell erkannt werden.

Hierarchische Signalverarbeitung im Sehsystem

Die weitere Signalverarbeitung verläuft nach demselben *hierarchischen Prinzip*, das wir auch von anderen Sinnessystemen kennen. Von der Retina werden über den Sehnerv Signale zum visuellen Bereich des Thalamus *(seitlicher Kniehöcker* oder *Corpus geniculatum laterale)* und zum Mittelhirn gesendet (Abb. 9). Der Kniehöcker besteht aus sechs Zellschichten, die eine neuronale Karte der Retina erzeugen. Dabei wird die topographische Anordnung der retinalen Photozeptoren beibehalten. Die Verbindung der Retina mit dem Mittelhirn ist wichtig für Pupillenreflexe und visuell gesteuerte Augenbewegungen.

Vom visuellen Bereich des Thalamus wird auf der nächsten Stufe weiter in den primären visuellen Cortex projiziert, der dem Brodmann-Feld 17 entspricht und häufig als Streifencortex bezeichnet wird (Abb. 9). Der *visuelle Cortex* des Men-

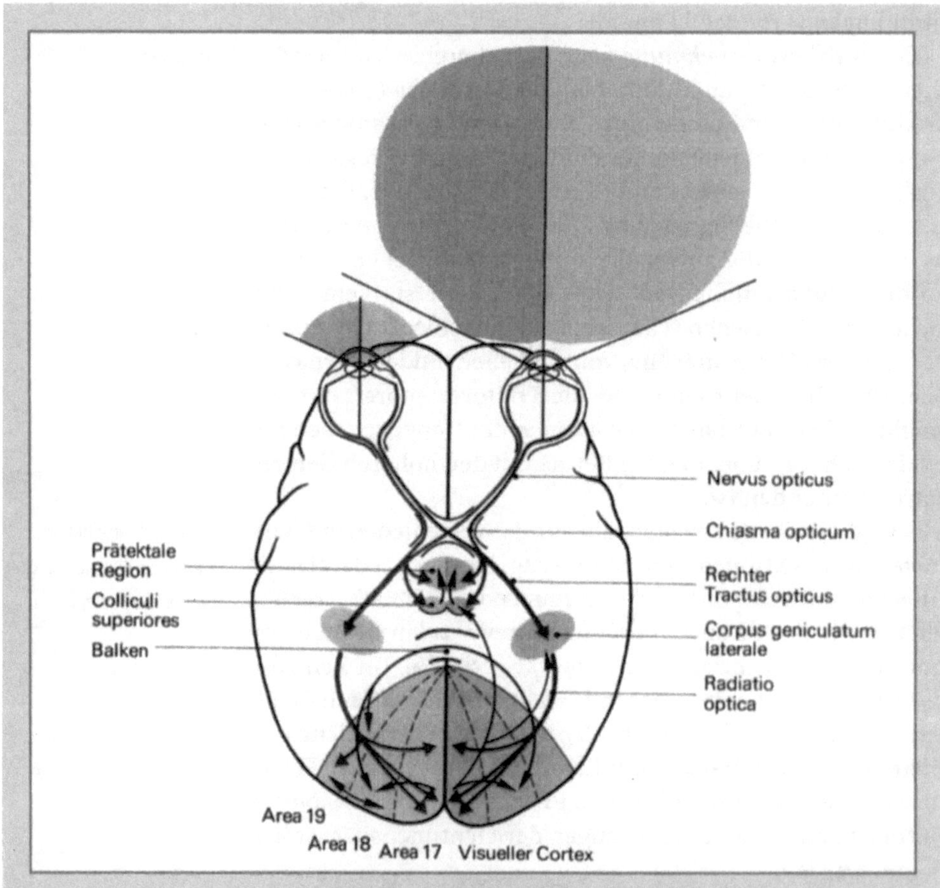

Abb. 9. Das Sehsystem: In dieser Aufsicht tauschen die beiden aus den Augen kommenden Sehnerven (Nervi optici) in der Sehkreuzung (Chiasma opticum) einen Teil ihrer Fasern so aus, daß die linken Gesichtsfeldhälften beider Augen in der rechten Sehrinde (visueller Cortex) abgebildet werden und umgekehrt. Nach der Sehnervenkreuzung geben die Sehnervenfasern Verzweigungen (Kollateralen) zu den augenmotorischen Zentren (prätektale Region, Colliculi superiores) ab. Anschließend enden sie im seitlichen Kniehöcker (Corpus geniculatum laterale), einem Kern des Thalamus, von dem der letzte Teil der Sehbahn, nämlich die Sehstrahlung (Radiatio optica), ihren Ausgang nimmt. Neben der primären Sehrinde (Area 17) sind schematisch auch die zweiten und dritten kortikalen Sehzentren eingezeichnet (Area 18, 19).

schen ist 2 mm dick und besteht wie alle Gebiete des Neocortex aus sechs Schichten mit verschiedenen Neuronentypen. Er erzeugt ebenfalls eine vollständige neuronale Karte der Netzhaut. Die Neuronen des primären Cortex sind horizontal innerhalb einer Schicht oder vertikal in Säulen miteinander verschaltet. Innerhalb einer Säule reagieren die Neuronen auf eine bestimmte Position und Orientierung auf der Retina. Die horizontalen Verbindungen innerhalb einer Schicht integrieren diese Aspekte. Neben den Orientierungssäulen werden Augendominanzsäulen für das binokulare Sehen und besondere Regionen (Blobs) für die Farbwahrnehmung unterschieden.

Parallele Signalverarbeitung im Sehsystem

Neben der hierarchischen Ordnung ist im visuellen System auch das *Prinzip der parallelen Signalverarbeitung* realisiert. Bereits auf der retinalen Ebene lassen sich zwei Typen von großen und kleinen Ganglienzellen unterscheiden, die als *M-Zellen* (magnozellulärer Typ) und *P-Zellen* (parvozellulärer Typ) bezeichnet werden und abweichende Signale an unterschiedliche Schichten der visuellen Schaltzentrale im Thalamus senden. Je nach Zellzuordnung wird dann von M- oder P-Schichten des seitlichen Kniehöckers gesprochen. Diese zwei Gruppen von Schichten sind der Ausgangspunkt dreier Hauptbahnen der visuellen Signalverarbeitung, die mit dem primären visuellen Cortex verbunden sind und parallel unterschiedliche Informationen weiterleiten. Die erste Bahn ist für Farbwahrnehmung, die zweite Bahn für Formwahrnehmung und die dritte Bahn für die Wahrnehmung von Bewegung, räumlichen Beziehungen und räumlicher Tiefe zuständig. Bei der Untersuchung dieser Bahnen entdeckten David Hubel und Torsten Wiesel (Nobelpreis für Physiologie und Medizin 1981), daß die einzelnen Neuronen hoch spezialisiert sind. Auf jeder Stufe der visuellen Signalverarbeitung fanden sie Zellgruppen mit zunehmend komplexeren Eigenschaften, die Signale z.B. über Bewegung, Orientierungsrichtung oder Konturen analysieren. Auf jeder Verarbeitungsstufe hat jede Zelle eine höhere Integrationsfähigkeit als die Zellen der vorangehenden Stufen.

Das synchronisierte Feuern neuronaler Ensembles erzeugt eine einheitliche Wahrnehmung.

Abbildung 10 zeigt schematisch die parallelen Bahnen des visuellen Systems, wobei die Teilstruktur jeder Verarbeitungsstufe durch einen Kasten dargestellt ist und Millionen in Schichten geordneter Zellen entspricht. Jede Struktur erhält Eingangssignale von einer oder mehreren Strukturen auf niedrigeren Stufen der Bahn und sendet Ausgangssignale zu mehreren

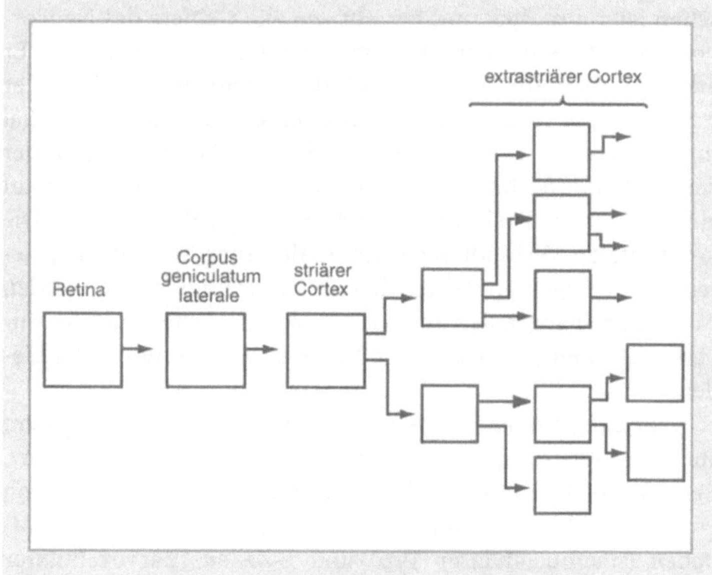

Abb. 10. Hierarchie der parallelen Signalverarbeitung im Sehsystem

Strukturen auf höheren Stufen. Jenseits des primären visuellen Cortex (Streifencortex bzw. striären Cortex) liegen die *extrastriären visuellen Felder* des Cortex, von denen im Schema von Abbildung 10 nur wenige der höheren Verarbeitungsstufen dargestellt sind. Alle visuellen Felder des Cortex enthalten vollständige oder teilweise Repräsentationen der Netzhaut. Über die Hälfte der Cortexoberfläche ist von den etwa 32 extrastriären visuellen Felder bedeckt. Analog zum somatosensorischen System (Tastsystem), das über verschiedene Repräsentationen der Hautoberfläche verfügt, liegen also im visuellen Cortex verschiedene Netzhautrepräsentationen.

Das Bindungsproblem der Wahrnehmung

Wenn verschiedene Areale unterschiedliche Merkmale eines wahrgenommenen Objekts parallel verarbeiten, dann stellt sich die Frage, wie sie augenblicklich zu einem einheitlichen Bild vereint werden. Dieses *Bindungsproblem* der Wahrnehmung wurde in der *Gestaltpsychologie* von Max Wertheimer, Kurt Koffka und Wolfgang Köhler untersucht. Die Gestalt eines wahrgenommenen Gegenstandes ist mehr als die Summe seiner Teile.

Gestaltpsychologie

Für Psychologen in der Tradition von John Locke und David Hume bestand Sehen im passiven Registrieren von farbigen Punkten. Maler wie der französische Impressionist Georges Seurat bringen das Bindungsproblem der Wahrnehmung in ihren Bildern (Abb. 11) zum Ausdruck. Seurats Bild besteht

Impressionismus

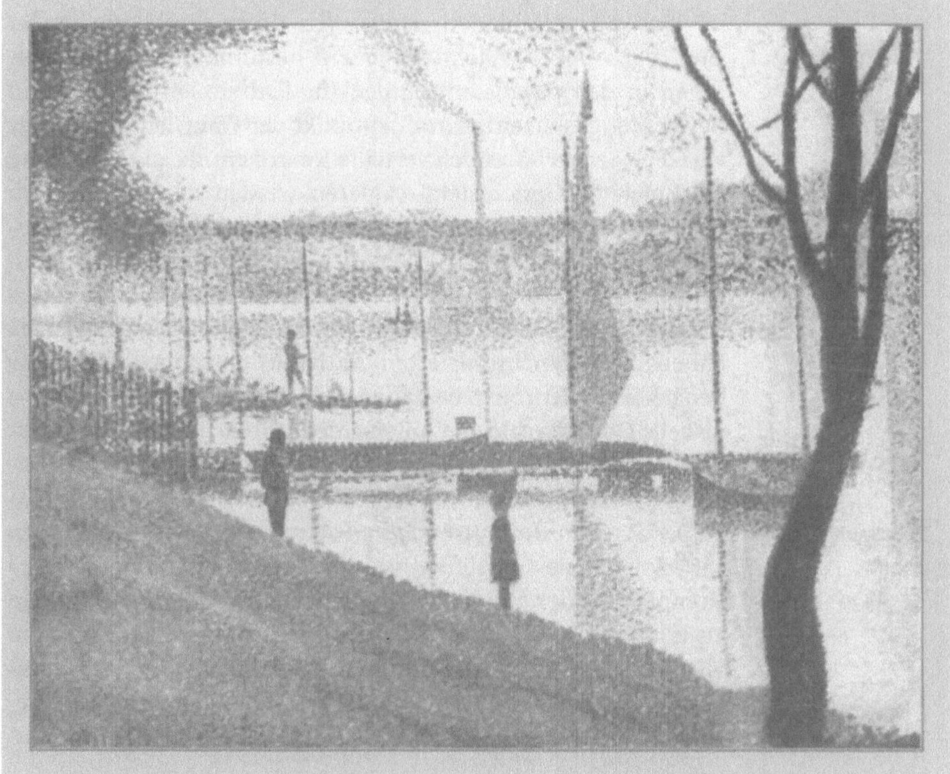

Abb. 11. Wahrnehmung ist mehr als die Summe ihrer Teile. Georges Seurat: Die Brücke von Courbevoie (1886)

tatsächlich aus vielen farbigen Punkten *(Pointillismus)*. Erst der Betrachter verbindet sie spontan in einer bestimmten Entfernung zu einheitlichen Personen, Gegenständen und Landschaften. Zudem vermögen wir ein Objekt auch bei Veränderung der räumlichen Perspektive oder der Lichtverhältnisse spontan als dasselbe wahrzunehmen, obwohl sich die jeweiligen Abbilder auf der zwei-dimensionalen Netzhaut stark verändern. Ferner tritt ein Objekt nie isoliert im Gesichtsfeld, sondern in einem Umfeld mit Hintergrund auf. Wie die bekannten Kippbilder zeigen, läßt sich z.B. ein Paar von frontalen Gesichtern auch als Vase interpretieren, je nachdem ob der Zwischenraum zwischen den Gesichtern als Vorder- oder Hintergrund gesehen wird.

Für die neuronale Erklärung des *Bindungs- und Umfeldproblems* spielt die Hierarchie der parallelen Signalverarbeitung durch spezialisierte Neuronen und Hirnareale eine entscheidende Rolle. Grundlegend ist, daß es kein Zentrum im Gehirn gibt, in dem die verschiedenen visuellen Cortexareale verschaltet sind (vgl. Abb. 10). Vielmehr feuern bestimmte Merkmalsneuronen in den parallelen Bahnen für Farben, Form, Tiefe und Bewegung gleichzeitig zum Zeitpunkt der Wahrnehmung einer visuellen Szene. Räumlich verteilte Neuronen, die auf bestimmte Merkmale im Gesichtsfeld reagieren, werden so gleichzeitig zu einem Ensemble zusammengefaßt *(synchronisiert)*. Andere Neuronen, die auf diese Merkmale nicht ansprechen, bleiben dann zeitlich unverbunden. Das erklärt die Selektion von Merkmalen im Gesichtsfeld. Messungen mit Elektroden im visuellen Cortex haben diese synchronisierten Aktivitätsmuster nicht nur für benachbarte Neuronen bestätigt, sondern auch für verschiedene visuelle Cortexareale, die unterschiedliche Aspekte der wahrgenommenen Szene repräsentieren. Dadurch könnte das Verbindungsproblem geklärt werden.

Durch Synchronisation lassen sich auch komplexe visuelle Eindrücke bewältigen.

Das *Synchronisationsverfahren* getrennter Neuronengruppen erweist sich als sehr effektiv und flexibel, um die ungeheure Komplexität der Eindrücke einer visuellen Szene bewältigen zu können. Im Unterschied zum Geschmackssystem, in dem wir nur über begrenzte Kombinationsmöglichkeiten der wenigen Geschmacksmerkmale für bitter, salzig, sauer und süß verfügen, besitzt das Sehsystem zwar eine große Anzahl von neu-

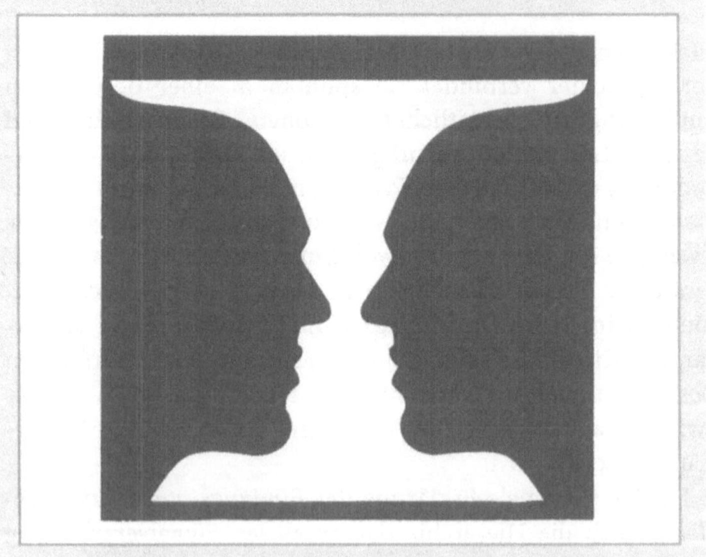

Abb. 12. Bei Kippbildern entscheidet Vorder- und Hintergrund zwischen den beiden möglichen Wahrnehmungen von Gestalten.

ronalen Merkmalsdetektoren. Allerdings kann es nicht für jede mögliche Konstellation eine eigene Nervenzelle geben, die bei einem entsprechenden visuellen Bild feuert. Das Synchronisationsverfahren von Neuronenensembles erlaubt kurzfristige Änderungen der zeitlichen Korrelationen und damit neue Repräsentationen veränderter visueller Szenen. So können z.B. die neuronalen Farbdetektoren für rot und schwarz und die Formdetektoren für Dreieck und Quadrat zunächst zu den Wahrnehmungen „rotes Dreieck" und „schwarzes Quadrat" korreliert sein und zu einem späteren Zeitpunkt zu den Eindrücken „schwarzes Dreieck" und „rotes Quadrat" verbunden werden.

Bewußtseinsgrade von Wahrnehmungen

Wahrnehmungen können uns in unterschiedlichem Grad *bewußt* sein. Man kann auch sagen, daß wir uns den Merkmalen und Aspekten im Gesichtsfeld mit unterschiedlichen Graden visueller *Aufmerksamkeit* zuwenden. Messungen bestätigen, daß interessierende Objekte im Gesichtsfeld mit erhöhten Feuerungsraten entsprechender neuronaler Merkmalsdetektoren im visuellen Cortex verbunden sind, während ignorierte Objekte verminderte Feuerungsraten entsprechender Cortexzellen aufweisen. Auf mögliche neuronale Erklärungen für Bewußtsein wird später noch eingegangen. Jedenfalls kann visuelle Aufmerksamkeit noch mit vielen anderen Teilsystemen des Gehirns verbunden sein. So kann ein Objekt, das wir mit visueller Aufmerksamkeit anstarren, über eine Region des Mittelgehirns typische Augenbewegungen auslösen.

Wahrnehmungen sind mit der Gesamtdynamik des Gehirns vernetzt.

Wahrnehmungen können allgemein mit Emotionen, Erinnerungen und Erfahrungen verbunden sein. Sensorische Erfahrungen des Tastens, Schmeckens, Riechens, Hörens und Sehens prägen uns daher seit frühester Kindheit. Kinder, die in bestimmten Phasen ihrer Entwicklung diese sensorischen Erfahrungen vermissen mußten, können in ihrer emotionalen, intellektuellen und sozialen Entwicklung irreversible Schäden davontragen. Das zeigen uns Untersuchungen von Kindern, die in Isolation, Waisenhäusern, ohne familiäre Bindungen oder ohne Kontakte zu Gleichaltrigen aufwuchsen. So ist das Wahrnehmungssystem am Ende nur ein Teil, der ohne Wechselwirkung mit der Gesamtdynamik des Gehirns nicht vollständig verstanden wird.

Bewegung

Motorische Systeme wandeln Nervensignale in Muskelkraft und Bewegung um.

Eine Hauptaufgabe der Wahrnehmungssysteme besteht darin, das Gehirn mit sensorischen Daten zu versorgen, um Körperbewegungen zu planen, zu koordinieren und ausführen zu lassen. Das leisten die *motorischen Systeme*. Während Sinnessysteme physikalische und chemische Energie der Außenwelt in Nervensignale umsetzen, wandeln motorische Systeme Nervensignale in Muskelkraft und Bewegung um. *Rückenmark*, *Hirnstamm* und *motorischer Cortex* sind wesentliche Teile der motorischen Systeme, um unterschiedliche Bewegungsformen zu kontrollieren. Wir unterscheiden *Reflexreaktionen* wie z.B. Schlucken, *rhythmische Bewegungsmuster* wie z.B. Gehen und willentliche *(intentionale)* Bewegungen wie z.B. Autofahren und Musizieren, die zielgerichtet und meistens erlernt sind.

Motorische Systeme sind hierarchisch und parallel organisiert.

Wie die Sinnessysteme sind auch die motorischen Systeme *hierarchisch* und *parallel* organisiert (Abb. 13). Das Rückenmark ist die unterste Stufe der Hierarchie zur Auslösung von Muskelkontraktionen und Bewegungen. Neuronale Schaltkreise ermöglichen auf dieser Stufe einfachste Bewegungsreflexe, die

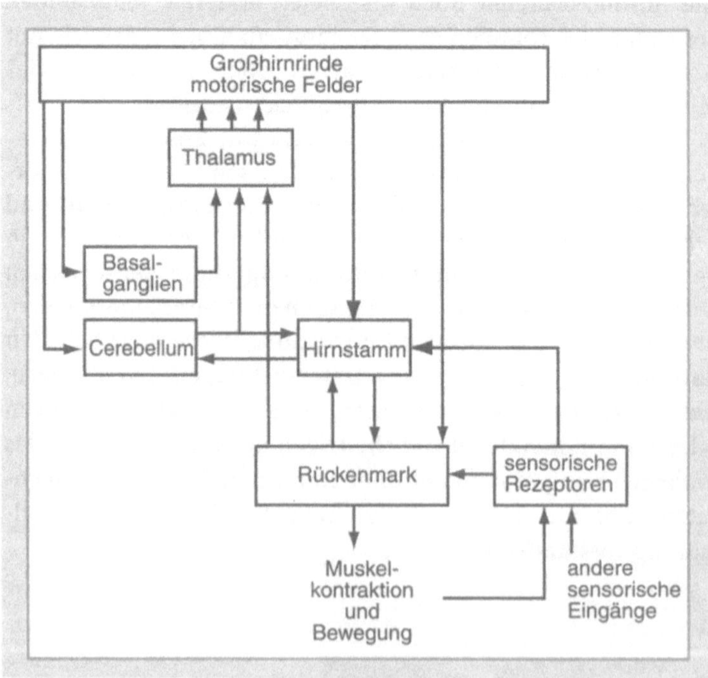

Abb. 13. Hierarchie der parallelen Signalverarbeitung im motorischen System

auch ohne Verbindung zum Gehirn funktionieren. Auf der nächsten Stufe des Hirnstamms werden z.B. die Körperhaltung und bestimmte Bewegungen des Kopfes und der Hand kontrolliert. Die motorischen Felder der *Großhirnrinde* auf der obersten Hierarchiestufe können das Rückenmark direkt wie auch indirekt über den zwischengeschalteten Hirnstamm beeinflussen. Kleinhirn *(Cerebellum)* und Basalganglien wirken über Relaiskerne im Thalamus auf die Großhirnrinde ein. Ein motorisches System wird auf allen drei Stufen mit sensorischen Daten versorgt.

Die kleinste motorische Funktionseinheit besteht aus einem *Motoneuron* und den Muskelfasern, die es kontrolliert. Die Fasern einer motorischen Einheit ziehen sich zusammen (kontrahieren), wenn sie ein Aktionspotential aus dem Motoneuron erreicht. Informationen über den Zustand der Muskeln liefern spezielle Rezeptoren. Die Muskelspindeln registrieren Dehnungen von Muskelfasern, während Golgi-Sehnenorgane auf Zugspannungsänderungen reagieren. Selbst für einfache Bewegungen müssen zahlreiche Muskeln aktiviert und koordiniert werden. Die einfachste motorische Koordination ist eine *Reflexhandlung*, die in festgelegter Weise auf einen spezifischen Reiz reagiert. Die jeweils kontrahierenden Muskeln werden durch den Reizort festgelegt, das Ausmaß der Reaktion (Amplitude) durch die Reizstärke. Beispiele für Rückenmarkreflexe sind der Dehnungsreflex, eine Muskelkontraktion als Reaktion auf eine Muskeldehnung, oder das Zurückzucken aufgrund einer Hautreizung.

Motorische Koordination bei Reflexhandlungen

Bei *rhythmischen Bewegungsmustern* wie z.B. Gehen und Laufen müssen viele neuronale Schaltkreise im Rückenmark koordiniert werden, um die rhythmischen Wechsel in den Kontraktionen der Beuge- und Streckmuskeln zu erreichen. Zwar werden solche Bewegungsmuster willentlich ausgelöst und abgebrochen. Ihre Ausführung unterliegt aber einem festgelegten neuronalen Verschaltungsprogramm. Im Laufe der Evolution wurden verschiedene Variationen rhythmischer Bewegungsmuster vom Kriechen bis zum aufrechten Gang des Menschen entwickelt.

Motorische Koordination bei rhythmischen Bewegungsmustern

Die Bewegungskontrolle durch den *Cortex*, die schließlich *Willkürhandlungen* ermöglicht, tritt evolutionsgeschichtlich verstärkt bei Säugetieren bis hin zum Menschen auf. Die *motorischen Felder* der Großhirnrinde (Abb. 14a) benutzen die elementaren Bewegungsmuster aus Rückenmarks- und Hirn-

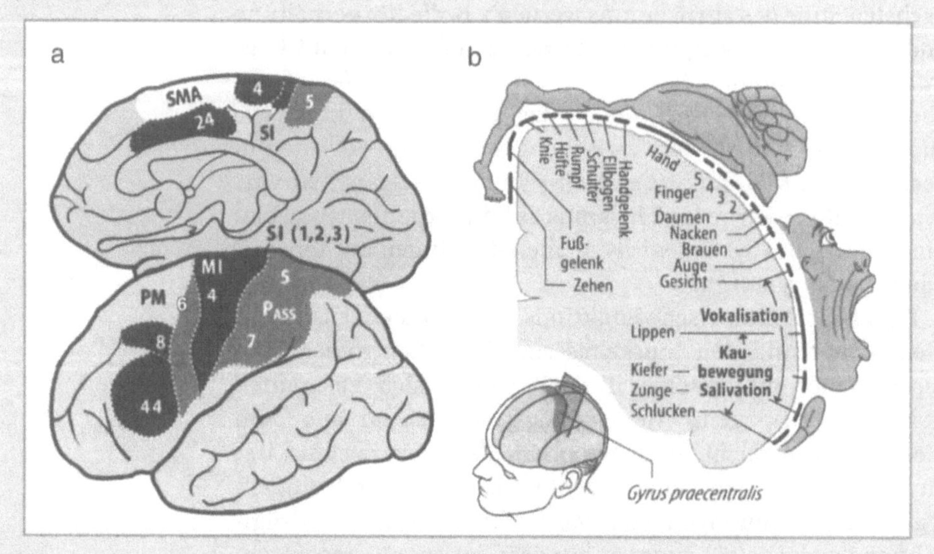

Abb. 14a-b. Motorische Felder des Bewegungssystems (a) mit primär-motorischem Cortex (MI, 4) und sekundär-motorischen Feldern wie prämotorischer Cortex (PM, 6) und supplementär-motorisches Areal (SMA, 6). Von den somatosensorischen Arealen wie dem primär-sensorischen Areal (SI) und dem parietalen Assoziationscortex (5, 7) können auch motorische Effekte ausgelöst werden. Abbildung b zeigt eine somatotopische Repräsentation im primär-motorischen Cortex.

stammreflexen quasi als Unterprogramme, um komplexe zielgerichtete und flexible Bewegungen in Abstimmung mit den jeweiligen Umweltbedingungen zu ermöglichen. Verbindungsbahnen zwischen dem somatosensorischen Cortex und den motorischen Feldern koordinieren sensorische und motorische Signale, um zielgerichtete Handlungen einzuleiten. Die beiden motorischen Hauptgebiete in den Frontallappen der Großhirnrinde sind das *primäre motorische Feld* (Brodmann-Feld 4) und das *prämotorische Feld* (Brodmann-Feld 6). Analog zum somatosensorischen Cortex verfügen die motorischen Felder jeweils über neuronale Karten des Körpers, deren Reizorte den Muskelkontraktionen bestimmter Körperteile entsprechen. Wie bei den sensorischen Karten sind auf den *motorischen Karten* Körperteile unterschiedlich repräsentiert. In diesem Fall werden Körperteile mit hochgradiger Feinmotorik wie Hände und Gesicht entsprechend überproportional abgebildet (Abb. 14b).

Motorische Felder

Motorische Karten

Verarbeitung, Planung und Auslösung von Bewegung

Der *primäre motorische Cortex* ist an der unmittelbaren Vorbereitung und Auslösung einer Bewegung beteiligt. Die

Entladungen seiner Neuronen codieren die Kraftmenge, die für die Bewegung des entsprechenden Körperteils eingesetzt wird. Zudem verändern die Neuronen ihre Aktivität in Abhängigkeit von der Bewegungsrichtung. Wie beim visuellen und somatosensorischen Cortex sind die Neuronen im motorischen Cortex in funktionalen Säulen geordnet. Jede Säule kontrolliert einen bestimmten Muskel. Die gemeinsame Vorzugsrichtung, bei der die Neuronen einer kortikalen Säule verstärkt feuern, entspricht der Bewegungsrichtung, in der sich ein Muskel bevorzugt bewegen läßt. Da z.B. eine Armbewegung mehrere Muskeln und damit ein Ensemble von kortikalen Säulen betrifft, wird die Bewegungsrichtung des Armes durch die kombinierte Aktivität dieses neuronalen Ensembles bestimmt. In diesem Sinn enthält der primäre motorische Cortex eine motorische Karte mit codierten Orts-, Richtungs- und Kraftgrößen der Muskeln. Das prämotorische Feld der Großhirnrinde (supplementär-motorisches und prämotorisches Areal in Abb. 14) ist an der Vorbereitung und Planung von zielgerichteten Bewegungen beteiligt.

Kleinhirn und Bewegungsregulation

Das Kleinhirn *(Cerebellum)* wirkt indirekt bei der Regulierung von Bewegungen mit (Abb. 13). Kleinhirnläsionen (z.B. Schußverletzungen bei Kriegsverletzten) führen nicht zu einem Totalausfall von Bewegungen, aber zu einer Beeinträchtigung der Bewegungskoordination. Durch seine Verbindungen zu Großhirnrinde und Hirnstamm kann das Kleinhirn die Ausführungskontrolle von tatsächlicher und beabsichtigter Bewegung übernehmen und sogar Folgebewegungen verbessern. Insofern spielt es beim motorischen Lernen eine Rolle. Wichtig für die Umsetzung der im Cortex entstehenden Bewegungspläne in die Bewegungsparameter (z.B. Richtung, Kraft, Geschwindigkeit) sind die Basalganglien (Abb. 13). Sie erhalten Meldungen über den Erregungszustand fast aller Gebiete der Großhirnrinde und können ihrerseits Erregungen über den Thalamus zurück zum Cortex geben. Verbindungen sind vor allem zum frontalen Cortex nachweisbar, der für die motorische Planung zuständig ist.

Emotion

Auch Emotionen werden durch komplexe neuronale Schaltkreise kontrolliert.

Ebenso wie Wahrnehmungen und Bewegungen werden Emotionen durch komplexe neuronale Schaltkreise im Gehirn kontrolliert. Seit altersher wissen Menschen, wie sie ihre Stimmungen chemisch beeinflussen können – vom Alkohol über Cocablätter bis zur heutigen Drogenszene: Die Bahnen neuronaler Botenstoffe spielen also in den emotionalen Schaltkreisen eine Rolle. Schon bei Tieren beobachten wir, daß Angst mit äußeren Reaktionen wie z.B. Beschleunigung von Herzschlag und Atmung oder trockenem Mund verbunden ist. Das emotionale System ist also mit dem dafür zuständigen autonomen Nervensystem verschaltet. Schließlich erleben wir viele Gefühle wie Trauer, Schmerz oder Freude, indem wir uns Vorstellungen von Personen oder Ereignissen in Vergangenheit, Gegenwart oder Zukunft bewußt machen. Mit Bewußtsein und Gedächtnis sind kognitive Elemente angesprochen, die über den Neocortex mit dem System der Emotionen verschaltet sind.

Denken, Wahrnehmen und Handeln sind mit Emotionen untrennbar verbunden.

Die Forschung hat heute viele neuronale Schaltsysteme, die für bestimmte Emotionen zuständig sind, klar identifiziert. Das heißt aber nicht, daß wir diese Gefühle im alltäglichen Erleben von unserem Denken, Wahrnehmen und Handeln trennen könnten. Alle unsere Handlungsabsichten, Wahrnehmungen und Vorstellungen weisen mehr oder weniger starke emotionale Färbungen auf. Die Gefühle eines Reisenden reichen von beruflichem Streß bis zur Urlaubsentspannung. Die Wahrnehmung von Musik kann Aggression, Gleichgültigkeit oder höchsten Kunstgenuß hervorrufen. Selbst abstraktes Denken wie in der Mathematik mag bei einigen mit einem Schweißausbruch und Angst verbunden sein. Andere geraten über eine gelungene Lösung geradezu in Verzückung. Diese Alltagsbeispiele lassen bereits vermuten, daß Emotionen weitgespannte neuronale Systeme zugrunde liegen, die mit vielen neuronalen Strukturen vernetzt sind.

Physiologische Veränderungen bei emotionalen Vorgängen

Wir betrachten zunächst die äußeren Reaktionen bei emotionalen Vorgängen. *Physiologische Veränderungen* bei z.B. Angstzuständen wie schneller Herzschlag oder angespannte Muskeln werden durch das autonome Nervensystem ausgelöst, das im Unterschied zum somatomotorischen System nicht bewußt erlebt wird, sondern unwillkürlich (autonom) reagiert. Als Schaltzentrale dient im Zwischenhirn der *Hypothalamus*, der Veränderungen äußerer und innerer Zustände registriert und den Körper über das autonome Nervensystem auf neue Situationen einzustellen und zu stabilisieren sucht. Erhöhung des Herzschlags zur stärkeren Blutversorgung oder

Pupillenerweiterung für rasche Reaktionen sind Beispiele für Alarmierungszustände wie Angst. Zudem wirkt der Hypothalamus auf das (endokrine) Drüsensystem zur Freisetzung von Hormonen ein. Der Hypothalamus läßt sich also mit einem Gleichgewichtsregler in einem homöostatischen System vergleichen. Einen experimentellen Beweis liefern elektrische Stimulationen des Hypothalamus bei Katzen und Ratten, die daraufhin typische Reaktionen wie bei Ärger zeigen.

Emotionale Zustände veranlassen also den Hypothalamus zu entsprechenden physiologischen Reaktionen, die in der Großhirnrinde bewußt wahrgenommen (erlebt) werden. Wo entstehen aber Emotionen im Gehirn? Seit James Papez (1937) wurde ein Ring von Hirnrinde um den Hirnstamm und das Zwischenhirn *(limbischer Lappen)* als Entstehungsort vermutet. Zum *limbischen System* werden zudem *Hippocampus* und *Mandelkern (Amygdala)* gezählt (Abb. 1, 8, 15). Eine Bestätigung lieferten Versuche mit Affen, denen der Temporallappen aus Mandelkern und Hippocampusformation entfernt wurde. Die Tiere wurden zahm und gleichgültig.

Das limbische System

Der *Mandelkern* erweist sich auch bei Menschen als zentrale neuronale Struktur für Emotionen. Er besteht aus neuronalen Kernen, die mit dem Hypothalamus, der (den Hippocampus enthaltenden) Hippocampusformation, dem Neocortex und dem Thalamus verschaltet sind. Die Neuronen der Mandelkernstruktur verfügen über Aktivitätsmuster *(„emotionale Karten")*, die sowohl den physiologischen Körperzustand als auch das bewußte Erleben und Beurteilen von Gefühlen auslösen.

Emotionale Karten

Ein vereinfachtes Schaltmodell für das emotionale System zeigt Abb. 16. Berücksichtigt sind die (bereits von Papez vermuteten) Projektionen des Gewölbes *(Fornix)* in Hypothalamusregionen *(Mamillarkörper)* und vom *Hypothalamus* zum *präfrontalen Cortex*. Neben Verbindungen des *Mandelkerns* sind Verschaltungen mit dem *Assoziationscortex* angegeben. Im einzelnen sind die neuronalen Schalteinheiten der Mandelkernstruktur in komplexer und großräumiger Weise mit verschiedenen neuronalen Systemen vernetzt, die bis heute nur teilweise bekannt sind. So gibt es Impulse von den sensorischen Kernen des Thalamus und aus dem primären sensorischen Cortex. Input und Output werden durch einen Schaltkern der Mandelkernstruktur (Nucleus centralis) an die kortikalen Assoziationsfelder zurückgemeldet und ermögli-

Neuronale Schaltmodelle des emotionalen Systems

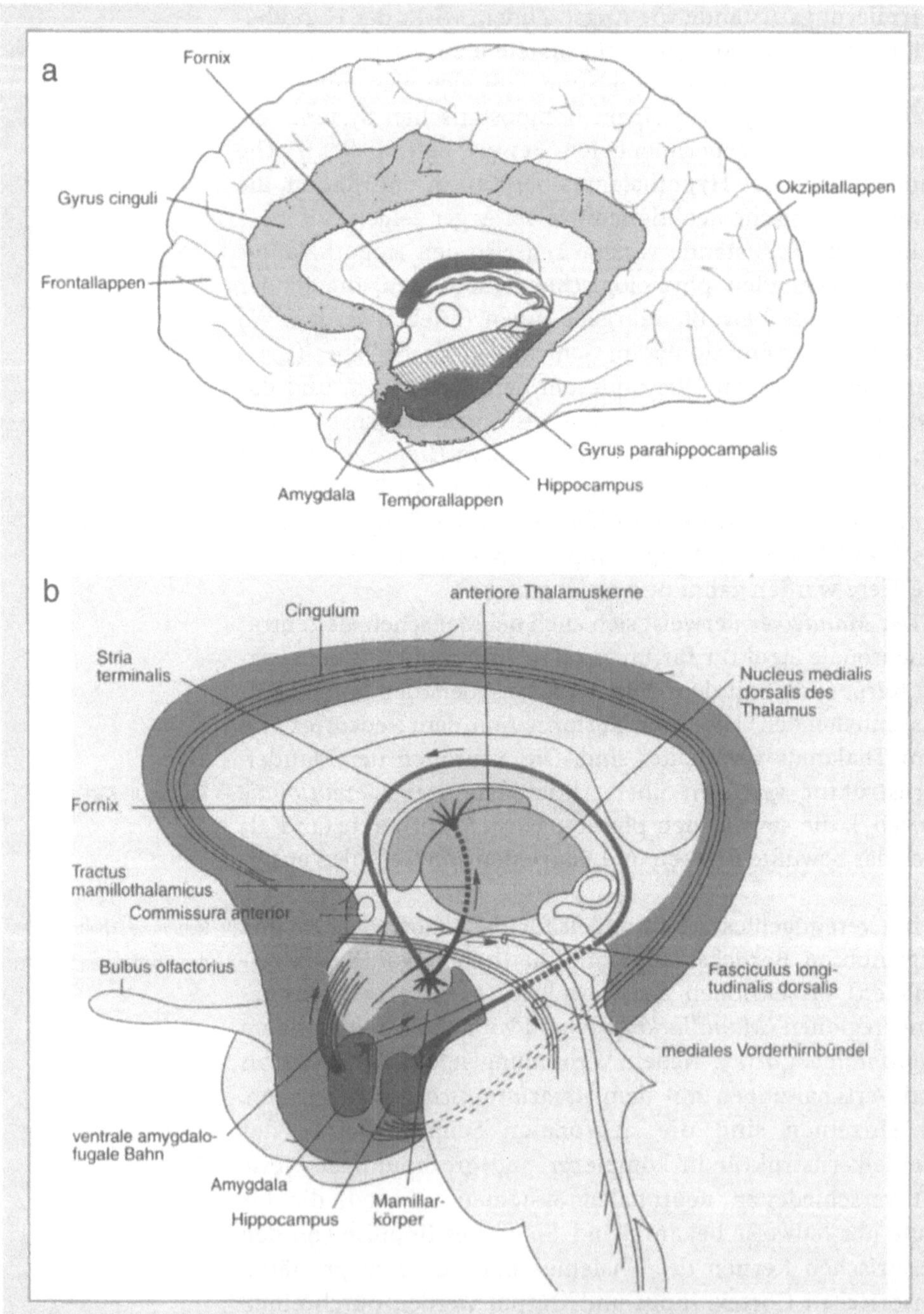

Abb.15 a-b. Neuronale Strukturen des emotionalen Systems (a) mit tiefliegenden Strukturen (b)

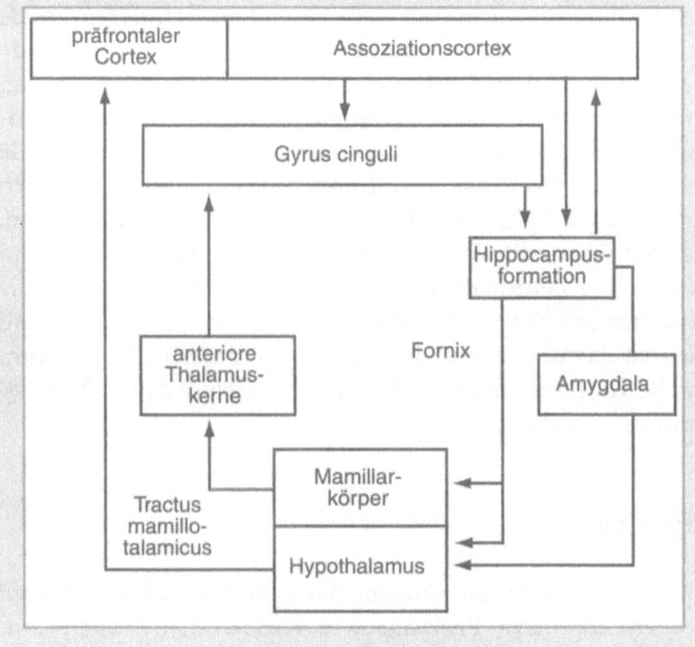

Abb. 16. Neuronales Schaltmodell des emotionalen Systems

chen damit das bewußte Erleben von Emotionen. Dieser Schaltkern ist auch am Wachheitsgrad und den damit verbundenen physiologischen Reaktionen beteiligt.

Offenbar spielt also die *Mandelkernstruktur* bei der emotionalen Färbung aller kognitiv-sensorischen Signale, von denen eingangs die Rede war, eine zentrale Rolle. Das limbische System kreuzen zudem besondere *Transmitterbahnen*. So ist das Noradrenalin-System bei Aggressionen, das Serotonin-System bei traurigen und depressiven Gefühlen und das Dopamin-System bei Angst beteiligt. Vom Gehirn erzeugte Morphine wirken bei freudigen und lustvollen Gefühlen mit. Botenstoffe erlauben bei emotionalen Zuständen, verschiedene Hirnstrukturen weiträumig zu verbinden. So werden mittlerweile neuronale Ärger-Wut-, Furcht-Angst-, Panik-Trauer-, Freude-Lust- und Interesse-Erwartungs-Systeme untersucht.

Bei Emotionen sind verschiedene Hirnstrukturen weiträumig verbunden.

Neurologen wie Antonio R. Damasio unterscheiden zwischen einem Grundapparat von *primären Gefühlen* aufgrund von angeborenen neuronalen Schaltkreisen des limbischen Systems und *sekundären Gefühlen*, die in der individuellen Entwicklung aufgrund besonderer Erfahrungen erworben werden. Sekundäre Gefühle entstehen durch Modifikation und Weiter-

Primäre und sekundäre Gefühle

entwicklung der primären Gefühle, indem sich deren basale neuronale Schaltkreise mit der präfrontalen Großhirnrinde verbinden und damit individuelle Erfahrungen, Erinnerungen und Lernprozesse möglich werden. Analog wie bei den sensorischen und motorischen Systemen verfügt das emotionale System nicht über eine feste emotionale Grundkarte, sondern über eine Vielzahl von neuronalen Repräsentationsmustern, die ständig modifiziert und koordiniert werden. Dabei sind zwar einige neuronale Bahnen zum Neocortex bekannt, die bewußtes Erleben von Gefühlen ermöglichen. Allerdings sind wir weit davon entfernt, die komplexe Vernetzung von Gefühl und Bewußtsein unseres Selbst („Selbstbewußtsein") abschließend zu verstehen.

Die neuronalen Aktivitätsmuster von Emotionen werden ständig modifiziert.

Kognition

Ebenso wie Wahrnehmungen, Bewegungen und Emotionen werden kognitive Prozesse wie Gedächtnis, Lernen und Sprache durch komplexe neuronale Schaltkreise im Gehirn kontrolliert. Welche synaptische Signalverarbeitung liegt diesen Prozessen zugrunde? Welche neuronalen Strukturen sind beteiligt? Mit Lernen bezeichnen wir Verfahren, mit denen Organismen Informationen über sich und die Welt erwerben. Mit Gedächtnis wird die Fähigkeit bezeichnet, diese Informationen zu speichern und wieder abzurufen. Je nach Länge der Speicherung unterscheiden wir das Sekunden bis Minuten umfassende *Kurzzeitgedächtnis* vom Tage bis Jahrzehnte umfassenden *Langzeitgedächtnis*. Beim Lernen sprechen wir von einer expliziten Form, wenn Daten und Wissen bewußt erworben und ständig abrufbar gehalten werden. Bei der impliziten Form geht es um den Erwerb von motorischen und sensorischen Fähigkeiten, die wesentlich ohne Bewußtsein ständig verfügbar sind. So wird z.B. beim Autofahren im theoretischen Unterricht explizites Faktenwissen erworben, während die Fahrpraxis mit expliziten Hinweisen des Fahrlehrers beginnt, aber schließlich wesentlich auf unbewußten motorischen und sensorischen Lernprogrammen beruht. Analog wird in der Informatik zwischen deklarativem *(explizitem)* und nicht-deklarativem *(implizitem)* Wissen unterschieden.

Lernen und Gedächtnis

Kurzzeit- und Langzeitgedächtnis

Explizites und implizites Lernen

Explizites und implizites Wissen

Diese Formen des Lernens und des Gedächtnisses sind mit bestimmten neuronalen Strukturen verbunden. Patienten, denen der Hippocampus beidseitig (wegen schwerer Epilepsie) entfernt wurde, verloren zwar ihr bewußtes explizites Gedächtnis, aber nicht ihr implizites Gedächtnis für unbewußt gelernte Fähigkeiten. Verletzungen des medialen Temporallappens, zu dem der Hippocampus gehört, stören die Abspeicherung neuer Informationen (nach der Läsion), während das Langzeitgedächtnis (vor der Läsion) nicht betroffen ist. Daraus wurde geschlossen, daß der Hippocampus entweder ein Zwischenspeicher oder ein Weiterleitungssystem für das Langzeitgedächtnis ist. So werden Wahrnehmungssignale über das visuelle System zum visuellen Cortex geleitet, dann in den Hippocampus abgegeben und nach kurzer Zeit zum Cortex zurückgegeben und als Langzeitinformation abgelagert.

Neuronale Strukturen von Lernen und Gedächtnis

Um Erinnerungen für Handlungsplanung, Entscheidungen und Denken kurzfristig ins Bewußtsein zu holen, wird ein *Arbeitsgedächtnis* im präfrontalen Cortex, also dem vorderen Teil der Großhirnrinde vermutet. Patienten mit entsprechenden Verletzungen haben Schwierigkeiten, ihr gelerntes Wissen rasch anzuwenden, obwohl ihre Speicherung vollständig erhalten ist. Intelligenztests mit langfristigen (z.B. mathematischen) „Grübelaufgaben" sind offenbar nicht betroffen. Neurologisch lassen sich Schaltkreise des präfrontalen Cortex sowohl mit sensorischen, limbischen und motorischen Arealen als auch mit dem Hippocampus nachweisen.

Das Arbeitsgedächnis im präfrontalen Cortex

Beim *impliziten* Lernen unterscheiden wir zwischen *assoziativen* und *nichtassoziativen* Formen. Ein bekanntes Beispiel für assoziatives Lernen ist die *klassische Konditionierung* (z.B. Pawlowscher Hund), bei der eine zeitliche Beziehung *(Assoziation)* zwischen einem bedingten Reiz (z.B. Tonsignal) und einem darauffolgenden unbedingten Reiz (z.B. Futterangebot) gelernt wird. Bei der *operativen Konditionierung* (z.B. Versuch-Irrtum-Lernen) wird ein Verhalten (z.B. zufälliges Finden und Drücken eines Knopfes) durch einen Reiz (z.B. Futter) verstärkt. Bei nichtassoziativem Lernen wird durch wiederholte Reizsignale unbewußt eine Reizgewöhnung mit Abnahme der Reaktion *(Habituation)* oder eine Reizsteigerung mit Überreaktion *(Sensitivierung)* erzeugt. Bei impliziten Formen des Lernens und Gedächtnisses sind neuronale Strukturen wie der Mandelkern und das Kleinhirn beteiligt. So wirken sich Läsionen des Mandelkerns bei emotional gefärbten Konditionierungen (z.B. Angstreaktionen) aus, bei denen das emotionale System miteingeschaltet ist. Im Kleinhirn lassen sich motori-

Implizites Lernen ist assoziativ oder nichtassoziativ.

Konditionierung als Beispiel für assoziatives Lernen

Habituation und Sensitivierung als Beispiele für nichtassoziatives Lernen

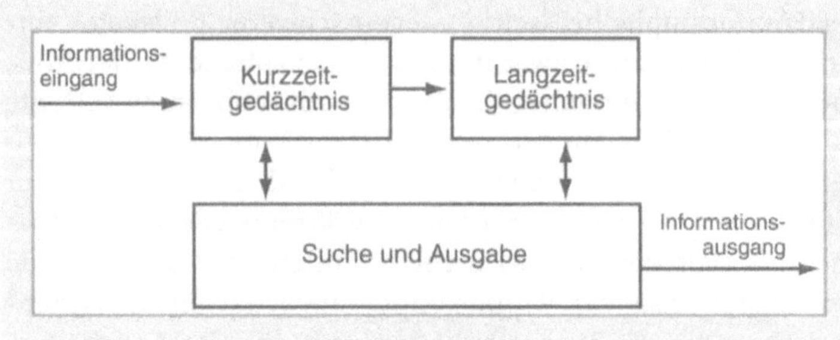

Abb. 17. Hierarchie der Gedächtnisbildung

schen Konditionierungen (z.B. Augenzucken bei einem gezielten Luftstoß nach einem Tonsignal) durch präzise lokalisierbare Manipulationen im Kleinhirn aufheben.

Die Signalverarbeitung der Gedächtnisbildung ist parallel und hierarchisch organisiert.

Beim *Gedächtnis* beobachten wir insgesamt zwei Organisationsprinzipien, die auch bei anderen neuronalen Systemen nachweisbar sind. Gemeint ist die *Hierarchie paralleler Signalverarbeitung*. Abbildung 17 zeigt ein vereinfachtes Stufenmodell für die Gedächtnisbildung. Informationen gelangen in ein Kurzzeitgedächtnis begrenzter Kapazität, werden je nach Bewertung durch das Gehirn eliminiert oder in eine Langzeitform umgewandelt. Über Such- und Ausgabeverfahren können Informationen auf beiden Hierarchiestufen abgerufen werden. Parallele Signalverarbeitung in verschiedenen Arealen des Gehirns erklärt, warum Gedächtnisbildung und Lernen gegenüber begrenzten und lokalisierbaren Verletzungen des Gehirns relativ unempfindlich sind. Zudem vermag das Gehirn eine vollständige Information aus einem begrenzten Restbestand nach einer Läsion bis zu einem gewissen Ausmaß zu rekonstruieren.

Molekulare und zelluläre Grundlagen von Lernen und Gedächtnis

Die Formen des Lernens und des Gedächtnisses werden nicht nur durch besondere neuronale Systeme und Strukturen ermöglicht, sondern auf einer tiefer liegenden Ebene durch besondere molekulare und zelluläre Prozesse der *synaptischen Signalverarbeitung*. Im Fall impliziten Lernens wurden bereits die nichtassoziativen Formen der Habituation und Sensitivierung erwähnt. Sowohl bei der Reizabschwächung (Habituation) als auch bei der Reizverstärkung (Sensitivierung) sind auf zellulärer Ebene sensorische Neuronen für die Reizaufnahme und Motoneuronen für die motorische Reaktion zu verschalten. Biochemische Messungen an Tieren (z.B. die Meeresschnecke Aplysia und die Taufliege Drosophila) zeigen, daß Habituation durch eine Schwächung und Sensitivierung durch eine Verstärkung der entsprechenden synaptischen Verbindungen hervorgerufen wird.

„Gedächtnisneuronen" gibt es nicht.

Entscheidend ist dabei die Erkenntnis, daß es keine besonderen Gedächtnisneuronen gibt. Sowohl Kurzzeit- als auch Langzeitgedächtnis sind mit Veränderungen der Stärke synaptischer Verbindungen zwischen sensorischen und motorischen Neuronen verbunden. Die Zunahme der synaptischen Stärke wird auf die verstärkte Freisetzung eines entsprechenden Neurotransmitters zurückgeführt. Das Langzeitgedächtnis beruht chemisch auf einer *Langzeitpotenzierung* einer synaptischen Verbindung. Wie bereits im Abschnitt „Synapsen" ausgeführt wurde, wird für diesen Fall über einen sekundären Botenstoff eine Proteinsynthese ausgelöst, die für den Langzeiteffekt sorgt. Eine weitere und noch längerfristige Konsequenz besteht in der Bildung neuer Synapsen. Langzeitsensitivierung führt zu einer Zunahme von Synapsen, Langzeithabituation zur Abnahme (Abb. 18).

Zelluläre Vorgänge beim impliziten Lernen

Beim assoziativen impliziten Lernen wie der klassischen Konditionierung geht es um die synaptische Verstärkung zwischen sensorischen Neuronen, die zeitlich nacheinander durch einen bedingten und unbedingten Reiz aktiviert werden. Diese sensorischen Neuronen sind über Inter- bzw. Projektionsneuronen miteinander verschaltet. Die synaptische Verstärkung wird dann erzielt, wenn die Interneuronen durch den unbedingten Reiz aktiviert werden, kurz nachdem die durch den bedingten Reiz stimulierten sensorischen Neuronen zu feuern begonnen haben. Tatsächlich zeigt sich nach einem Konditionierungstraining bei gekoppelten sensorischen Neuronen ein größeres erregendes (postsynaptisches) Potential als bei ungekoppelten.

Zelluläre Vorgänge beim expliziten Lernen

Die *explizite* Form des Lernens und des Gedächtnisses ist mit Langzeitpotenzierung im Hippocampus verbunden. Damit wird molekularbiologisch eine psychologische Regel des Lernens bestätigt, die 1949 Donald Hebb als Hypothese formuliert hatte: Wenn ein Axon der Zelle A eine Zelle B erregt und wiederholt und dauerhaft zur Erregung von Aktionspotentialen in Zelle B beiträgt, so wird damit die Effizienz von Zelle A zur Erzeugung von Aktionspotentialen in B größer *(Hebbsche Regel)*.

Im Hippocampus wird in den an der Gedächtnisbildung beteiligten Zellen der Neurotransmitter Glutamat verwendet. Er bindet, wie bereits im Abschnitt „Neuronen" erläutert wurde, an NMDA- und non-NMDA-Rezeptoren. Für die Entstehung

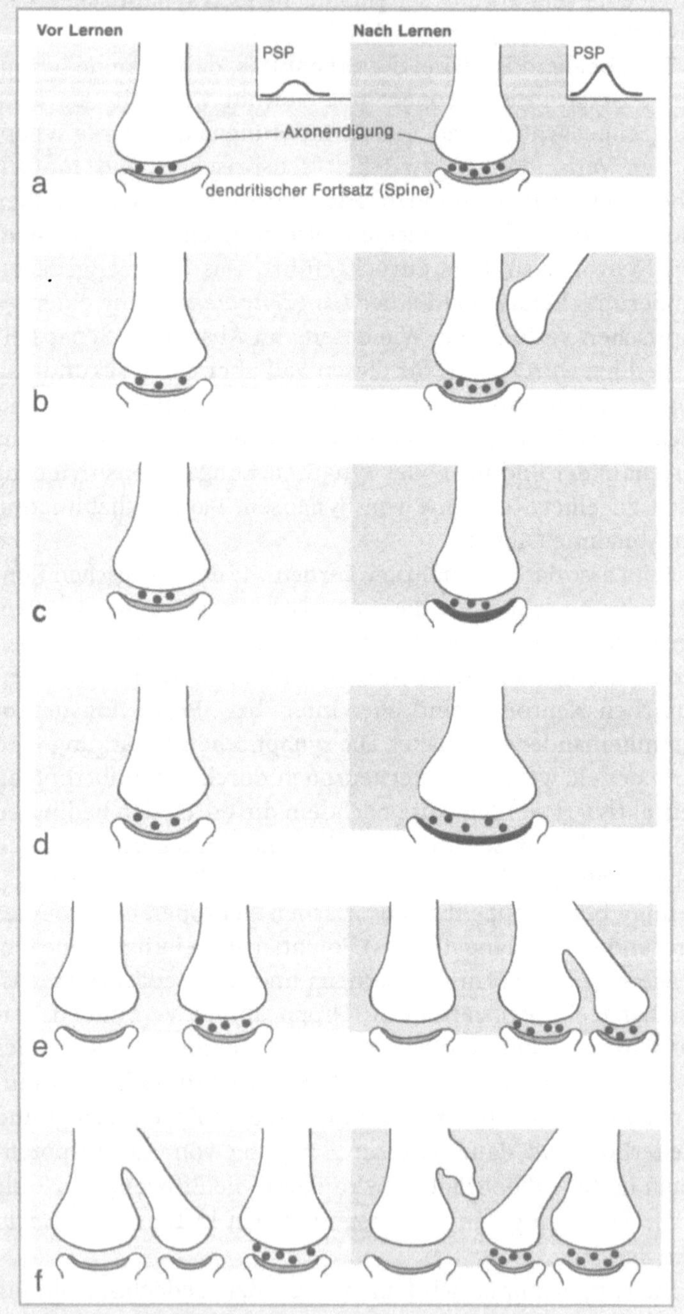

Abb. 18. Modelle für synaptische Veränderungen beim Lernen: (a) Nach einer Trainingsprozedur führt jeder neue Impuls im betroffenen neuronalen System zu einer verstärkten Ausschüttung von Transmittermolekülen (symbolisiert durch Punkte). Entsprechend kommt es zu einem Anstieg des postsynaptischen Potentials. (b) Ein Interneuron moduliert die Polarisation der Axonendigung und löst die Ausschüttung vermehrter Transmittermoleküle pro nervalem Impuls aus. (c) Modifikation der postsynaptischen Rezeptormembran führt zu einer verstärkten Reaktion auf dasselbe Ausmaß von Transmittersubstanz. (d) Die Fläche des synaptischen Kontakts erhöht sich mit Training. (e) Ein Erregungskreis, der öfter benützt wird, erhöht die Anzahl der synaptischen Kontakte. (f) Eine häufig benutzte neuronale Verbindung „übernimmt" vorher wenig benützte Synapsen.

einer *Langzeitpotenzierung im Hippocampus* ist die Aktivierung der NMDA-Rezeptoren in den nachgeschalteten (postsynaptischen) Zellen notwendig. Für die Aufrechterhaltung der Langzeitpotenzierung ist eine Steigerung der Transmitterfreisetzung in den vorgeschalteten (präsynaptischen) Zellen erforderlich. Man vermutet, daß dies durch einen zurückdiffundierenden Botenstoff geschieht, der in der postsynaptischen Zelle gebildet wird (Abb. 6b).

Langzeitpotenzierung

Welche Erfahrungen langfristig abgespeichert und wieder abgerufen werden, ist natürlich individuell verschieden. Wie erwähnt wurde, weisen bereits die somatosensorischen Karten der Körperoberfläche individuelle Unterschiede auf, je nachdem welcher abgespeicherte Körperteil sensorisch oder motorisch besonders trainiert und sensibilisiert wurde. Die moderne Molekularbiologie kann erklären, wie diese Individualität entsteht: Einerseits wird sie durch die genetische Vielfalt und Unterschiedlichkeit des menschlichen Erbguts bestimmt. Andererseits sind die Erfahrungen und Erinnerungen, die im Kurz- und Langzeitgedächtnis abgespeichert werden, nie identisch. Es sind die Spuren einer je individuellen Lebensgeschichte, die sich in der chemischen Langzeitpotenzierung synaptischer Verbindungen niederschlägt. Die molekularbiologischen Eigenschaften genetischer und synaptischer Prozesse sind also für das Verständnis menschlicher Individualität und Persönlichkeit grundlegend. Psychologische Therapien, die diese molekularbiologischen Zusammenhänge ignorieren, hängen daher buchstäblich in der Luft.

Individuelle Erfahrungen haben genetische, zelluläre und neuronale Grundlagen.

Die Frage, ob eine kognitive Fähigkeit angeboren oder erlernt ist, stellt sich insbesonders bei der *Sprachfähigkeit* als überragender kognitiver Fähigkeit des Menschen. Zwar wurden in der Evolution vielfältige Formen der Kommunikation, vom Schwänzeltanz der Bienen über den Vogelgesang bis zum Sprechen des Menschen entwickelt. Unabhängig vom mangelnden Stimmapparat gelangt aber das Sprachverständnis von Schimpansen, die durch Manipulation von Symbolen trainiert wurden, nicht über das Entwicklungsstadium von Kleinkindern hinaus. Bei den meisten Menschen erweisen sich neuronale Areale der linken Hirnhälfte als sprachdominant. Die Sprachfelder im Temporallappen sind in der linken Hälfte größer als in der rechten. Auf der Schädelinnenseite lassen sich entsprechende anatomische Vergrößerungen bereits bei prähistorischen Knochenfunden von Primaten nachweisen. Beim

Sprache als kognitive Fähigkeit des Menschen

Evolution der Sprachfähigkeit

Homo erectus war nachweislich auch der erforderliche Stimmapparat zur differenzierten Lauterzeugung entwickelt. Gleichwohl ist der genaue evolutionäre Ablauf der Sprachentstehung bis heute nicht vollständig geklärt. Vermutlich hat sich die Sprachfähigkeit aus Verständigungsformen wie Gesten und instinktgesteuerten Zurufen ergeben, die sich schließlich immer effektiver und differenzierter ausgebildet haben. Neuronal werden diese Fähigkeiten ebenfalls durch die linke Hirnhälfte gesteuert. Was die Frage betrifft, ob Sprechen und Verstehen angeboren oder erlernt sind, so liegen eindeutige Hinweise auf eine genetische Verankerung der Sprachfähigkeit vor. Die Entwicklungsstadien des Spracherwerbs bei Kleinkindern sind kultur- und sprachunabhängig.

Lautsprache

Unabhängig von der jeweiligen Einzelsprache und Kultur lassen sich verschiedene Komponenten einer *Lautsprache* unterscheiden. Unter *Phonemen* verstehen wir die kleinsten bedeutungsunterscheidenden Lauteinheiten. Beispiele sind die Phoneme /k/ und /n/ zur Unterscheidung der Wörter Kuß und Nuß. Phoneme sind nicht identisch mit einzelnen lateinischen Buchstaben! So stehen die Buchstaben äu für ein deutsches Phonem. Die kleinsten bedeutungstragenden Einheiten, durch deren Kombination Wörter gebildet werden, heißen *Morpheme*.

Grammatik

In der *Grammatik* einer Sprache gibt es Regeln für die Verbindung von Phonemen zu Wörtern und Regeln für die Kombination von Wörtern zu Ausdrücken und Sätzen. Beim Lernen einer Fremdsprache müssen diese Regeln zunächst explizit (deklarativ) gespeichert werden. Der Sprecher einer Muttersprache wendet sie unbewußt im impliziten Gedächtnis an.

Semantik

Unter *Semantik* verstehen wir die Bedeutungen, die Ausdrücken und Sätzen zugeordnet werden.

Prosodie

In der *Prosodie* werden Betonungsmuster und Tonhöhenverläufe unterschieden, mit denen sich die wörtliche Bedeutung der Worte und Sätze modifizieren läßt. Diese einfachen Unterscheidungen lassen bereits ahnen, daß für die Sprachfähigkeit des Menschen viele neuronale Systeme des Gehirns in komplexer Weise vernetzt sein müssen, um das ungeheure Sprachspektrum sensorisch, motorisch, emotional und intellektuell zu erfassen.

Neuronale Strukturen der Sprachfähigkeit

Erste neurologische Strukturen, die für Sprachfähigkeit zuständig sind, wurden bereits von dem französischen Neurologen Pierre Paul Broca (1824–1880) und seinem deutschen Kollegen Carl Wernicke (1848–1905) ausgemacht (Abb. 19). Das *Broca-Areal* (Feld 45) ist ein motorisches Sprachfeld, das neben dem motorischen Cortex (Feld 4) liegt und Sprechbewegungen, Gesichtsausdruck, Artikulation und Tonerzeugung kontrolliert. Demgegenüber ist das *Wernicke-Areal* (Feld 22) das auditorische Verständniszentrum, das in einem Teil des Temporallappens in der Nähe des primären auditorischen Cortex (Feld 41) liegt.

Abb. 19 zeigt ein schematisches, neurologisches Modell (nach Wernicke und Geschwind) zur Signalverarbeitung beim *Verstehen* und *Sprechen* eines Wortes. Vom Ohr über den Hörnerv gelangen Signale eines Wortes oder Satzes in den mittleren Kniehöcker im Thalamus, schließlich über den primären auditorischen Cortex (Feld 41) zu den höheren auditorischen kortikalen Bereichen (Feld 42). In einem bestimmten Areal des Assoziationscortex (Feld 39) werden Hör-, Seh- und Tastsignale verarbeitet. Von dort gelangen Signale in das Wernicke-Areal, das für das Verständnis zuständig ist. Im Broca-Areal wird die auditorische Darstellung in eine Satzform umgewandelt und das Muster der Aussprache gespeichert. Das Klangmuster gelangt dann in den motorischen Cortex und veranlaßt die Aussprache des Wortes oder Satzes.

Beim *Lesen* wird nach dem Schema von Abb. 19 das visuelle Signal des geschriebenen Wortes von der Netzhaut über den

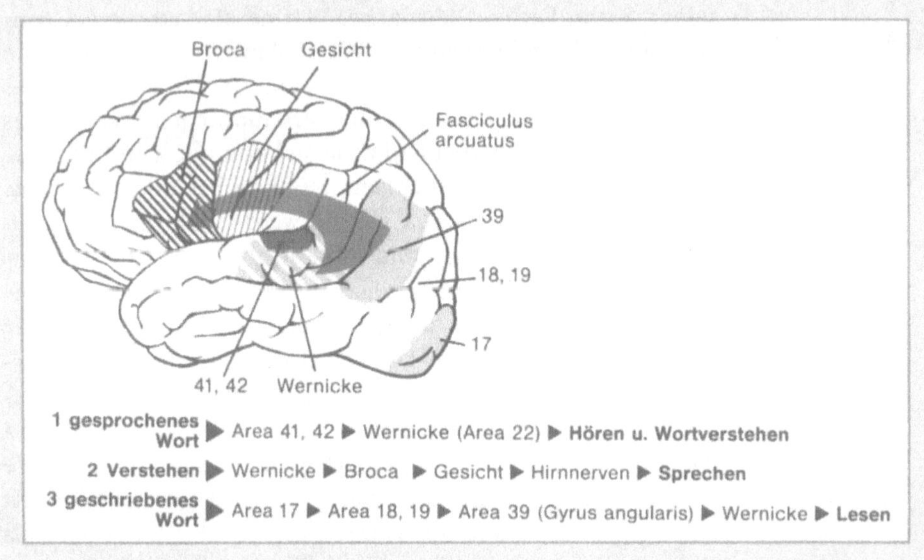

Abb. 19. Wernicke-Geschwind Modell der Sprache

Sehnerv in den seitlichen Kniehöcker übertragen, von dort in den primären visuellen Cortex, dann in die höheren Felder des visuellen Cortex. Vom Assoziationscortex geht es wieder weiter in das Wernicke-Areal. Dort wird das Signal in das phonetische Aussprachemuster verwandelt und gespeichert, schließlich über das Broca-Areal zum primären motorischen Cortex geleitet, um die Aussprache zu ermöglichen.

Die Signalverarbeitung im Sprachsystem ist parallel und hierarchisch organisiert.

Allerdings ist das Wernicke-Geschwind-Modell nur ein *vereinfachtes*, *lineares* und *serielles* Schema der Sprachverarbeitung, um neurologische Erklärungen für Sprachstörungen zu finden. Tatsächlich funktioniert auch das Sprachsystem in einer *Hierarchie paralleler Signalverarbeitung*. So werden visuelle und auditorische Wahrnehmungen von Worten und Sätzen in getrennten Bahnen zu den höheren Stufen der Sprachverarbeitung geleitet und umgewandelt. Selbst auditorische Wahrnehmungen werden vermutlich nicht in gleicher Weise verarbeitet, sondern nach Klangbedeutung selektiert. Zudem ist mit der Prosodie die untrennbar mit Sprache verbundene emotionale Seite angesprochen, die in komplexen Verschaltungen des Sprachsystems mit dem emotionalen System zum Ausdruck kommt.

Neuronale Grundlagen von Denken und Begriffsbildung

Denkprozesse und *Begriffsbildungen* sind neurologisch nicht notwendig mit sprachlichen Repräsentationen verbunden. So kann ein Teller nicht nur visuelle und taktile Repräsentationen seiner Form, Farbe, Oberfläche, Wärme etc. aktivieren, sondern auch Vorstellungen von seiner Funktion zur Aufnahme von Speisen, seiner Plazierung auf einem Tisch. Der Fall eines Steins zur Erde aktiviert kausale Verknüpfungen, wonach das Loslassen des Steins den Fall auslöst. Vorläufer kausaler Kategorien sind Konditionierungen, die ohne Bewußtsein bereits von einfachen Organismen gelernt werden können. Traditionell wurde in der Philosophie von Kategorien gesprochen, unter die Gegenstände und Vorgänge begrifflich zusammengestellt sind. So wird der konkrete Teller zu einem Beispiel für den Begriff eines Tellers. Die verschiedenen Kategorien werden durch neuronale Muster repräsentiert, die in verschiedenen Hirnarealen durch entsprechende Signale parallel und gleichzeitig aktiviert werden. Die gleichzeitige und parallele Aktivierung der neuronalen Kategorien realisiert die Einheit eines Gegenstandes in der Wahrnehmung: Der Teller wird als Teller und nicht bloß als runder, weißer, harter etc. Gegenstand wahrgenommen.

Allgemein lassen psycholinguistische Untersuchungen vermuten, daß die nichtsprachlichen Hirnsysteme der Wahrnehmung, Bewegung, Emotion und des Denkens in komplexer Weise mit neuronalen Systemen insbesondere der linken Hirnhälfte verbunden sind, die für die Repräsentation von Phonemen, Morphemen und syntaktischen Regeln zuständig sind. In hochentwickelten Sprachen ist eine Trennung von sprachlichen und nichtsprachlichen Repräsentationen kaum noch möglich. Auf die dadurch entstandenen Verwirrungen, die Sprache in unserem Denken anrichtet, hat in unserem Jahrhundert der Philosoph Ludwig Wittgenstein aufmerksam gemacht. Ein Beispiel ist das Wort „Geist" selbst. Es handelt sich um ein Gegenstandswort, mit dem üblicherweise die Repräsentation von wahrgenommenen, nichtsprachlichen Gegenständen und Stoffen verbunden wird. Chemiker verwenden das lateinische Wort „spiritus" (Geist) für eine chemische Lösung. Welche Verwirrung die (vergebliche) Suche nach dem Geist in der Flasche, im Kopf oder in der Maschine angerichtet hat, davon weiß die Kultur- und Wissenschaftsgeschichte ein Lied zu singen.

Wahrnehmung, Bewegung, Emotion, Denken und Sprechen sind miteinander vernetzt.

Bewußtsein

Bewußtsein wird üblicherweise zur Kognition gezählt. Da es sich dabei aber um das heute noch spektakulärste Thema der Neurobiologie, Gehirn- und Kognitionsforschung handelt, sollen abschließend Hinweise auf derzeitige Forschungsstrategien und offene Fragen in einem eigenen Abschnitt gegeben werden. Mit dem Wort *„Bewußtsein"* wurden im Laufe der Kultur- und Wissenschaftsgeschichte alle möglichen Bedeutungen verbunden bis hin zur metaphysischen Vorstellung einer unsterblichen Seele. Hier soll zunächst nur die Rede sein von der Skala der Wachheits-, Aufmerksamkeits- und Bewußtseinszustände, die der Arzt, Psychiater, klinische und kognitive Psychologe aus Praxis und Labor kennt. Die Neurobiologie fragt nach den neurologischen Strukturen und Prozessen, die diesen Gehirnzuständen zugrunde liegen.

Die Neurobiologie untersucht die neuronalen Strukturen und Prozesse von Bewußtseinszuständen des Gehirns.

Erste Hinweise geben Verletzungen von Gehirnregionen, die mit globaler Bewußtlosigkeit oder lokalen Bewußtseinstrübungen verbunden sein können. Der *Hirnstamm* (s. Abb. 2) reguliert über die Retikulärformation den Wachheits- und Auf-

Gehirnregionen, die an der Bewußtseinsbildung beteiligt sind

merksamkeitszustand. Daher führen Verletzungen dort zum Koma. Verletzungen im *assoziativen Cortex* führen demgegenüber nur zu begrenzten Bewußtseinsausfällen. Bei einem Patienten kann teilweise bewußtes Sehen oder Hören eingeschränkt sein, obwohl er sich seiner übrigen Handlungen bewußt ist. Eine Zerstörung des primären *visuellen Cortex* schließt bewußtes Sehen aus. Es verbleibt allerdings eine unbewußte Sehfähigkeit (*„Seelenblindheit"*), die durch Pupillenreaktionen auf Helligkeits-, Kontrast-, Orientierungs-, Farb- und Stimuliwechsel gemessen werden kann. Sie wird vermutlich durch das vordere Vierhügelpaar ermöglicht, das bei den meisten Säugetieren das visuelle Hauptzentrum ist.

PET-Verfahren illustrieren die Stoffwechselaktivität von Gehirnregionen bei Bewußtseinszuständen.

Ein großer Teil unserer Körper- und Gehirnfunktionen, unserer Wahrnehmungen und Bewegungen sind unbewußt, implizit bzw. nicht deklarativ. Aufmerksamkeit, Wachheit und Konzentration sind mit gesteigerter Stoffwechselaktivität des Gehirns verbunden, die heute im *PET-Verfahren* (PET: Positronenemissionstomographie) in Echtzeit illustriert werden kann. In Abbildung 20a ruft das Lesen eines Wortes eine Reak-

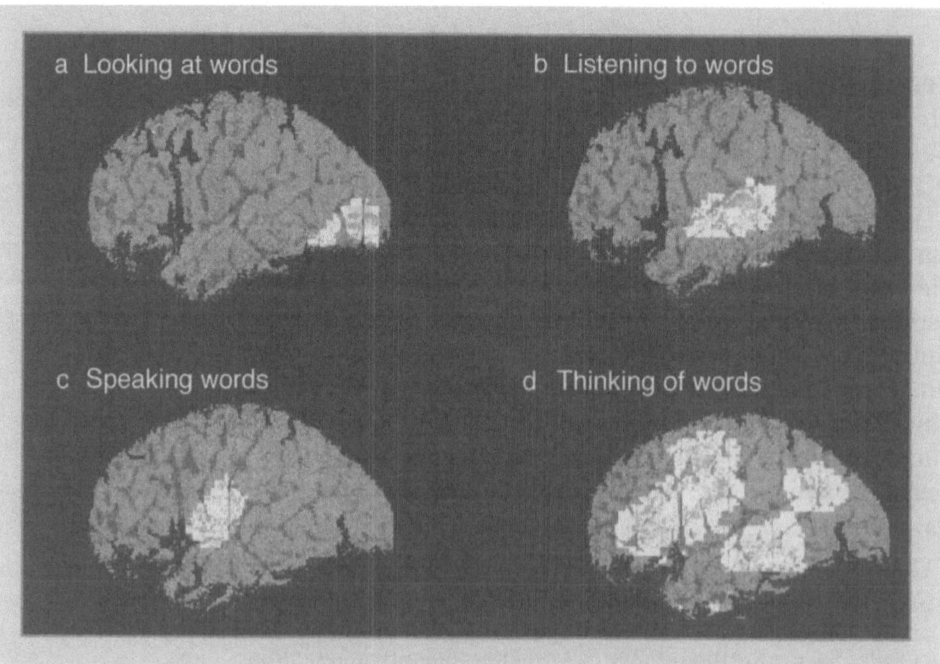

Abb. 20. Gehirnaktivität in PET-Bildern beim Lesen (a), Hören (b), Sprechen (c) und Nachdenken über die Bedeutung eines Wortes (d)

tion im primären visuellen Cortex und visuellen Assoziationscortex hervor. In 20b wird gezeigt, wie beim Hören eines Wortes unterschiedliche auditorische und visuelle Bahnen der Signalverarbeitung benutzt werden. Beim Sprechen eines Wortes in Abbildung 20c wird zusätzlich das motorische Feld des medialen frontalen Cortex eingeschaltet. Sowohl bei akustischer als auch visueller Übertragung eines Wortes ist das Broca-Areal als motorisches Sprachzentrum aktiviert. Beim Nachdenken über die Bedeutung eines Wortes in Abbildung 20d sind Broca- und Wernicke-Areal beteiligt.

Scheinprobleme entstehen dann, wenn hinter dem Gegenstandswort „Bewußtsein" ein bestimmter Gegenstand bzw. Stoff gesucht wird. So wurde häufig eine zentrale Kontrollinstanz namens „Bewußtsein" als eine Art Homunkulus vorgestellt, der alle Fäden in der Hand hält und im Neocortex als „oberster" Gehirnschicht sitzt. Tatsächlich erzeugt aber ein dezentrales, weit verzweigtes Netz *komplex miteinander verschalteter neuronaler Strukturen* die Gehirnzustände, die wir in Praxis und Labor als mehr oder weniger „bewußt" bezeichnen. Unter anderem ist dabei die bereits erwähnte Retikulärformation des Hirnstammes beteiligt, die den Cortex wach macht und wach hält. Teile des limbischen Systems müssen unbewußte Wahrnehmungen allerdings als hinreichend neu, wichtig und interessant bewerten, damit sie im Neocortex vergegenwärtigt werden. Dabei spielt auch das Gedächtnissystem mit dem Hippocampus eine Rolle. Der Cortex vermag also weder ohne diese Systeme Bewußtseinszustände zu erzeugen, noch „weiß" er von sich aus, was wichtig genug ist, um vergegenwärtigt zu werden.

Bewußtsein wird durch ein dezentrales Netz komplex verschalteter neuronaler Strukturen erzeugt.

Häufig wird behauptet, daß *subjektives Bewußtsein* prinzipiell neurobiologisch nicht erfaßt werden könnte. Dazu wird angeführt, daß subjektives Bewußtsein nur individuell erfahren, aber nie mitgeteilt werden könnte. Dabei handelt es sich allerdings um ein Scheinproblem, da es gerade neurobiologische Tatbestände sind, die diesen Umstand erklären. Tatsächlich erfährt jeder tagtäglich, daß sich persönliche Erlebnisse nicht adäquat in Worte fassen lassen. Häufig sind wir so „betroffen", daß wir buchstäblich „sprachlos" sind.

Kann subjektives Bewußtsein neurobiologisch erfaßt werden?

Wie bereits bei der Analyse von neuronalen Wahrnehmungs- und Sprachsystemen deutlich wurde, werden Seh-, Hör- oder Tastempfindungen in *anderen* neuronalen Repräsentationen (Aktivitätsmustern neuronaler Karten) *codiert* als die neuronalen Repräsentationen von Sprache. Zudem stellt die Signalverarbeitung zwischen neuronalen Strukturen, also z.B. zwischen dem visuellen Cortex und dem kortikalen Sprachverhalten *keine identischen Abbildungen* her, da ihre Signale unterschiedlich codiert werden. Daher ist es nicht verwunderlich, daß unsere Wahrnehmungen und Empfindungen nicht identisch sprachlich abbildbar und mitteilbar sind. Auch bei einem Sprachgenie wie Goethe sind seine damaligen Liebesempfindungen für Friederike in Straßburg etwas anderes als seine späteren Erinnerungen und seine Gedichte an Friederike.

Die Neurobiologin im schwarz-weißen Kasten

In dem Zusammenhang wird folgendes Gedankenexperiment angeführt: Eine Neurobiologin bleibt zeit ihres Lebens in einem schwarz-weißen Kasten eingeschlossen und hat daher nie eine Farbwahrnehmung bewußt erlebt. Sie weiß aber theoretisch, wie das Gehirn Farbwahrnehmungen verarbeitet. Auch in diesem Fall ist der Schluß, daß theoretische Kenntnisse von der Wahrnehmung keine faktische Wahrnehmung ersetzen, neurobiologisch trivial. Die neuronalen Repräsentationen visueller Farbwahrnehmungen sind nicht identische Abbildungen der neuronalen Repräsentationen der *Gedanken* und *Theorien*, die wir uns über diese Wahrnehmungen machen. Falsch wäre es jedoch, deshalb visuelle Wahrnehmungen als einen „prinzipiell" neurobiologisch nicht zugänglichen Prozeß zu mystifizieren. Es ist gerade der Vorgang bewußter visueller Wahrnehmung, den wir heute neurobiologisch verhältnismäßig gut verstehen, während die neurologische Erklärung von bewußten abstrakten Denkvorgängen noch in den Kinderschuhen steckt.

Die bewußte visuelle Wahrnehmung im Hierarchiemodell paralleler Signalverarbeitung

Die neurobiologische Erklärung bewußter visueller Wahrnehmung setzt wieder auf *Hierarchiemodelle paralleler Signalverarbeitung*. Auf jeder Hierarchiestufe werden visuelle Signale neu und häufig auf parallelen Bahnen unterschiedlich codiert. Die Ganglienzellen der Netzhaut verarbeiten einen Lichtreiz in Aktionspotentiale. Die Neuronen der primären Sehrinde sprechen unterschiedlich auf Linien, Kanten und Farben an. Hierarchisch höhere Neuronen reagieren auf bewegte Konturen. Auf noch höheren Hierarchiestufen werden ganze Gestalten und vertraute Objekte codiert, emotional gefärbt und mit Erinnerungen und Erfahrungen assoziiert. Schließlich wird auf prämotorische und motorische Strukturen projiziert, deren Neuronen Tätigkeiten wie z.B. Sprechen und Handeln auslösen.

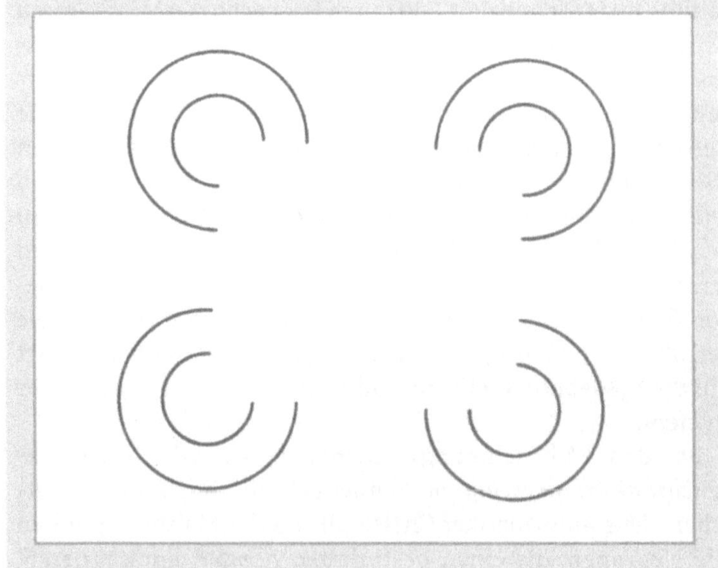

Abb. 21. Neuronen, die auf Gestaltwahrnehmung (z.B. Vervollständigung von Konturen, Vordergrund-Hintergrund) spezialisiert sind, erzeugen das Bild eines Vierecks, obwohl diese Figur physikalisch nicht gegeben ist.

Dieses Modell erklärt, warum Patienten, deren neuronale Hierarchiestufe zur expliziten Gestaltwahrnehmung zerstört wurde, vertraute Gesichter nicht mehr bewußt wiedererkennen, obwohl sie implizit ein Gesicht mit seinen typischen Einzelheiten (Konturen, Schatten, Farben etc.) wahrnehmen. Wie Neuronen arbeiten, die auf die Wahrnehmung einer einheitlichen *Gestalt* spezialisiert sind, zeigt Abbildung 21. Jeder Betrachter sieht hier ein Viereck, obwohl physikalisch auf dem Bild und physiologisch auf der Netzhaut keine einzige Kontur des Vierecks gegeben ist. Das Viereck erscheint sogar heller als seine Umgebung. Einige Philosophen sprachen vom *„intentionalen"* (vom Bewußtsein beabsichtigten) Bezug zwischen dem *„Erkenntnissubjekt"* (z.B. Beobachter) und *„Erkenntnisobjekt"* (z.B. physikalisches Bild). Die Entstehung der Gestalt fehlt bei Patienten mit einer entsprechenden Gehirnläsion. Bei Verletzungen einer anderen Hierarchiestufe verlieren betroffene Patienten die Fähigkeit der bewußten Farbwahrnehmung, obwohl die Farbrezeptoren des Auges funktionieren.

Intentionales Bewußtsein

Das Modell paralleler Signalverarbeitung auf Hierarchiestufen komplexer neuronaler Systeme hat, wie wir in Kapitel 3 sehen werden, erhebliche Bedeutung für die Technik neuronaler Netze. Für den Neurobiologen und Gehirnforscher bleibt es allerdings nur ein *Modell*, solange die beteiligten neuronalen Strukturen und ihre molekulare und zelluläre Signalverar-

Neuronale Strukturen und zelluläre Signalverarbeitung bei der Bewußtseinsbildung sind nicht vollständig identifiziert.

beitung nicht identifiziert und durch Beobachtung, Messung und Experiment belegt sind. Im Zusammenhang mit Bewußtseinszuständen liegen hier die tatsächlichen Probleme der modernen Neurobiologie, Kognitions- und Gehirnforschung. Wie werden auf zellulärer Ebene die Neuronen einer bestimmten Hierarchiestufe „verschaltet", die z.B. auf bestimmte Konturen und Gestalten reagieren? Im Anschluß an die *Hebbschen Regeln* müßte die simultane Aktivität nicht nur die Neuronen erregen, die auf den jeweiligen Aspekt eines wahrgenommenen Gegenstandes reagieren. Vorübergehend müßten auch die betroffenen Synapsen verstärkt werden, so daß in einer Art Kurzzeitgedächtnis ein reproduzierbares Aktivitätsmuster entsteht.

Synaptische Synchronisation und Bewußtseinsbildung

Bei den Wahrnehmungssystemen haben wir bereits das *Synchronisationsverfahren* kennengelernt. Nach dem deutschen Neuroinformatiker Christoph von der Malsburg müßten alle Neuronen, die einen bestimmten Aspekt repräsentieren, im Gleichtakt feuern, jedoch asynchron zu denen, die auf einen anderen Aspekt reagieren. In Weiterführung dieses Ansatzes könnte die Hypothese entwickelt werden, daß Aufmerksamkeits- und Bewußtseinszustände durch bestimmte synchrone Aktivitätsmuster erzeugt werden (z.B. die Aufmerksamkeit für die Vordergrund-Hintergrund-Beziehung bei der Gestaltwahrnehmung). In dem Zusammenhang wird

Synaptische Langzeitpotenzierung und Bewußtseinsbildung

heute auf die bereits erwähnte *Langzeitpotenzierung* synaptischer Verschaltungen bei NMDA- Glutamat- Rezeptoren verwiesen, die bei der Gedächtnisbildung eine Rolle spielen soll. Sie könnte die kurz- oder langfristige Reproduzierbarkeit von bewußten Wahrnehmungen garantieren. Andere Autoren wie Francis Crick vermuten, daß die Neuronen einer bestimmten kortikalen Schicht an Bewußtseinszuständen eng beteiligt sind, indem sie für die Aufrechterhaltung von Schaltungen mit kreisender Erregung und Aufmerksamkeit sorgen.

Die Entstehung des Bewußtseins von uns selbst

Schließlich stellt sich die Frage nach der Entstehung eines Bewußtseins von uns selbst, eines Selbstbewußtseins, das wir mit dem Wort *„Ich"* bezeichnen. In der Entwicklung eines Kindes lassen sich die Stadien genau angeben, in denen das Ich-Bewußtsein erwacht und Wahrnehmungen, Bewegungen, Fühlen, Denken und Wünsche schrittweise mit dem eigenen Ich verbunden werden. Dabei wird *nicht* auf einmal ein einzelnes *„Bewußtseinsneuron"* wie eine Lampe eingeschaltet. Eine solche Vorstellung würde das Problem auch nur verschieben, da wir fragen müßten, wie in diesem Bewußtseinsneuron Bewußtsein zustande käme. Am Beispiel einer Wahrnehmung wird der *komplexe Verschaltungsprozeß* deutlich, der im Prozeß der Selbstreflexion schließlich zum Selbstbewußtsein führt: Ich nehme einen Gegenstand wahr; schließlich nehme ich mich selbst beim Wahrnehmen dieses Gegenstandes wahr; schließlich nehme ich wahr, wie ich mich selbst beim Wahrnehmen dieses Gegenstandes wahrnehme etc.

Selbstbewußtsein im selbstreferentiellen Verschaltungsmodell

Jede dieser Ebenen von Selbstwahrnehmung könnte (nach einer Hypothese von H. Flohr) mit einem bestimmten neuronalen Repräsentationsmuster (neuronale Karte) verbunden sein, dessen Codierung als Input auf der nächsten Wahrnehmungsstufe eine neue neuronale Meta-Repräsentation der Selbstreflexion auslöst. Umgekehrt kann ein gespeichertes Aktivitätsmuster von uns selbst mit dem sprachlichen Codewort „Ich" aufgerufen werden, um Absichten und Wünsche unmittelbar zu äußern oder durch Handlungen zu realisieren. Diese Art der Selbstwahrnehmung kann durch Medikamente und Drogen verlangsamt, getrübt oder bis zum euphorischen Rausch beschleunigt werden. Die synaptische Verschaltungsgeschwindigkeit bei der Bildung synchroner Aktivitätsmuster ist tatsächlich über die Transmitterausschüttung beeinflußbar.

Selbstbewußtsein in der Evolution

Die Disposition, ein Ich-Bewußtsein zu entwickeln, ist vermutlich genetisch angelegt, auch wenn wir noch nicht genau wissen wie. In der Evolution hat es sich aus der Aufmerksamkeit für überlebenswichtige Aspekte der Wahrnehmung, Bewegung, Emotion und Kognition entwickelt. Heute sprechen wir bereits von historischem, sozialem und gesellschaftlichem Bewußtsein und meinen damit die Aufmerksamkeit für wichtige Aspekte des kollektiven Zusammenlebens und Überlebens. Auch für diese Art kollektiven Selbstbewußtseins werden komplexe Vernetzungen von neuronalen Systemen der Wahrnehmung, Analyse, Entscheidung, aber auch der emotionalen Bewertung und Motivierung für Handeln aktiviert. Wir kennen zwar heute erst wenige Eigenschaften dieser komplexen Gehirndynamik. Ihre Erforschung ist aber eine unausweichliche Aufgabe. Kognitions- und Sozialwissenschaften, die unsere Gehirndynamik glauben ausblenden zu können, hängen buchstäblich in der Luft.

Teil II

Computer und Künstliche Intelligenz

Unter einem Computer verstehen wir heute eine programmgesteuerte Maschine zur automatischen Datenverarbeitung. Er ist universell einsetzbar, da seine Datenverarbeitung durch verschiedene Programme gesteuert werden kann. Programme zur automatischen Lösung von Problemen, die beim Menschen Intelligenzleistungen erfordern, werden in der *„Künstlichen Intelligenz"* (engl. *artificial intelligence*), einem Teilgebiet der Informatik, untersucht. Damit stellt sich die Frage, ob oder wie ein Computer zur Simulation des Gehirns eingesetzt werden kann.

Geschichte des Computers

Werkzeuge und Maschinen

Der Computer ist ein Produkt menschlicher Ingenieurkunst, das an die Entwicklungsstadien früherer Werkzeuge anschließt. Werkzeuge dienten ursprünglich der Verstärkung und Optimierung menschlicher Fähigkeiten. Erinnert sei an erste einfache Werkzeuge wie Hammer, Hebel und Zange, die der Verstärkung und Verfeinerung der motorischen Fähigkeiten des Menschen dienten und zu ihrer Benutzung menschliche Kraft benötigten. In der industriellen Revolution folgten Kraftmaschinen von der Dampfmaschine bis zum Elektro- und Brennstoffmotor. Seit Mitte des 20. Jahrhunderts löste die automatische Datenverarbeitung mit programmgesteuerten Computern eine technische Revolution aus. Rechenprobleme wurden mit unvorstellbarer Geschwindigkeit gelöst. Als Informationsträger standen nun nach dem menschlichen Gedächtnis, den Schriftrollen und schließlich Büchern und Zeitschriften automatische Datenbanken zur Verfügung. Generationen von Programmiersprachen wurden entwickelt, um die Schnittstelle Mensch-Maschine zu überbrücken und von maschinennahen zu menschennahen (d.h. den natürlichen Sprachen ähnlichen) Programmiersprachen zu gelangen. Automatische *(„wissensbasierte“)* Systeme sollen auf dieser Grundlage menschlichen Experten zur Seite treten, um sie bei intelligenten Problemlösungen zu unterstützen, wenn nicht gar zu simulieren.

Vom Abakus zur Rechenmaschine

Der Name *„Computer“* (engl. für *„Rechner“*) verrät seinen historischen Ursprung. Am Anfang stand der Wunsch, Rechenverfahren zu mechanisieren und zu automatisieren. Nach frühen Zähl- und Rechenhilfen (z.B. Abakus, Rechenschieber) wurden im 17. Jahrhundert erste zahnradgetriebene Rechenmaschinen für die Grundrechenarten konstruiert. Neben Wilhelm Schickard, Blaise Pascal u.a. ist für unseren Zusammenhang der Philosoph und Mathematiker Gottfried Wilhelm Leibniz (1646–1716) hervorzuheben. Leibniz will Denken und Wissen überhaupt auf Rechnen zurückführen, um dann alle wissenschaftlichen Probleme letztlich durch Rechenmaschinen lösen zu können. In seinem Zeitalter der Mechanik stellt man sich die Natur wie ein perfektes Uhrwerk vor, in dem jeder Zustand wie durch ineinandergreifende Zahnräder determiniert wird. Entsprechend führt eine mechanische Rechenmaschine jeden Rechenschritt einer Rechenaufgabe nacheinander aus.

Mechanische Rechenmaschine

Eine mechanische Rechenmaschine verfügt nach Leibniz zunächst über einen *Input-Mechanismus*, um Zahlen eingeben zu können. Ein *Registermechanismus* ist notwendig, um Zahlenwerte aufzunehmen und zu speichern. Jede Ziffer einer mehrstelligen Dezimalzahl steht in einem Register, das Werte 0, 1, ..., 9 durch die entsprechende Einstellung eines Zahnrades mit zehn Zähnen anzeigen kann. Ein *Ausführungsmechanismus* ermöglicht das Aufaddieren oder Abziehen von Werten im Registermechanismus. Ein *Übertragungsmechanismus* garantiert die Zehnerübertragung von 9 nach 0 über alle Register (z.B. bei der Addition in zwei Registern 09+02=11). Ein *Kontrollmechanismus* sichert die richtige Stellung der Zahnräder, um falsche Resultate zu vermeiden. Ein *Löschmechanismus* vermag nach vollendeter Rechnung alle Zahlenregister wieder auf 0 zu stellen.

Modell einer Handrechenmaschine

Unabhängig von der technischen Ausführung läßt sich daraus ein allgemeines Schema einer *Handrechenmaschine* entwickeln. Abbildung 22 zeigt eine solche Machine mit drei Zahlenregistern EW, RW, UW und einer Kurbel K. Natürliche Zahlen werden in das Einstellwerk EW durch Einstellhebel EH eingegeben. Bei der Drehung der Kurbel K nach rechts wird der Inhalt des EW zum Inhalt des Resultatswerks RW addiert und der Inhalt des Umdrehungswerks UW um 1 erhöht. Bei Drehung von K nach links wird der Inhalt des EW vom Inhalt des RW abgezogen und der Inhalt von UW um 1 vermindert.

Abb. 22. Modell einer Handrechenmaschine

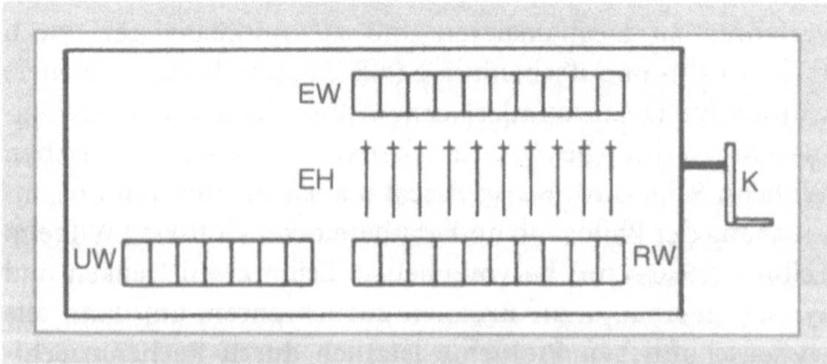

Grundrechenarten bei der Handrechenmaschine

Zu Beginn einer Rechnung müssen alle Zahlenregister auf 0 gestellt werden. Bei einer Addition wie z.B. $11+12=23$ wird die erste Zahl 11 durch EH im EW eingestellt. Eine Drehung von K nach rechts befördert diese Zahl nach RW, d.h. diese Zahl wird zur Zahl 0 im EW addiert. Dann wird die zweite Zahl 12 im EW eingestellt und durch eine Rechtsdrehung von K zum Inhalt von EW addiert. Die Summe 23 beider Zahlen erscheint dann im RW. Nach zweimaliger Drehung der Kurbel nach rechts steht 2 im UW. Multiplikation bedeutet wiederholte Addition derselben Zahl. Beispiel: $11\cdot 3=11+11+11=33$, wobei 11 zunächst im EW, 3 im UW und 33 schließlich im RW stehen. Bei der Division wird (vorausgesetzt die Teilung geht auf) die Teilungszahl so oft von der zu teilenden Zahl abgezogen, bis das Resultat Null ist. Das Ergebnis ist die Anzahl der notwendigen Subtraktionen und erscheint im UW.

Binärzahlen im Dualsystem

Neben einer *Dezimalrechenmaschine* entwirft Leibniz erstmals eine Rechenmaschine für das *Dualsystem* mit Ziffern 0 und 1, das er einige Jahre vorher entdeckt hatte. Im Dezimalsystem läßt sich jede natürliche Zahl eindeutig als Summe geeigneter Faktoren von Potenzen der Basiszahl 10 darstellen, z.B. $145=1\cdot 10^2+4\cdot 10^1+5\cdot 10^0$ (mit $10^0=1$). Im Dualsystem mit der Basiszahl 2 lautet diese Zahl $1001001=1\cdot 2^7+0\cdot 2^6+0\cdot 2^5+1\cdot 2^4+0\cdot 2^3+0\cdot 2^2+0\cdot 2^1+1\cdot 2^0$. Gegenüber den 100 Elementaradditionen bzw. -multiplikationen im Dezimalsystem sieht Leibniz den großen Vorteil des Dualsystems in nur jeweils vier Elementaroperationen:

$0+0=0$	$0\cdot 0=0$
$0+1=1$	$0\cdot 1=0$
$1+0=1$	$1\cdot 0=0$
$1+1=10$	$1\cdot 1=1$

(mit der Binärzahl 10 für die Dezimalzahl $2=1\cdot 2^1+0\cdot 2^0$)

Binärzahlen und Signalverarbeitung im Digitalcomputer

Zudem beschreibt Leibniz einen Mechanismus zur Übersetzung von Dezimalzahlen in Binärzahlen und umgekehrt. Für moderne *Digitalcomputer* erhielt das Dualsystem grundlegende Bedeutung, da dort die Signalübertragung nicht durch Zahnräder, sondern durch elektronische Impulse geschieht. Die Zahl 1 wird danach durch das Feuern eines Impulses, die Zahl 0 durch das Ausbleiben eines Impulses dargestellt. Jede noch so große Zahl kann daher blitzschnell durch eine entsprechende Folge von Impulsen übertragen werden. John von Neumann hat später auf die Analogie mit der *Signalübertragung im Zentralnervensystem* hingewiesen, in dem unterschiedliche Sig-

Binärzahlen und Signalverarbeitung im ZNS

nale durch Folgen von Aktionspotentialen übermittelt werden. Das Dualsystem ist gewissermaßen die Sprache, in der das ZNS und ein elektronischer Digitalcomputer ihre Signalverarbeitung codieren.

Leibniz und die Mechanisierung des Denkens:

Von diesen weitreichenden Folgen seiner genialen Erfindungen konnte Leibniz noch nichts ahnen. Allerdings sieht er sie bereits im Zusammenhang eines Forschungsprogramms der „Mechanisierung des Denkens" *(mathesis universalis)*. Danach soll zunächst jedes wissenschaftliche Problem in eine geeignete symbolische Rechensprache *(ars characteristica, lingua universalis)* übersetzt und codiert werden. Dann, so glaubt er, ist es möglich, ein Problem durch ein allgemeines Rechenverfahren zu entscheiden *(ars iudicandi)*. Ferner glaubt er, daß jede Lösung eines Problems durch ein Rechenverfahren rein mechanisch gefunden werden kann *(ars inveniendi)*. Letztlich würde es so möglich sein, jeden mechanischen Prozeß in der Natur durch einen Rechenautomaten zu simulieren. Im 20. Jahrhundert wird der große Göttinger Mathematiker David Hilbert ein *Formalisierungsprogramm für mathematische Theorien* fordern. Sein Glaube an Leibniz' formale „Kunst der Entscheidung" (ars iudicandi) war ungebrochen. „Wir müssen wissen! Wir werden wissen!" lautet Hilberts Vermächtnis.

Probleme sollen mechanisch entschieden werden.

Lösungen sollen mechanisch gefunden werden.

Die Erfindung der Programmsteuerung

In den Rechenmaschinen des 17. und 18. Jahrhunderts mußte jeder elementare Rechenschritt einer Rechenaufgabe noch per Hand eingegeben und nacheinander ausgeführt werden. Die Weiterentwicklung zur programmgesteuerten Rechenmaschine wurde maßgeblich durch die aufkommende industrielle Fertigung der Manufakturen gefördert. Seit Mitte des 18. Jahrhunderts finden sich Versuche, um das Weben von Stoffmustern zunächst mit Walzen, nach dem Vorbild barocker Spielautomaten, dann durch hölzerne Lochkarten zu steuern. Bereits um 1800 arbeiteten nach diesem Prinzip über Tausend in Serie hergestellte automatische Webstühle in Europa.

Die programmgesteuerte Rechenmaschine von Babbage

Diese Idee der *Programmsteuerung* wendete der englische Mathematiker Charles Babbage (1792–1871) auf Rechenmaschinen an. Seine *„analytical engine"* sah neben einem vollautomatischen Rechenwerk (mill) für die vier Grundrechenarten auf dem Prinzip dekadischer Zahnräder und einem Zahlenspeicher (store) für 1000 Zahlen von je 50 Stellen weiterhin eine Lochkartensteuereinheit, ein Dateneingabegrät für Zahlen und Rechenoperationen und ein Datenausgabewerk mit Druckvorrichtung vor. Damit sind die wesentlichen Komponenten einer programmgesteuerten digitalen Rechenmaschine genannt. Zu Lebzeiten von Babbage scheiterte ihre Realisation am damaligen Stand der Feinmechanik. Später erwies sie sich in allen Teilen als funktionstüchtig.

Von der Mechanik zur Elektronik

Faradays und Maxwells Elektrodynamik und der Fortschritt der Elektrotechnik um die Jahrhundertwende brachten neue technische Möglichkeiten zur Konstruktion von Rechnern. Holleriths Tabulierungs- und Zählmaschinen, die seit 1890 zum Einsatz kamen, waren ein weiterer Schritt in Richtung Automatisierung, nun auf elektromechanischer Grundlage. Der spanische Ingenieur Torres y Quevedo baute 1920 eine elektromechanische Rechenmaschine nach dem Modell von Leibniz. An die Stelle von Zahnrädern traten nun Scheiben, die durch Elektromagneten gedreht wurden. Im selben Jahr wird der bistabile Kippschalter (flip-flop) erfunden, mit dem duale Signale übermittelt werden können. Seit Anfang der 30er Jahre werden die ersten dualen Rechenmaschinen gebaut. So konstruiert der Engländer E.W. Phillips eine duale Multiplikationsmaschine, in der binäre Zahlen durch elektrische Impulse übertragen werden.

Nach Louis Couffignal in Frankreich entwickelt seit 1936 in Deutschland Konrad Zuse zunächst mechanische, später elektromechanische *Dualrechner*. Zuses Schaltelemente in seiner Z1 (1938) sind noch mechanische Platten, die in rechten Winkeln zueinander bewegt werden können. Die zwei möglichen Positionen jeder Platte entsprechen den Werten 0 und 1. Eine Kontrollplatte bewirkt oder verhindert die Übertragung der Werte 0 oder 1 von einer Platte zur anderen. Es war Zuse, der seine Schalttechnik als logische Anwendung der Schaltalgebra erkannte. Bereits 1936 hatte Zuse einen *programmkontrollierten Computer* entworfen, dessen Programmband aus einer Folge von Instruktionen bestand, die jeweils einen Operationscode und Adressen für die jeweils zu verarbeitenden Zahlen und Zwischenergebnisse enthielten. Zuses Version Z2 arbeitete bereits mit Relais, d.h. elektromagnetischen Schaltungen, die ursprünglich im Telegraphendienst zur Verstärkung des Signalstroms eingesetzt wurden.

Zuses Z1

Zuses Z2

Zuses Z3

1941 stellte Zuse den ersten programmkontrollierten Computer (Z3) mit einem Relaisspeicher von 2600 Relais für 64 Worte mit einer Wortlänge von je 22 Bit vor. Mit Bit (Abk. für engl. binary digit) wird die kleinste Darstellungseinheit für Daten in binärer Zahlendarstellung bezeichnet, d.h. ein Bit kann für Null oder Eins stehen. Die Multiplikationszeit der Z3 betrug 3 Sekunden. Der erste voll elektronische Rechner mit 18000 Elektronenröhren war ENIAC *(Electronic Numerical Integrator and Automatic Calculator)*, der 1946 von J. P. Eckert und J. W. Mauchly fertiggestellt wurde (Multiplikationszeit 3 Millisekunden).

ENIAC

Im selben Jahr schlug der Mathematiker John von Neumann seine bahnbrechenden Konzepte zur Konstruktion eines universellen Computers vor, der technischen, wissenschaftlichen und kommerziellen Zwecken genügen sollte. Bis heute orientieren sich die meisten Rechenanlagen an den Strukturprinzipien eines *von-Neumann-Computers*. Dieser Rechnertyp besteht aus den fünf Funktionseinheiten: *Steuerwerk*, *Rechnerwerk*, *Speicher*, *Eingabewerk* und *Ausgabewerk* (Abb. 23). Die Struktur eines von-Neumann-Computers ist unabhängig von den zu bearbeitenden Problemen. Zur Lösung eines Problems muß von außen eine Bearbeitungsvorschrift *(„Programm")* eingegeben und im Speicher abgelegt werden. Programme, Daten, Zwischen- und Endergebnisse werden in demselben Speicher abgelegt. Der Speicher ist in gleich große Zellen unterteilt, die fortlaufend durchnumeriert sind. Über die Adressennummer einer Speicherzelle kann deren Inhalt abgerufen oder verändert werden. Aufeinanderfolgende Befehle eines Programms werden in aufeinanderfolgenden Speicherzellen abgelegt. Das Ansprechen des nächsten Befehls geschieht vom Steuerwerk aus durch Erhöhen der Befehlsadresse um Eins. Durch Sprungbefehle kann von der Bearbeitung der Befehle in der gespeicherten Reihenfolge abgewichen werden. Dabei werden arithmetische Befehle (z.B. Addieren, Multiplizieren), logische Befehle (z.B. logische Verknüpfungen wie „und", „oder"), Trans-

Modell eines von-Neumann-Computers

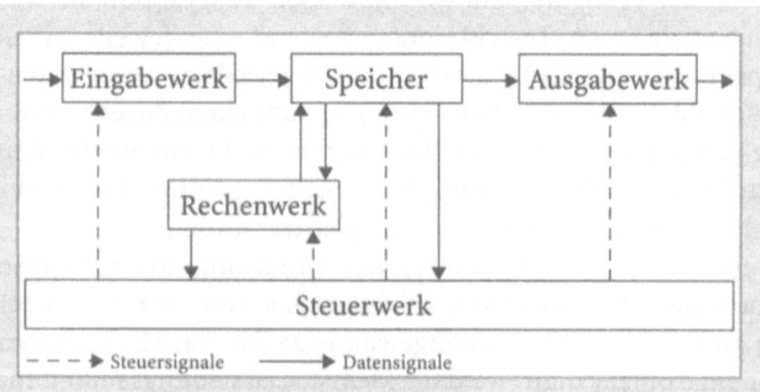

Abb. 23. Modell eines von-Neumann-Computers

portbefehle (z.B. vom Speicher zum Rechenwerk), bedingte Sprünge und sonstige Befehle (z.B. Unterbrechen, Warten) unterschieden. Alle Daten (z.B. Befehle, Adressen) werden binär codiert. Besondere Schaltwerke besorgen die erforderlichen Decodierungen.

Von-Neumann-Computer und Gehirn

Die Funktionseinheiten eines von-Neumann-Computers sind unabhängig von den jeweiligen technischen Standards, mit denen sie historisch realisiert wurden. Daher vermutete auch bereits von Neumann Analogien mit der *Signalverarbeitung in einem Gehirn*. Man sprach von Speichern und Speicherzellen und dachte an entsprechende Gehirnstrukturen des Gedächtnisses mit Neuronen. Eingabe- und Ausgabewerk ließen sich als sensorische und motorische Eingangs- und Ausgangskanäle auffassen. Physikalische Außenweltsignale werden in binäre Nervensignale codiert und bei Ausgabe wieder decodiert. Das Steuerwerk überwacht und koordiniert als zentrale Kontrolleinrichtung alle Funktionsabläufe. Das Gehirn wurde also im Sinne eines von-Neumann-Computers als zentralgesteuertes Organ verstanden. Als suggestive Analogie wurde aber vor allem die binäre Signalverarbeitung in einem von-Neumann-Computer und dem Zentralnervensystem empfunden.

Computergenerationen und Schaltkreistechnologien

In Anspielung auf die biologische Evolution unterscheidet man seit den 50er Jahren *Computergenerationen*, wobei jede Generation durch die verwendete *Schaltkreistechnologie* charakterisiert ist. In der *1. Generation* bis Ende der 50er Jahre werden Elektronenröhren als Schaltelemente mit einer Geschwindigkeit von ca. 1000 Additionen pro Sekunde verwendet. In der *2. Generation* bis Ende der 60er Jahre folgen Halbleiterschaltkreise mit Transistoren und Dioden, die eine Geschwindigkeit von 10 000 Additionen pro Sekunde erlauben. In der *3. Generation* seit Mitte der 60er Jahre werden teilweise integrierte Schaltkreise mit einer Geschwindigkeit von circa 500 000 Additionen pro Sekunde benutzt. In der *4. Generation* seit Anfang der 70er Jahre überwiegen hochintegrierte Schaltkreise mit einer Geschwindigkeit von ca. 10 Millionen Additionen pro Sekunde. In der *5. Generation* seit Anfang der 80er Jahre gibt es höchstintegrierte Schaltkreise mit mehreren Prozessoren auf einem Chip (d.h. auf einem Plättchen aus einem Halbleitermaterial wie z.B. Silizium).

Schaltkreistechnologie und neuronale Signalverarbeitung

Als Beispiel sei die MOS-Technologie (Abk. für engl. *metal oxide semiconductor*) erwähnt. MOS-Transistoren sind Halbleiter, die im Gegensatz zu den bipolaren Transistoren mit

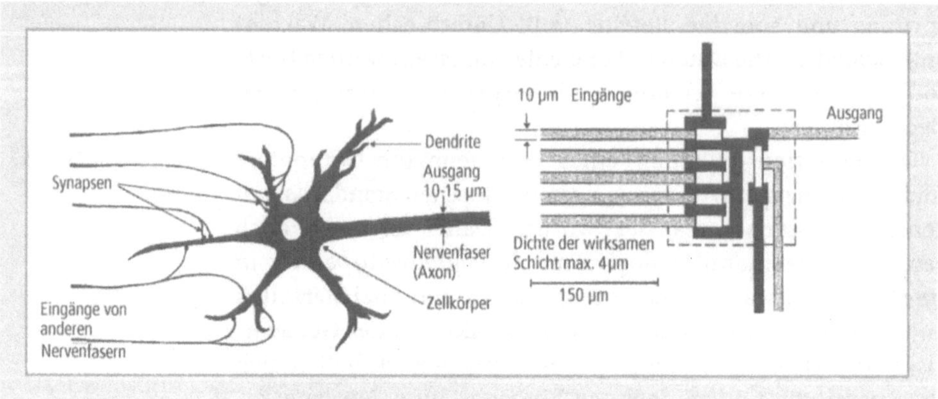

Abb. 24. Größenvergleich zwischen einem Neuron mit 5 Dendriten und einem 5-Eingangs-Gatter in MOS-Technik

einem elektrischen Feld gesteuert werden. Daher haben sie eine erheblich geringere Verlustleistung, also niedrigere Wärmeabgabe und geringeren Stromverbrauch. Abbildung 24 zeigt ein MOS-Schaltelement *(Gatter)* mit fünf Eingängen im Größenvergleich zu einer Nervenzelle mit fünf Dendriten. Eine Analogie mit den elektrischen Synapsen zwischen Neuronen drängt sich auf. Betrachtet man die Entwicklungsgeschichte der Computer, so fällt auf, daß sich die Signalverarbeitung von Zahnrädern über Relais und Elektronenröhren bis zu höchstintegrierten Schaltkreisen an Verarbeitungsmechanismen des ZNS angeglichen hat. Mit der MOS-Technik können vermutlich keine Abstände unter 100 Nanometer (d.h. 10^{-7} m) verwirklicht werden. Damit begrenzt sich die Anzahl der Transistoren, die auf einem Chip untergebracht werden können, auf ca. 10^9. Weitere *Miniaturisierungen* setzen dann andere Techniken voraus. Diskutiert wird Signalverarbeitung mit Quanteneffekten (Quantencomputer) oder auf zellulärer Grundlage (Biocomputer).

6 Komplexität des Computers

Mit wachsender Miniaturisierung besteht ein Computer aus vielen Millionen Schaltelementen, die in höchstintegrierten Schaltkreisen verbunden sind. In diesem Sinn ist der Computer ein komplexes System, das automatische Datenverarbeitung mit wachsender Geschwindigkeit realisiert und darin das Gehirn weit übertrifft. Im Unterschied zum Gehirn setzt allerdings der Computer eine *zentrale Steuerung* voraus, die in einem Computerprogramm vorher Schritt für Schritt festgelegt werden muß. Je nach Rechenzeit, Speicheraufwand u.ä. kann ein Computerprogramm unterschiedlich komplex sein. Wir unterscheiden Komplexitäts- bzw. Berechenbarkeitsgrade, mit denen ein Problem durch ein optimales Computerprogramm entschieden werden kann. Sind aber alle Probleme im Sinne von Leibniz berechenbar oder gibt es auch prinzipiell nicht berechenbares Denken? Lassen sich Berechenbarkeits- und Entscheidungsprozesse durch Quantencomputer über die Geschwindigkeitsgrenzen herkömmlicher Computertechnologien steigern?

Berechenbarkeit und Entscheidbarkeit

Zunächst müssen wir den Begriff der Berechenbarkeit unabhängig von möglichen technischen Realisierungen definieren. Dazu greifen wir auf den von Marvin Minsky u. a. eingeführten Begriff einer *Registermaschine* zurück, der sich anschaulich durch Abstraktion aus Leibnizens Handrechenmaschine (Abb. 22) ergibt. Eine Handrechenmaschine besteht nur aus den Registern RW, EW und UW, die nur kleine natürliche Zahlen aufnehmen können. Eine ideale Registermaschine (RM) hat eine beliebige, aber endliche Anzahl von Registern, in denen jede natürliche Zahl gespeichert werden kann. Die *Register* werden mit natürlichen Zahlen $i = 1, 2, 3, \ldots$ bezeichnet. Der *Inhalt von Register i* sind die natürlichen Zahlen 0, 1,

Registermaschine

2, ..., die mit $\langle i \rangle$ bezeichnet werden. Als Beispiel bedeutet die Notation $\langle 4 \rangle := 1$, daß das Register mit der Nummer 4 den Inhalt 1 speichert. Das Register ist leer, wenn der Inhalt 0 ist.

In einer Handrechenmaschine ist eine Addition und Subtraktion nur für die Register $\langle EW \rangle$ und $\langle RW \rangle$ möglich, wobei die Ergebnisse $\langle EW \rangle + \langle RW \rangle$ oder $\langle RW \rangle - \langle EW \rangle$ im Register RW erscheinen. In einer Registermaschine ist das Ergebnis $\langle i \rangle - \langle j \rangle$ einer Subtraktion des Registerinhalts $\langle j \rangle$ vom Registerinhalt $\langle i \rangle$ gleich 0, falls $\langle j \rangle$ größer als $\langle i \rangle$ ist. Diese *modifizierte* Subtraktion wird mit $\langle i \rangle \dot{-} \langle j \rangle$ bezeichnet. Allgemein wird das Programm einer idealen Registermaschine aus folgenden *Elementaroperationen* zusammengesetzt:

Programm einer Registermaschine

1) Erhöhe den Inhalt von Register *i* um 1 und notiere das Ergebnis in Register *i*, d.h. $\langle i \rangle := \langle i \rangle + 1$
2) Vermindere den Inhalt von Register *i* um 1 und notiere das Ergebnis in Register *i*, d.h. $\langle i \rangle := \langle i \rangle \dot{-} 1$

Diese Elementaroperationen können durch folgende Verfahren zu komplexeren Programmen zusammengesetzt werden:

3) Die *Verkettung* bzw. Hintereinanderausführung zweier Programme *P* und *Q* in $P \rightarrow Q$ ergibt wieder ein Programm.
4) Mit jedem Programm *P* ist auch die wiederholte Ausführung *(Iteration)* ein Programm. Dabei wird das Programm *P* so oft ausgeführt, bis das Register *i* leer (Null) ist.

Ein Diagramm veranschaulicht diese Feedbackschleife:

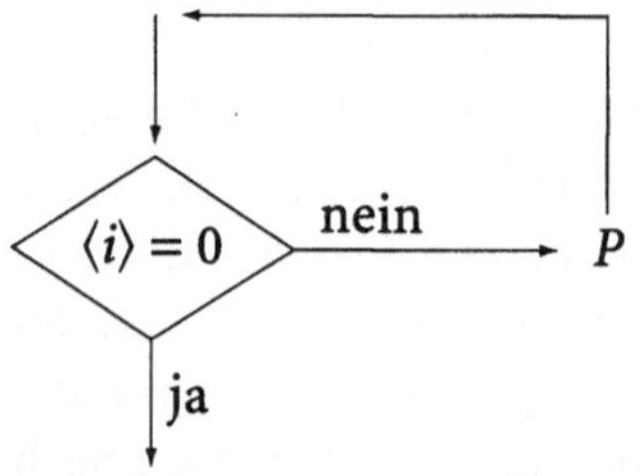

$\langle i \rangle = 0$ — nein → P (zurück zur Abfrage); ja ↓

Dabei wird das Programm *P* so lange ausgeführt, bis der Inhalt des Registers mit der Nummer *i* Null ist. Jede Elementaroperation 1) und 2) eines Programms zählt als Rechenschritt. Ein einfaches Beispiel ist folgendes Additionsprogramm:

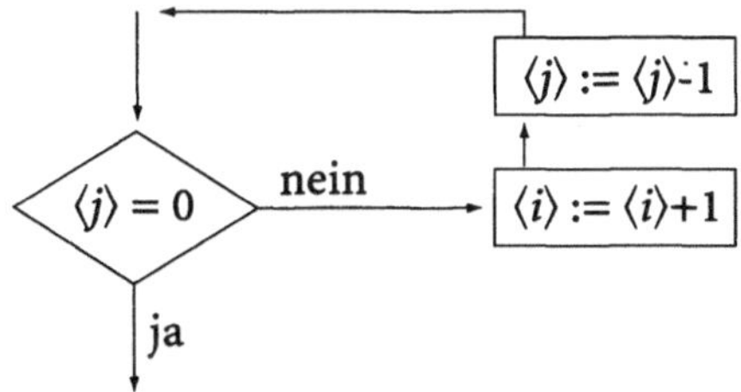

Jeder Maschinenzustand läßt sich durch eine *Matrix* veranschaulichen, wobei gleichzeitig der Inhalt x von Register $\langle i\rangle$ schrittweise um je 1 erhöht und der Inhalt y von Register $\langle j\rangle$ um 1 vermindert wird, bis der Inhalt von $\langle j\rangle$ leer ist. Das Ergebnis $x+y$ der Addition erscheint dann in Register $\langle i\rangle$:

$$\begin{array}{cc} \langle \mathrm{i}\rangle & \langle \mathrm{j}\rangle \\ x & y \\ x+1 & y\dot{-}1 \\ \cdot & \cdot \\ \cdot & \cdot \\ \cdot & \cdot \\ x+y & y\dot{-}y \end{array}$$

Maschinenprogramm zur Berechnung einer Funktion

Die Addition ist Beispiel für eine 2-stellige Funktion $f(x, y) = x+y$. Allgemein wird eine n-stellige Funktion f durch das Programm F einer Registermaschine berechnet, indem die Maschine das Programm F für beliebige Inputwerte $x_1,\ldots,x_n$ in den Registern $1,\ldots, n$ und 0 in den übrigen Registern ausführt, bis sie nach endlich vielen Schritten stoppt und im Register $n+1$ der Funktionswert $f(x_1,\ldots,x_n)$ steht. Das *Programm*

$$\begin{array}{c} \langle 1\rangle := x_1; \ldots ; \langle n\rangle := x_n \\ \downarrow \\ F \\ \downarrow \\ \langle n+1\rangle := f(x_1, \ldots , x_n) \end{array}$$

RM-Berechenbarkeit

arbeitet nach einer entsprechenden Matrix. Eine Funktion f heißt berechenbar durch eine Registermaschine RM *(RM-berechenbar)*, wenn es ein Programm F zur Berechnung von f gibt.

Die Anzahl der Elementaroperationen, die ein Programm F zur Berechnung eines Funktionswertes benötigt, ist durch das Programm eindeutig festgelegt und hängt von den Inputwerten ab. Die Komplexität eines Programms F wird durch die

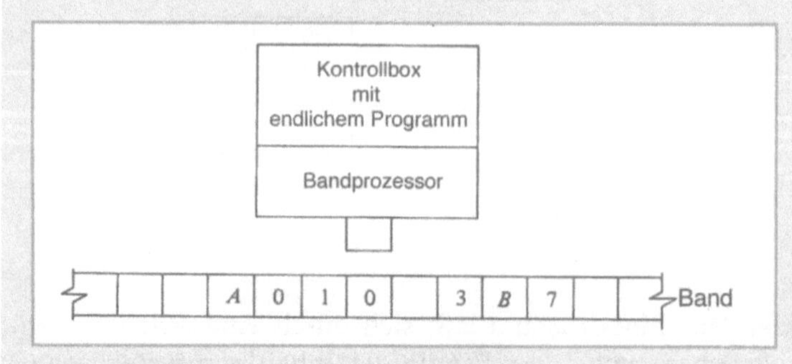

Abb. 25a. Turing-Maschine mit einem Band

Schrittzahlfunktion und Komplexität eines Maschinenprogramms

Schrittzahlfunktion $s_F(x_1, \ldots x_n)$ gemessen, mit der die Rechenschritte von F gezählt werden. So zeigt z.B. die Matrix des Additionsprogramms, daß y Elementarschritte zur Erhöhung um 1 und y Elementarschritte zur Verminderung um 1 notwendig sind, d.h. $s_F(x, y) = 2y$. Eine RM-berechenbare Funktion könnte durch verschiedene Programme berechnet werden. Die Komplexität einer Funktion wird daher durch die Komplexität des besten Programms bestimmt, das die Funktion mit der kleinsten Anzahl von Rechenschritten berechnet.

Turing-Maschine

Minskys Registermaschine ist zwar eine anschauliche Verallgemeinerung von Leibnizens Handrechenmaschine. Historisch wurden allerdings zunächst andere Maschinenkonzepte unabhängig von Alan Turing und Emil Post 1936 vorgeschlagen. Eine *Turing-Maschine* (Abb. 25a) kann jedes effektive Verfahren symbolischer Datenverarbeitung ausführen. Sie besteht aus

a) einer Kontrollinstanz mit einem endlichen Programm,
b) einem (potentiell) unbegrenzten Band, das in Felder unterteilt ist,
c) einem Prozessor, der nacheinander *(sequentiell)* das Band im jeweiligen Arbeitsfeld bedrucken, löschen, nach links und rechts um ein Feld verschieben oder stoppen kann.

Das sind die *Elementaroperationen* eines Turing-Programms. Ein Beispiel für Drucksymbole sind das Leerzeichen * und der Strich |, mit denen alle natürlichen Zahlen dargestellt werden können (z.B. die Strichfolge ||| mit einem Strich in drei benachbarten Feldern eines Turing-Bandes zur Darstellung der Zahl 3). Das Leerzeichen * bedeutet, daß das Feld leer ist bzw. die Zahl 0 enthält. Ferner wird * benötigt, um Strichfolgen zur

Zahlendarstellung zu trennen. Eine Turing-Maschine, die eine Funktion f mit Inputwerten $x_1, \ldots x_n$ berechnet, beginnt mit der Bandbeschriftung $\ldots * x_1 * x_2 * \ldots * x_n * \ldots$ und stoppt nach endlich vielen Schritten mit der Bandbeschriftung $\ldots * x_1 * x_2 * \ldots * x_n * f(x_1, \ldots x_n) * \ldots$. Dann kann bewiesen werden, daß jede RM-berechenbare Funktion durch eine Turing-Maschine (TM) und umgekehrt jede TM-berechenbare Funktion durch eine Registermaschine (RM) berechnet werden kann.

TM-Berechenbarkeit

Äquivalenz von RM- und TM-Berechenbarkeit

Diese mathematischen Maschinenkonzepte mögen auf den ersten Blick sehr einfach erscheinen. Vom logischen Standpunkt aus ist aber jeder universelle programmkontrollierte Computer, wie er z.B. von John von Neumann eingeführt wurde, nichts anderes als eine technische Realisation einer *universellen Turing-Maschine*, die jedes mögliche Turing-Programm ausführen kann. Analog läßt sich eine *universelle*

von-Neumann-Maschine und universelle Turing-Maschine

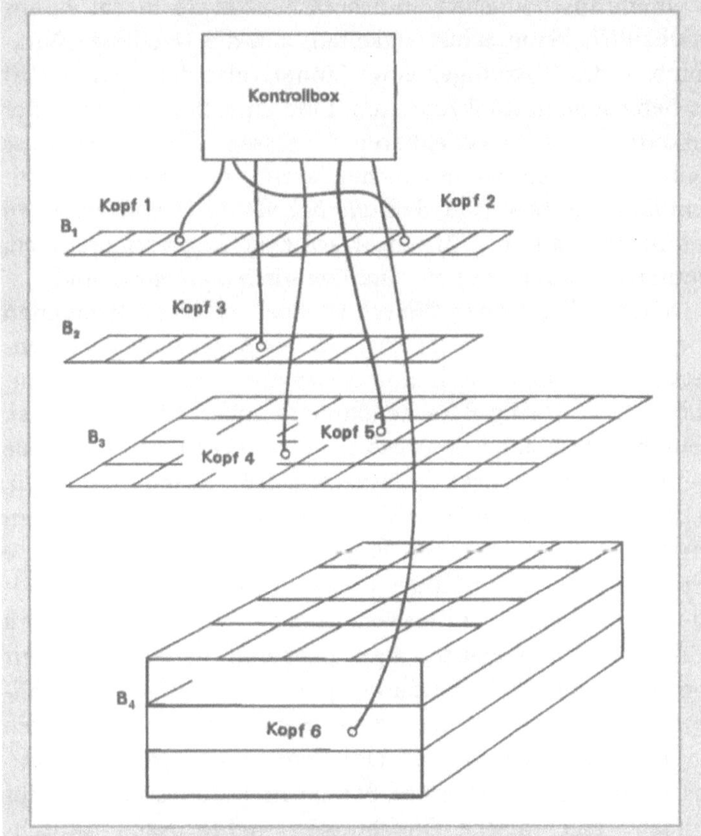

Abb. 25b. Turing-Maschine mit mehreren Bändern

Registermaschine definieren, die jedes Registermaschinenprogramm ausführen kann. Die Effizienz einer Turing-Maschine kann durch die Einführung mehrerer ein-, zwei-, oder dreidimensionaler Rechenbänder (Abb. 25b) gesteigert werden. Jedes Band arbeitet mit einem oder mehreren Kontrollköpfen, die jedoch insgesamt durch eine zentrale Kontrollinstanz koordiniert werden. Daher ist auch eine Turing-Maschine mit verschiedenen *mehrdimensionalen* Bändern ein sequentieller programmkontrollierter Computer.

Turing-Maschine mit mehreren Rechenbändern

Neben Turing- und Registermaschinen wurden verschiedene andere mathematisch äquivalente Verfahren zur Definition berechenbarer Funktionen eingeführt. So werden z.B. *rekursive Funktionen* durch funktionale Ersetzungs- und Iterationsschemata definiert, die auf elementare Funktionen wie z.B. die Nachfolgerfunktion $n(x)=x+1$ zurückgreifen. Jedes dieser verschiedenen mathematischen Berechenbarkeitskonzepte ist in einem anschaulichen Sinn berechenbar. So macht es uns anschaulich keine Schwierigkeiten, z.B. die Nachfolgerfunktion bzw. das Hinzufügen einer Einheit (also den Zählprozeß) als berechenbar zu akzeptieren. Eine endliche Iteration oder Verkettung von berechenbaren Prozessen wird berechenbar bleiben und nicht zu unberechenbaren Prozessen führen. Zudem läßt sich beweisen, daß *alle bekannten Definitionen von Berechenbarkeit* mit Turing-Maschinen, Registermaschinen, rekursiven Funktionen etc. *mathematisch äquivalent* sind.

Rekursive Funktionen

Daher stellte Alonzo Church in einer nach ihm benannten These *(Churchsche These)* fest, daß der Begriff der Berechenbarkeit überhaupt durch eine dieser mathematischen Definitionen (z.B. Turing-Berechenbarkeit) vollständig erfaßt sei. Churchs These kann natürlich nicht bewiesen werden, da sie mathematische präzise Begriffe wie z.B. Turing-Maschinen, Registermaschinen oder rekursive Funktionen mit intuitiven Vorstellungen von Berechenbarkeit vergleicht. Churchs These wird allerdings dadurch gestützt, daß verschiedene Definitionen, die jeweils im intuitiven Sinn berechenbare Verfahren präzisieren, mathematisch äquivalent sind. Daher können wir von Berechenbarkeit überhaupt sprechen, ohne auf ein besonderes Verfahren zurückzugreifen. Berechenbarkeitsverfahren heißen auch *„Algorithmen"* nach dem persischen Mathematiker al-Chwarismi, der um ca. 800 n.Chr. Lösungsverfahren für einfache algebraische Gleichungen suchte. Nach Churchs These können wir sagen, daß jedes berechenbare Verfahren

Churchsche These

(Algorithmus) durch eine Turing-Maschine berechnet werden kann. Da für jede berechenbare Funktion ein Maschinenprogramm existiert, kann sie immer auf einem universellen programmkontrollierten Computer berechnet werden.

Berechenbarkeit und Entscheidbarkeit

Der Begriff der *Entscheidbarkeit*, den Leibniz bereits in seiner *„mathesis universalis"* herausgestellt hatte, hängt mit der Berechenbarkeit unmittelbar zusammen. Wir beschränken uns zunächst auf die Entscheidbarkeit arithmetischer Eigenschaften, z.B. auf die Frage, ob eine natürliche Zahl x gerade ist oder nicht. Wir können dazu auch fragen, ob x zur Menge der geraden natürlichen Zahlen gehört oder nicht. Diese Frage läßt sich immer in endlich vielen Schritten entscheiden, indem wir für eine vorgelegte Zahl x nachprüfen, ob sie durch 2 teilbar ist oder nicht. Das läßt sich z.B. mit einem einfachen Programm einer Turing-Maschine nachrechnen.

Allgemein definieren wir für eine Teilmenge M der natürlichen Zahlen (z.B. die Menge der geraden Zahlen) eine *charakteristische Funktion* f_M mit $f_M(x)=1$, falls x Element von M ist, und $f_M(x)=0$, falls x nicht Element von M ist. Dann heißt M (bzw. die dadurch definierte Eigenschaft) effektiv entscheidbar, wenn ihre charakteristische Funktion (wonach eine Zahl zu M gehört oder nicht) effektiv berechenbar ist. Im Sinne von Churchs These ist damit der Begriff der *effektiven Entscheidbarkeit* überhaupt definiert. Darüber hinaus haben wir damit ein Entscheidbarkeitskonzept für alle Eigenschaften und Probleme, die sich arithmetisieren, also durch zahlentheoretische Funktionen darstellen lassen. Insbesondere sind damit, wie wir später sehen werden, Signale und Nachrichten erfaßt, die sich durch Zahlencodes verschlüsseln lassen.

Effektive Entscheidbarkeit

Für wissenschaftliche, technische und kommerzielle Probleme ist nicht nur die Frage interessant, ob ein Problem entscheidbar sei, sondern wie und mit welchem Aufwand eine Entscheidung herbeigeführt werden kann. In der *Komplexitätstheorie der Informatik* werden dazu Grade von Berechenbarkeit bzw. Entscheidbarkeit unterschieden. Komplexitätsklassen von Problemen (bzw. der sie charakterisierenden Funktionen) werden nach Komplexitätsgraden unterschieden, mit denen die Rechenzeit (oder Anzahl elementarer Rechenschritte) von Algorithmen (oder Maschinenprogrammen) in Abhängigkeit von der Länge ihrer Inputs bestimmt wird. Die Länge der Inputs kann durch die Anzahl ihrer dezimalen Einheiten gemessen werden. In der Maschinensprache von Com-

Rechenzeit und Komplexität von Problemen

putern werden Dezimalzahlen durch Binärzahlen codiert und ihre Länge daher durch die Anzahl binärer Einheit (Bit). So hat z.B. 3 mit dem binären Code 11 die Länge 2.

Komplexitätsgrade

Eine Funktion f hat eine *lineare Rechenzeit*, falls die Rechenzeit von f nicht größer als $c \cdot n$ für alle Inputs mit Länge n und einer Konstanten c ist. Mit steigender Rechenzeit unterscheidet man z.B. *quadratische*, *polynomiale* und *exponentiale Rechenzeiten* je nachdem, ob die Anzahl der Rechenschritte nicht größer als $c \cdot n^2$, $c \cdot n^k$ oder $c \cdot 2^{p(n)}$ für eine Konstante k und eine polynomiale Funktion $p(n)$ ist.

Nicht-deterministische Turing-Maschine

NP- und P-Probleme

Ein Grund für die teilweise hohen Rechenzeiten mag in der großen Anzahl von Teilproblemen und Fallunterscheidungen liegen, die durch einen *deterministischen* Computer Schritt für Schritt nacheinander getestet werden müssen. Manchmal scheint es deshalb ratsamer, sich unter einer endlichen Anzahl von Möglichkeiten einen Weg durch eine Zufallsentscheidung auszuwählen. Dazu wurden *nicht-deterministische* Turing-Maschinen eingeführt, die aus einer endlichen Anzahl von Möglichkeiten durch einen Zufallsgenerator ein Berechenbarkeitsverfahren auswählen können. Probleme, die in polynomialer Zeit durch eine nicht-deterministische Turing-Maschine entschieden werden können, heißen *NP-Probleme*. Falls eine Entscheidung in polynomialer Zeit auch mit einer deterministischen Maschine gelingt, sprechen wir von *P-Problemen*. Dementsprechend sind alle P-Probleme auch NP-Probleme. Es ist allerdings nach wie vor eine offene Frage der Informatik, ob alle NP-Probleme auch P-Probleme sind, also nicht-deterministische Maschinen bei polynomialer Rechenzeit durch deterministische Maschinen ersetzt werden können. Damit sind die grundlegenden Begriffe bereitgestellt, um zu prüfen, ob es Gemeinsamkeiten zwischen Gehirn und Computer gibt.

Nicht-Berechenbarkeit und Unvollständigkeit*

Ein Computer läuft nur und löst Probleme, wenn jeder dazu notwendige Schritt durch ein Computerprogramm festgelegt *(determiniert)* ist. Ein Computer ist ein technisch-physikalisches Gerät, das nach unterschiedlichen Standards und Schaltkreistechnologien realisiert sein mag. Ein Maschinenprogramm ist davon unabhängig. Es mag zwar technisch unterschiedlich realisiert sein – von einer hölzernen Lochkarte à la Babbage bis zum Silizium-Chip. Grundlegend ist aber die Struktur seiner Operationsanweisungen, also etwas Nichtphysikalisches. Für Computerpioniere war es daher naheliegend, das Gehirn mit der physikalischen Maschine eines Computers zu vergleichen, während Gedanken und Denkprozesse den symbolischen Datenstrukturen und Algorithmen entsprechen. Die traditionelle Unterscheidung von Gehirn und Geist wurde also auf die Unterscheidung von Maschine und Maschinenprogramm zurückgeführt. Eine biologische Maschine wie das Gehirn wäre nach dieser Auffassung nur eine andere Generation als ein Computer mit höchstintegrierter Schaltkreistechnologie. Die prinzipielle Berechenbarkeit ist von den unterschiedlichen Computergenerationen nicht abhängig, nur die physikalische Rechenzeit und Speicherkapazität. Läßt sich das Gehirn in diesem Sinn als ein programmkontrollierter Computer auffassen? Können Computer denken, wie Alan Turing in seinem berühmten Artikel von 1950 fragte?

Computerhardware und Gehirn

Computersoftware und Denken

Ist das Gehirn ein programmkontrollierter Computer?

Bereits Leibniz hatte die Vorstellung, daß man alle Denkprozesse codieren und in einer symbolischen Sprache darstellen könnte. In einer modernen Version könnte man annehmen, daß alle Gedanken und Denkprozesse in einer mächtigen formalen Programmsprache dargestellt und berechnet werden könnten *(Starke KI-These)*. Formeln einer formalen Sprache sind Folgen von Symbolen, die durch natürliche Zahlen codiert werden können. Behauptungen über Objekte entsprechen dann Funktionen von Zahlen. Schlüsse aus den Behauptungen entsprechen effektiven Berechnungsverfahren. Tatsächlich besteht die *Maschinensprache* eines modernen Computers aus Folgen von (binären) Zahlen, die jeden Zustand und jede Bewegung der Maschine codieren. In diesem Sinn werden die Operationen eines Computers durch ein effektives numerisches Berechnungsverfahren festgelegt. Wenn menschliches Denken durch eine (zwar komplexe, aber dennoch) berechenbare Funktion dargestellt werden könnte, dann gäbe es nach Churchs These auch ein Turing-Programm, das auf einer universellen Turing-Maschine berechnet werden könnte. Dann könnte menschliches Denken als „Programm“ des menschlichen Gehirns durch einen universellen programmkontrollierten Computer simuliert werden. Zweifelhaft ist allerdings die Voraussetzung, wonach alles menschliche Denken numerisch codiert und durch berechenbare *(algorithmische)* Prozesse dargestellt werden könnte. Der Begriff universeller Berechenbarkeit und Entscheid-

Starke KI-Thesen

barkeit ist zwar sehr mächtig und umfaßt einen großen Bereich wissenschaftlicher, technischer und praktischer Problemlösungen. Aber selbst mathematisches Denken kann komplexer sein als die universelle Berechenbarkeit einer Turing-Maschine: *Mathematik ist mehr als Rechnen.*

Mathematik ist mehr als Rechnen!

Im Rahmen seines Forschungsprogramms einer „mathesis universalis" hatte Leibniz eine „Kunst der Problemlösungsfindung" *(ars inveniendi)* gefordert, mit der eine Problemlösung automatisch gefunden werden könnte. Anschaulich können wir uns ein Maschinenprogramm vorstellen, das systematisch alle Zahlen aufzählt, die ein Problem lösen bzw. eine Eigenschaft erfüllen. Allgemein heißt eine arithmetische Eigenschaft effektiv aufzählbar, wenn ihre zutreffenden Zahlen durch ein effektiv berechenbares Verfahren (Algorithmus) aufgezählt (gefunden) werden können. Eine arithmetische Eigenschaft können wir auch mit der Menge M der Zahlen identifizieren, die diese Eigenschaft erfüllen. Daher heißt eine Zahlenmenge *M effektiv aufzählbar*, wenn es eine berechenbare Funktion f gibt, mit der ihre Elemente nacheinander erzeugt werden können, d.h. formal $f(1)=x_1, f(2)=x_2, \ldots$ für alle Elemente $x_1, x_2, \ldots$ aus M. Als einfaches Beispiel betrachten wir die Menge der geraden Zahlen 2, 4, 6,... Die berechenbare Funktion, mit der sich diese Menge effektiv aufzählen läßt, lautet $f(n)=2n$ mit $f(1)=2$, $f(2)=4, f(3)=6, \ldots$ für $n=1, 2, 3, \ldots$

Effektive Aufzählbarkeit

Um für eine beliebig vorgelegte Zahl zu entscheiden, ob sie gerade ist, reicht es allerdings nicht aus, alle geraden Zahlen nacheinander effektiv aufzuzählen, um zu vergleichen, ob die gesuchte Zahl dabei ist. Wir müssen ebenso alle nicht-geraden (ungeraden) Zahlen effektiv aufzählen können, um vergleichen zu können, ob die gesuchte Zahl zu der Menge derjenigen Zahlen gehört, die die geforderte Eigenschaft nicht erfüllen. Allgemein sprechen wir dann von der Komplementärmenge $\bar{M}$ von M. Im Fall der ungeraden Zahlen kann die Komplementärmenge durch die berechenbare Funktion $f(n)=2n-1$ mit $f(1)=1, f(2)=3, f(3)=5, \ldots$ für $n=1, 2, 3, \ldots$ aufgezählt werden. Allgemein ist eine Menge *effektiv entscheidbar*, wenn sie selbst und ihre Komplementärmenge effektiv aufzählbar sind. Daher folgt, daß jede effektiv entscheidbare Menge auch effektiv aufzählbar ist. Es gibt aber effektiv aufzählbare Mengen, die nicht entscheidbar sind. Damit sind wir an der Kernfrage angelangt, ob es auch nicht-berechenbares *(nicht-algorithmisches)* Denken gibt. Leibnizens optimistisches Forschungsprogramm war ur-

Effektive Aufzählbarkeit und effektive Entscheidbarkeit

Gibt es nicht-entscheidbare Probleme?

sprünglich von der Existenz universeller Entscheidungsalgorithmen ausgegangen.

Ein Beispiel eines nicht effektiv entscheidbaren Problems betrifft die Turing- bzw. Registermaschine selbst. Danach gibt es prinzipiell kein allgemeines Entscheidungsverfahren für die Frage, ob eine beliebige Registermaschine (analog eine Turing-Maschine) mit einem entsprechenden Maschinenprogramm bei einem beliebigen Input nach endlich vielen Schritten stoppt oder nicht *(Stop-Problem der Turing- bzw. Registermaschine)*. Ein Turing- oder Registermaschinenprogramm besteht, wie wir im vorherigen Abschnitt gesehen haben, aus Symbolen und Operationsanweisungen, die wir durch Zahlencodes verschlüsseln können. Tatsächlich geschieht das auch im Maschinenprogramm eines Computers. Auf diesem Weg läßt sich jedes Maschinenprogramm bzw. die entsprechende Maschine eindeutig durch einen Zahlencode charakterisieren. Die Aussage, daß eine Maschine mit der Codenummer p bei Input x nach t Schritten (Rechenzeit) stoppt, läßt sich daher so auffassen, daß eine arithmetische Eigenschaft $T(p, x, t)$ zutrifft. Diese Eigenschaft T ist effektiv entscheidbar, da für jede Maschinennummer p, jeden Input x und jede Schrittzahl t entschieden werden kann, ob eine Maschine in diesen Fällen stoppt oder nicht. Beim Stop-Problem $S(p, x)$ geht es dann um die Frage, ob es für eine beliebige Maschinennummer p und beliebigen Input x überhaupt eine Schrittzahl t gibt, so daß diese Maschine mit diesem Input nach dieser Schrittzahl stoppt, d.h. die Eigenschaft $T(p, x, t)$ zutrifft.

Stop-Problem der Turing-Maschine

Das Stop-Problem $S(p, x)$ ist für beliebige Maschinen p mit beliebigem Input x prinzipiell nicht entscheidbar und nicht etwa nur deshalb, weil wir heute noch kein Entscheidungsverfahren kennen. In der Mathematikgeschichte gab es viele Beispiele von Problemen, die zunächst nicht, aber später entschieden wurden (z.B. das Fermatsche Problem). Warum das Stop-Problem aus *prinzipiellen Gründen* nicht entscheidbar ist, zeigt eine kurze logische Überlegung, die außer logischem Denken nichts voraussetzt. Obwohl sie dem ungeübten Leser etwas vertrackt vorkommen mag, sei sie stellvertretend für viele Beispiele dieser Art erwähnt:

Prinzipiell (effektiv) nicht entscheidbare Probleme sind etwas anderes als heute (praktisch) nicht entscheidbare Probleme.

Es handelt sich um einen indirekten Beweis durch Widerspruch, d.h. wir zeigen, daß die Annahme des Gegenteils der Behauptung zu einem Widerspruch führt und daher die Behauptung zutrifft. Wäre die Stop-Eigenschaft $S(p, x)$ ent-

Das Stop-Problem ist effektiv nicht entscheidbar.

scheidbar, so wäre auch ihre Verneinung entscheidbar. Als Input x einer Maschine können wir insbesondere ihren Zahlencode p selbst verwenden. Es wäre dann entscheidbar, ob $S(p, p)$ *nicht* zutrifft, d.h. ob die Maschine p bei Input p *nicht* stoppt. Wir bezeichnen diese Eigenschaft kurz mit $N(p)$. Für die charakteristische Funktion von N gilt $f_N(p)=0$ genau dann, wenn $N(p)$ zutrifft, sonst gilt $f_N(p)=1$. Wegen der Entscheidbarkeit von N ist die charakteristische Funktion f_N berechenbar. Dann gibt es eine Registermaschine mit Maschinennummer z, die bei beliebigem Input p mit 0 im zweiten Register genau dann stoppt, wenn $N(p)$ zutrifft, und sonst mit 1 im zweiten Register stoppt. Die Registermaschine mit der Codenummer z stoppt insbesondere bei Input z mit 0 im zweiten Register genau dann, wenn $N(z)$ zutrifft. Die Eigenschaft $N(z)$ bedeutet aber, daß die Registermaschine mit der Maschinennummer z bei Input z nicht stoppt. Das ist aber ein Widerspruch.

Das Stop-Problem ist effektiv aufzählbar.

Das *Stop-Problem* ist also *nicht effektiv entscheidbar*. Es ist aber *effektiv aufzählbar*, da sich (ohne hier weiter auf Einzelheiten einzugehen) berechenbare Aufzählungsfunktionen für Maschinennummern p und Inputs x mit der entscheidbaren T-Eigenschaft definieren lassen. Die Klasse der effektiv aufzählbaren Probleme ist also eine echte Erweiterung der Klasse der effektiv entscheidbaren Probleme und damit eine Erweiterung der Probleme, die im Sinn der Churchschen These durch algorithmisches Denken gelöst werden können. Es gibt aber Probleme, die *noch komplexer* sind als *effektiv-aufzählbare Probleme*. Als Beispiel sei die Verneinung der Stop-Eigenschaft $S(p, x)$ erwähnt. Die Verneinung der Stop-Eigenschaft bestimmt die Komplementärmenge $\bar{M}$ der Menge M der Maschinencodes p und Inputs x, auf die $S(p, x)$ zutrifft. Wären die Menge M und ihre Komplementärmenge $\bar{M}$ aufzählbar, dann müßte, wie wir oben gesehen haben, auch die Stop-Eigenschaft entscheidbar sein. Das ist aber ein Widerspruch. Also war die Annahme falsch, daß die Verneinung der Stop-Eigenschaft effektiv aufzählbar sei.

Probleme, die komplexer sind als die effektiv aufzählbaren

Logisches Denken ist komplexer als algorithmisches Entscheiden.

Diese Überlegungen mögen dem Leser zeigen, daß es exaktes logisches Denken im Rahmen der Mathematik gibt, das nicht auf algorithmische Prozesse eines Computers zurückgeführt werden kann. Wer führt aber diese Überlegungen aus? Unser Gehirn! Daß logisches Denken komplexer sein muß als algorithmisches Rechnen eines Computers, zeigten Church und

Turing 1936 an folgendem berühmten Beispiel: Es gibt *keinen allgemeinen Entscheidungsalgorithmus* für die Frage, ob eine Formel der *Prädikatenlogik 1. Stufe (PL1)* eine logische Wahrheit ist oder nicht. In der formalen Sprache dieser Logik werden Objekte und Eigenschaften (Prädikate) von Objekten unterschieden und durch besondere Symbole bezeichnet. Neben logischen Verknüpfungen (z.B. „und“, „oder“, „nicht“) werden All- und Existenzquantoren (z.B. „Alle Synapsen sind elektrisch oder chemisch“, „Es gibt chemische Synapsen“) verwendet. Da sich die Quantoren dieser Sprache auf (abzählbar viele) Objekte und nicht auf Mengen von Objekten (z.B. „Es gibt eine Menge von Synapsen, die spannungsgesteuert sind“) beziehen sollen, spricht man von einer Logik 1. Stufe. Der formale Logikkalkül der PL1 wird durch eine endliche Menge von formalen Axiomen und eine endliche Menge von Ableitungsregeln definiert. Beweise entscheiden, ob eine Formel von anderen Formeln abgeleitet werden kann. Ein Beweis ist eine endliche Folge von Formeln, die entweder vorausgesetzte Axiome oder aus vorherigen Formeln der Beweisfolge mit einer Ableitungsregel ableitbar sind.

Prädikatenlogik 1. Stufe (PL 1)

Logische Wahrheiten zeichnen sich dadurch aus, daß es zu ihrer Begründung keiner Wahrnehmung bedarf. Sie sind wahr alleine aufgrund ihrer logischen Form. Die Behauptung „Der Baum ist grün“ wird von uns nur dann als wahr akzeptiert, wenn unser Wahrnehmungsapparat eine entsprechende Wahrnehmung meldet, die von den Spracharealen mit Namen und Eigenschaften wie z.B. „Baum“ und „grün“ verbunden wird. Die Behauptung „Der Baum ist grün oder der Baum ist nicht grün“ ist demgegenüber unabhängig von einer konkreten Baumwahrnehmung wahr, denn einer der beiden konträren Fälle trifft immer zu. Wir könnten ebenso behaupten „Das Einhorn ist gelb oder das Einhorn ist nicht gelb“. Obwohl es sich um ein Fabelwesen, also eine Einbildung unseres Gehirns handelt, bleibt die Behauptung immer richtig, daß eine Eigenschaft zutrifft oder nicht zutrifft. Bezeichnen wir eine Behauptung mit dem Symbol „*A*“, dann haben unsere Beispiele die Form „*A* oder nicht *A*“. Im Logikkalkül werden auch die logischen Verknüpfungen durch Symbole bezeichnet z.B. „$A \vee \neg A$“ mit „$\vee$“ für „oder“ und „$\neg$“ für „nicht“. Diese Formel ist ein einfaches Beispiel für eine logische Wahrheit, die in der PL1 ableitbar ist.

Logische Wahrheiten

Der formale Logikkalkül des PL1 ist *vollständig*, da wir mit ihm alle logischen Wahrheiten der Prädikatenlogik 1. Stufe for-

Vollständigkeit der PL 1

mal ableiten können: Jede ableitbare Formel entspricht einer logischen Wahrheit und umgekehrt. Formeln sind nichts anderes als endliche Folgen von Symbolen, die durch Zahlen codiert werden können. Daher lassen sich die formalen Ableitungen (Beweise) des Logikkalküls auch als Aufzählungsverfahren verstehen, mit denen die Codenummern der logischen Wahrheiten aufgezählt werden können. In diesem Sinn ist die Menge der logischen Wahrheiten der Prädikatenlogik 1. Stufe *effektiv aufzählbar*. Sie ist aber *nicht effektiv entscheidbar*, da es kein allgemeines Verfahren gibt, um für eine beliebige Zahl auszurechnen, ob sie Codenummer einer beweisbaren Formel (also eine logische Wahrheit) der PL1 ist oder nicht. Dabei muß betont werden, das es kein *allgemeines* Entscheidungsverfahren für diesen Kalkül gibt. In einzelnen Beispielen oder für Teile der PL1 mag es ein Entscheidungsverfahren durchaus geben.

Die Menge der logischen Wahrheiten der PL 1 ist effektiv aufzählbar, aber nicht effektiv entscheidbar.

Die PL1 entspricht wenigstens in dem Sinn Leibnizens Forschungsprogramm, als sie eine vollständige Formalisierung aller Wahrheiten der Prädikatenlogik erlaubt. Gödels berühmter *Unvollständigkeitssatz* geht noch einen Schritt weiter. Er betrachtet formale Sprachen, die neben der Logik auch die elementare Zahlentheorie (z.B. die Grundrechenarten) umfassen sollen. Dann zeigt Gödel, daß in jeder widerspruchsfreien axiomatischen Erweiterung der formalen Zahlentheorie auch eine Formel angegeben werden kann, die nicht entscheidbar ist. Jede adäquate widerspruchsfreie arithmetische Logik ist unvollständig, da immer eine arithmetische Wahrheit existiert, die in diesem Kalkül nicht formal bewiesen werden kann. Selbst wenn wir diesen Kalkül um diese unentscheidbare Formel erweitern und sie als Axiom mit voraussetzen, dann läßt sich in dieser Erweiterung eine andere Formel finden, die nicht entscheidbar ist.

Gödels Unvollständigkeitssatz

Was folgt aus Gödels Unvollständigkeitssatz für die Komplexität unseres Denkens? Sagt er etwas über die *Leistungsgrenzen programmgesteuerter Computer* aus? Nach der Voraussetzung können nur solche Denkfunktionen betroffen sein, die in widerspruchsfreien und adäquaten Formalisierungen festgehalten werden können. Effektive Verfahren sind im Sinne der Churchschen These durch programmgesteuerte Maschinen vom Typ der Turing- oder Registermaschine dargestellt. Diese Maschinen haben eine fixierte regelbasierte Struktur, die sich nicht ändert. Solche Maschinen können also keine „Erfahrun-

Gödels Unvollständigkeitssatz und die Leistungsgrenzen programmgesteuerter Computer

gen" machen, haben keine „Außenkontakte" zu ihrer Umgebung und können nicht lernen. Gödels Theorem sagt also nur etwas über solche widerspruchsfreien programmgesteuerten Maschinen und nicht über Systeme, die – wie unser Gehirn – Widersprüche und Wahrheiten zulassen, um sie in einem Lernprozeß zu korrigieren und weiterzuentwickeln.

Zusammengefaßt: Gödels Theorem sagt nur etwas über die Grenzen bestimmter Maschinen, nicht aber über Maschinen und Systeme, die lernen können (z.B. neuronale Netze in Teil III), geschweige denn über Grenzen von Denkleistungen unseres Gehirns. Gödels Satz ist ein Produkt mathematischen Denkens, zu dem unser Gehirn fähig ist, nicht einer Turing-Maschine, von dessen Grenzen er handelt. Eingeschränkt wird durch diesen Satz das ursprünglich auf Leibniz zurückgehende Ziel einer widerspruchsfreien Formalisierung mathematischen Denkens mit endlichen *(finiten)* Mitteln.

Unvollständigkeitssatz, mathematisches Denken und Gehirn

Mit *finiten Beweismitteln* meinen wir solche Verfahren, die dem Zählprozeß 1, 2, 3... nachgebildet sind. Beim Zählprozeß beginnen wir mit 1 und gelangen in endlich vielen Schritten zu jeder größeren natürlichen Zahl, indem wir von einer erreichten Zahl n zu ihrem Nachfolger $n+1$ übergehen. An diesem finiten Verfahren orientiert sich der Beweis durch *vollständige Induktion*, mit dem eine arithmetische Eigenschaft für alle natürlichen Zahlen bewiesen werden kann. Als Beispiel betrachten wir die Behauptung A(n), wonach die Summe $1+2+3+\ldots+n$ der ersten n natürlichen Zahlen gleich

Finite Beweismittel und vollständige Induktion

$$\frac{n(n+1)}{2}$$

ist. Es gilt sicher der Satz A(1) für $n=1$, d.h.

$$1=\frac{1(1+1)}{2}.$$

Wir setzen nun A(n) für eine beliebige, aber feste Zahl n voraus und beweisen unter dieser Voraussetzung die Behauptung A$(n+1)$ für den Nachfolger $n+1$. Wegen A(n) gilt nach Voraussetzung die Gleichung

$$1+2+3+\ldots+n=\frac{n(n+1)}{2}.$$

Dann folgt durch Addition von $n+1$ auf beiden Seiten der Gleichung

$$1+2+3+\ldots+n+(n+1)=\frac{n(n+1)}{2}+(n+1)$$

$$=\frac{n(n+1)+2(n+1)}{2}=\frac{(n+1)((n+1)+1)}{2}.$$

Das ist aber genau die Behauptung $A(n+1)$.

Die vollständige Induktion ist ein zulässiges Beweismittel der formalen Zahlentheorie. Gödel beweist nun weiter, daß die Widerspruchsfreiheit einer (zugegebenermaßen unvollständigen) formalen Zahlentheorie *nicht mit vollständiger Induktion* bewiesen werden kann. Allgemein gesagt: Es ist nicht möglich, die Widerspruchsfreiheit eines formalen Systems der Zahlentheorie mit Mitteln zu beweisen, die in diesem formalen System selbst dargestellt werden können. Tatsächlich ist mathematisches Denken aber in der Lage, die endlichen natürlichen Zahlen zu überschreiten. So wurden von Georg Cantor in der Mengenlehre *transfinite Zahlen* eingeführt, die von der Menge ω aller (unendlich vieler) natürlichen Zahlen als kleinster transfiniter Zahl ausgeht und sie durch Definition geeigneter Operationen erweitert:

Die Widerspruchsfreiheit der formalen Zahlentheorie ist mit finiten Mittel nicht beweisbar.

Transfinite Zahlen

$$\text{z.B. } \omega+1, \omega+2, \ldots, \omega+n, \ldots, \omega+\omega, \omega+\omega+\omega, \ldots, n\cdot\omega, \ldots,$$

$$\omega\cdot\omega, \ldots, \omega^n, \ldots, \omega^\omega, \omega^{\omega^\omega}, \ldots, \underbrace{\omega^{\omega^{\omega^{\cdot^{\cdot^{\cdot}}}}}}_{\omega-\text{mal}} < \epsilon_0$$

Erweitert man mit dem Logiker Gerhard Gentzen die Beweismethoden von den finiten Mitteln der vollständigen Induktion für natürliche Zahlen zur *infiniten ϵ_0-Induktion* für transfinite Ordinalzahlen bis zur ersten Ordinalzahl ϵ_0, die größer ist als alle Potenzen mit ω der Folge $\omega, \omega^\omega, \ldots,$ so wird die Widerspruchsfreiheit der formalen Zahlentheorie beweisbar. Für *Widerspruchsfreiheitsbeweise* noch weiterführender Theorien der Mathematik wie z.B. der Analysis braucht man noch größere Abschnitte transfiniter Zahlen. Letztlich gibt es *keinen absoluten Widerspruchsfreiheitsbeweis*, mit dem sich mathematisches Denken wie der Baron Münchhausen selbst am Schopf aus dem Sumpf ziehen könnte. Im Bereich des mathematischen Denkens sind also *Hierarchien von Beweisbarkeits- und Berechenbarkeitsgraden* zu unterscheiden, die unterschiedliche Leistungen zulassen. Menschliches Denken ist offenbar in der Lage, in immer komplexeren Reflexionsschritten selbst

Die Widerspruchsfreiheit der formalen Zahlentheorie ist mit transfiniter Induktion beweisbar.

Es gibt keine absolute Widerspruchsfreiheit.

Hierarchien von Beweis- und Berechenbarkeitsgraden

gesetzte Grenzen zu überschreiten, um dabei die Leistungen einer programmgesteuerten Rechenmaschine weit hinter sich zu lassen – aber ohne die Selbstgewißheit absoluter Widerspruchsfreiheit.

Klassische Maschinen und Quantencomputer*

In den vorausgehenden Abschnitten haben wir Komplexitätsgrade von Beweis- und Berechenbarkeit kennengelernt, die größer oder kleiner als die Leistungsfähigkeit eines universellen Computers sind. Als physikalische Maschine hängt die Leistungsfähigkeit eines Computers von der verwendeten Schaltkreistechnologie ab. Ihre wachsende Miniaturisierung hat zwar neue Computergenerationen mit wachsender Speicherkapazität und verkürzter Rechenzeit geliefert. Wachsende Verkleinerung führt uns aber in den Größenordnungsbereich von Atomen, Elementarteilchen und kleinsten Energiepaketen *(Quanten)*, für die unsere gewohnten Gesetze der klassischen Physik nur noch eingeschränkt gelten. An die Stelle von klassischen Maschinen nach den Gesetzen der klassischen Physik müßten dann Quantencomputer treten, die nach den Gesetzen der Quantenmechanik funktionieren. Mit Quantencomputern sind eine Reihe von berechtigten und unberechtigten Hoffnungen verbunden, die wir nun untersuchen wollen. Wie läßt sich die Leistungsfähigkeit eines herkömmlichen Computers durch einen Quantencomputer steigern? Könnte mit superschnellen Quantencomputern (wenn sie einmal gebaut sind) auch nicht-algorithmisches Denken jenseits der Leistungsgrenze einer universellen Turing-Maschine erfaßt werden? Welchen Einfluß haben Quanteneffekte auf das menschliche Gehirn? Vermögen sie z.B. Denken und Bewußtsein zu erklären?

Die wachsende Miniaturisierung der Computertechnologie führt zur atomaren Größenordnung der Quantentheorie.

Um die Funktionsprinzipien eines Quantencomputers zu verstehen, muß zunächst auf die Gesetzmäßigkeiten der Quantenwelt eingegangen werden. Nach Niels Bohr stellen wir uns ein *Atom* wie ein mittelalterliches Planetenmodell vor. Ein Kern dichter Materie in der Mitte aus Neutronen und Protonen mit positiver elektrischer Ladung ist von Schalen mit wachsendem Durchmesser umgeben, in denen sich ein negativ geladenes Elektron wie ein Planet um die Erde bewegen kann (Abb. 26). Bei einem Wasserstoffatom entspricht jede Umlaufbahn einem diskreten Energieniveau des Atoms, das durch

Bohrsches Atommodell

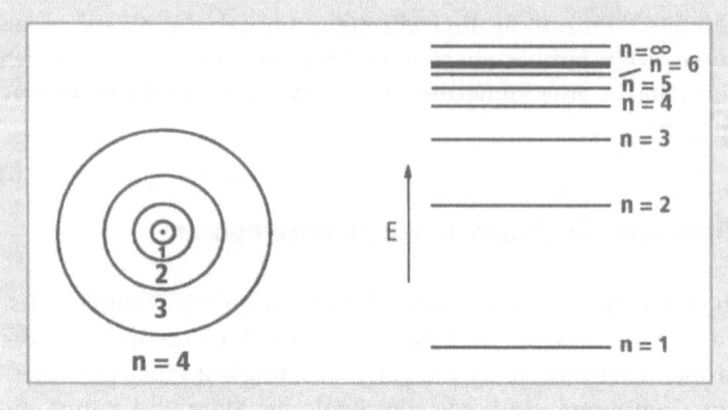

Abb. 26. Bohrsches Atommodell für Wasserstoff

charakteristische ganze Zahlen 1, 2, ... als Vielfache einer winzigen konstanten Größe h *(Plancksches Wirkungsquantum)* bestimmt ist. Der stabilste Zustand eines Atoms ist der Zustand niedrigster Energie. Höhere Bahnen bzw. Zustände heißen angeregt. Nach Bohr sind Übergänge zwischen verschiedenen Bahnen möglich, wenn die Energiemenge, die der Energiedifferenz zwischen den betreffenden Zuständen entspricht, entweder absorbiert oder in Form von elektromagnetischer Strahlung als Photonen (Lichtteilchen) abgestrahlt wird. Bohr berechnete nach diesem Modell das diskrete Spektrum von Wasserstoff, das in guter Übereinstimmung mit dem gemessenen Spektrum stand.

Wasserstoffatome als Speicher für binäre Information

Im Unterschied zur klassischen Physik wird also Materie atomarer Größenordnung nach diesem Modell durch Quantensprünge von Elektronen bestimmt, bei denen sich die Energie unstetig um kleine unteilbare Beträge *(Quanten)* ändert bzw. „gequantelt" ist. Es liegt daher nahe, Wasserstoffatome als *Speicher für binäre Information* in einem Quantencomputer zu nutzen. Ein Atom im Grundzustand würde eine Null repräsentieren, im angeregten Zustand mit dem Elektron auf einem höheren Niveau eine Eins. Der jeweils gespeicherte Wert könnte durch einen Laserpuls in den jeweils anderen verändert werden. Wenn die Energie der verwendeten Laserphotonen genau gleich der Energiedifferenz zwischen dem angeregten Zustand und dem Grundzustand ist, springt das Elektron von der einen Bahn auf die andere.

Dabei dürfen wir uns aber Quantenobjekte nicht wie Körper der klassischen Physik (z.B. Fußbälle) vorstellen, deren Zustand durch eine gleichzeitige Orts- und Impulsmessung beliebig genau bestimmt werden kann. Wenn z.B. ein Strahl von Neutronen auf einen Schirm mit zwei schmalen Spalten gesendet wird, dann kann zwar der Ort oder der Impuls des Teilchens wie bei geschossenen Fußbällen hinter den Spalten in Abhängigkeit von der Spaltenbreite jeweils genau gemessen und durch Wiederholung die jeweilige Meßstreuung bestimmt werden. Allerdings weist eine kleinere Streuung der Ortsmessung stets eine größere Streuung der Impulsmessung auf und umgekehrt. Dabei verhindert die *Plancksche Konstante* h, daß beide Streuungen wie in der klassischen Physik beliebig klein werden können. Wegen dieser nach Werner Heisenberg benannten *Unbestimmtheitsrelation* kann die Bahn eines Quantensystems nicht wie z.B. bei einem Fußball berechnet werden, indem sein Ort und Impuls bestimmt werden.

Heisenbergs Unbestimmtheitsrelation

Unabhängig von dieser Meßungenauigkeit verhält sich ein Quantenobjekt (z.B. Photon) wie ein *Teilchen*, solange wir eine Teilcheneigenschaft wie z.B. Ort oder Impuls messen. Mißt man eine Welleneigenschaft wie z.B. die Frequenz von Licht, so verhält sich das Quantenobjekt (z.B. Photon) wie eine *Welle*. Ob das Quantenobjekt Welle oder Teilchen ist, liegt also nicht wie bei Fußbällen oder Wasserwellen in der klassischen Physik von vornherein fest, sondern wird erst durch die jeweilige experimentelle Meßanordnung entschieden. Dieser Welle-Teilchen-Dualismus der Quantenphysik unterscheidet sich also grundlegend von der Welt der klassischen Physik. Max Born hat das Teilchen- und Wellenbild der Quantenphysik verbunden, indem er die Amplitude einer Quantenwelle als Aufenthaltswahrscheinlichkeit des Teilchens (z.B. Elektron) in einem sehr kleinen Raumbereich deutete.

Welle-Teilchen-Dualismus

Damit hängt ein weiteres zentrales Prinzip der Quantenphysik zusammen, das unmittelbare Folgen für den binären Informationsbegriff eines Quantencomputers hat. Quantenwellen können sich wie Wasserwellen überlagern *(superponieren)*. Wie wir soeben erklärt haben, beschreibt eine Quantenwelle mit einer gewissen Unschärfe den Ort eines Teilchens. Bei einer Überlagerung *(Superposition)* besteht eine Welle aus zwei Teilwellen, deren jede mit einer gewissen Unschärfe einen anderen Teilchenort beschreibt. In diesem Sinn kann ein Teilchen, das durch eine zusammengesetzte Welle beschrieben wird, mit einer gewissen Unschärfe an zwei Orten gleichzeitig sein. Im Bohrschen Atommodell bedeutet die Überlagerung zweier Zustände eines Elektrons anschaulich, daß sich das Elektron auf zwei

Superpositionsprinzip der Quantenmechanik

Superposition im Bohrschen Atommodell

verschiedenen Umlaufbahnen gleichzeitig befindet. Diese Unbestimmtheit dauert so lange, bis das Elektron nach einer gewissen Zeit ein Photon emittiert oder absorbiert und sich damit auf einen seiner Zustände festlegt. Das geschieht bei einer Wechselwirkung z.B. mit einem Laserpuls. Zwei Wellen, die in einem Gleichtakt wie eine einzige Welle schwingen, heißen auch *kohärent*. Der Vorgang, durch den sie in ihren eigenen Zustand versetzt werden, heißt *Dekohärenz*.

Kohärenz und Dekohärenz

Wenn wir also Wasserstoffatome zur Speicherung von Information benutzen, so wird neben dem Grundzustand mit Energie E_0 für 0 und dem angeregten Zustand mit Energie E_1 für 1 auch ein Zwischenzustand zu berücksichtigen sein, in dem die Welle des Grundzustandes und die des angeregten Zustands mit gleicher Amplitude überlagert sind. Ein solcher *Quantenbit (Qubit)* ist halb 0 und halb 1. Dagegen ist ein klassisches Bit immer entweder 1 oder 0. Wir erreichen einen solchen Überlagerungszustand, indem wir das richtige Laserlicht nur die Hälfte der Zeit auf das Atom wirken lassen, in der es in den angeregten Zustand springen würde.

Klassisches Bit und Quantenbit

Wir können aber Quantenbits nicht nur *eingeben* („schreiben"), sondern auch *auslesen*. Dazu wird das Atom mit Laserlicht der Energiedifferenz $E_2 - E_1$ mit einer noch größeren Energie E_2 als E_1 für einen instabilen Zustand bestrahlt. Ist das Atom im Zustand E_1, so wird es dadurch in den Zustand E_2 gebracht, aus dem es nach gewisser Zeit wieder in den Zustand E_1 zurückspringt und dabei ein Photon abstrahlt. Ist das Atom im Grundzustand, tritt keine Veränderung ein. Ist das Atom im Zwischenzustand, wird es in der einen Hälfte aller Fälle ein Photon aussenden und in den Zustand E_1 springen, in der anderen Hälfte der Fälle kein Photon aussenden und in den Zustand E_0 springen.

Eingeben und Auslesen von Quantenbits

Zur Signalverarbeitung von Bits werden in Computern logische Schaltungen *(Gatter)* verwendet. Ein klassisches Beispiel ist der *Flip-Flop-Schalter*, mit dem ein Eingangsbit 0 bzw. 1 in sein Gegenteil 1 bzw. 0 umschlägt. Offenbar entspricht dieser Schalter der logischen Negation, wenn wir 0 bzw. 1 als Wahrheitswerte „falsch" bzw. „wahr" auffassen. Wir sprechen daher auch von *NICHT-Schaltern*. Bei einem *UND-Schalter* gibt es zwei Eingangskanäle, die zwei Bits aufnehmen können und in einen Ausgangskanal mit einem Bit überführen. Nur wenn beide Eingangsbits 1 sind, wird das Ausgangsbit 1, sonst 0. Das entspricht offenbar der logischen UND-Verknüpfung zweier

Signalverarbeitung mit klassischen Schaltern (Gatter)

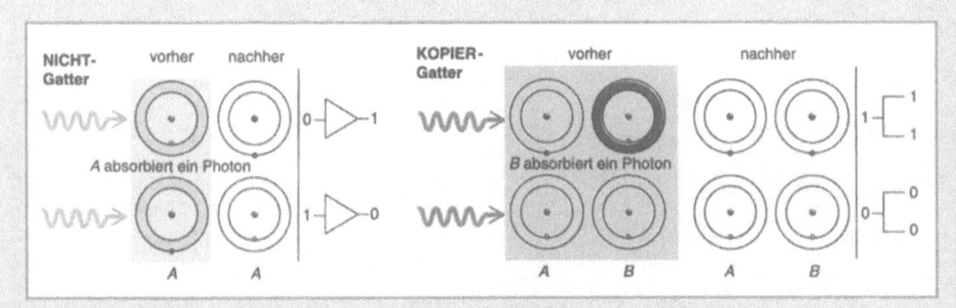

Abb. 27a. NICHT-Gatter **Abb. 27b.** KOPIER-Gatter

Aussagen A UND B (Abk. $A \wedge B$), die nur wahr (1) ist, wenn beide Teilaussagen wahr (1) sind. Erwähnt sei auch der *KOPIER-Schalter*, der den Zustand eines Bits auf ein anderes überträgt.

Bei den entsprechenden *Quanten-Gattern* sind auch Zwischenzustände zu berücksichtigen. Bei einem *NICHT-Gatter* (Abb. 27a) betrachten wir ein Wasserstoffatom A, das durch einen Laserpuls bestrahlt wird, dessen Energie der Energiedifferenz zwischen dem Grundzustand (innerer Kreis) und dem angeregten Zustand (äußerer Kreis) entspricht. Im Unterschied zu einem klassischen Flip-Flop-Schalter kann die Quantenversion auch ein Quantenbit (halb 0 und halb 1) einnehmen. Ein *KOPIER-Gatter* wird durch die Wechselwirkung zweier benachbarter Atome A und B realisiert (Abb. 27b). Zunächst sei A im Zustand 0 oder 1, während B im Grundzustand sei. Die Energiedifferenz in B hat unterschiedliche Werte je nachdem, ob A den Zustand 0 oder 1 hat. Wird B mit dem passenden Lichtpuls bestrahlt, wenn A im Zustand 1 ist, dann absorbiert B ein Photon und erhöht den Zustand auf 1. Ist A im Zustand 0, dann kann B kein Photon absorbieren und bleibt im Grundzustand. In beiden Fällen hat B nach der Bestrahlung denselben Zustand wie A.

Quanten-NICHT-Gatter

Quanten-KOPIER-Gatter

Ein *UND-Gatter* wird durch Wechselwirkung zwischen drei benachbarten Atomen verwirklicht (Abb. 27c). Das A- und B-Atom enthält die Eingangsdaten, das innere C-Atom stellt das Ausgangsdatum dar. Die Energiedifferenz zwischen Grundzustand und angeregtem Zustand von C hängt nun von den Zuständen des A- und B-Atoms ab. Das C-Atom sei zunächst im Grundzustand. Bei einem Laserpuls, dessen Energie genau

Quanten-UND-Gatter

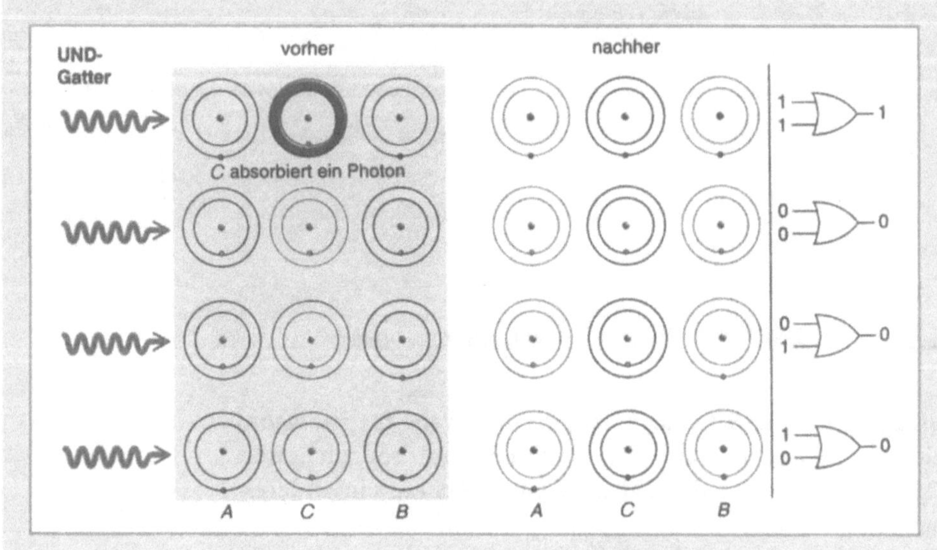

Abb. 27c. UND-Gatter

gleich der Energiedifferenz der beiden Zustände von C ist, wenn A- und B-Atom im Zustand 1 sind, springt das Bit von C (erste Zeile in Abb. 27c). In den anderen Fällen (übrige drei Zeilen) bleibt es unverändert.

Lineare und nichtlineare Operationen

Während die binäre Ausgangsgröße B eines NICHT- und KOPIER-Gatters nur von einer binären Eingangsgröße A abhängt, sind für die binäre Ausgangsgröße C beim UND-Gatter zwei binäre Ausgangsgrößen A und B zu berücksichtigen. Die logische NICHT-Operation $B = \neg A$ und die logische KOPIER-Operation $B = A$ (für $A = 0, 1$ und $B = 0, 1$) ist *linear*, während die logische UND-Operation $C = A \wedge B$ (für $C = 0, 1$) *nichtlinear* ist. Physikalisch entspricht den beiden linearen Operationen eine lineare Wechselwirkung zweier Atome, während die nichtlineare UND-Operation durch die nichtlineare Wechselwirkung dreier Atome dargestellt wird.

Signalübertragung von Quantenbits

Für eine *Signalübertragung* in einem Computer müssen die Schalter verdrahtet werden. In einem klassischen Computer werden dazu Metalldrähte verwendet, um Spannungssignale von einem Gatter zum nächsten zu leiten. Bei der Verwendung von Wasserstoffatomen als Schaltelemente müßten sie zunächst in ihre Bestandteile aus Protonen (Kern) und Elektronen zerlegt werden. Die Protonen und Elektronen müßten dann an verschiedene Stellen weitergeleitet werden, um dort wieder zu neuen Atomen zusammengesetzt zu werden. Die technisch-physikalischen Probleme solcher Informationskanäle scheinen unüberwindlich. Quantenbits lassen sich aber nicht nur für Elektronen in Atomen einführen. Elementarteilchen besitzen eine Art quantenmechanischen Drehimpuls *(Spin)*. In einem Magnetfeld kann dieser Spin wie die Energie eines Elektrons im Wasserstoffatom nur diskrete Werte einnehmen und ist daher für die Darstellung von Bits geeignet. Analog gibt es auch Überlagerungszustände der digitalen Spinzustände, die Quantenbits entsprechen. Spinzustände lassen sich nun für die Signalübertragung in Quantencomputern ausnutzen. Als Beispiel dienen benachbarte Ionen in einem Salzkristall (z.B. Natrium- und Chlorionen im Kochsalz), die in *nichtlinearer* Wechselwirkung stehen. Abbildung 28 zeigt eine Kette von abwechselnden Atomen der Sorte *A* und *B*. Durch einen Laserpuls springen alle *B*-Ionen in den anderen binären Zustand, wenn der linke *A*-Nachbar 1 enthält (Abb. 28b), dann alle *A*-Ionen, deren rechter *B*-Nachbar 1 enthält (Abb. 28c). In

Quantenbit und Spin

Signalübertragung durch Doppelresonanz

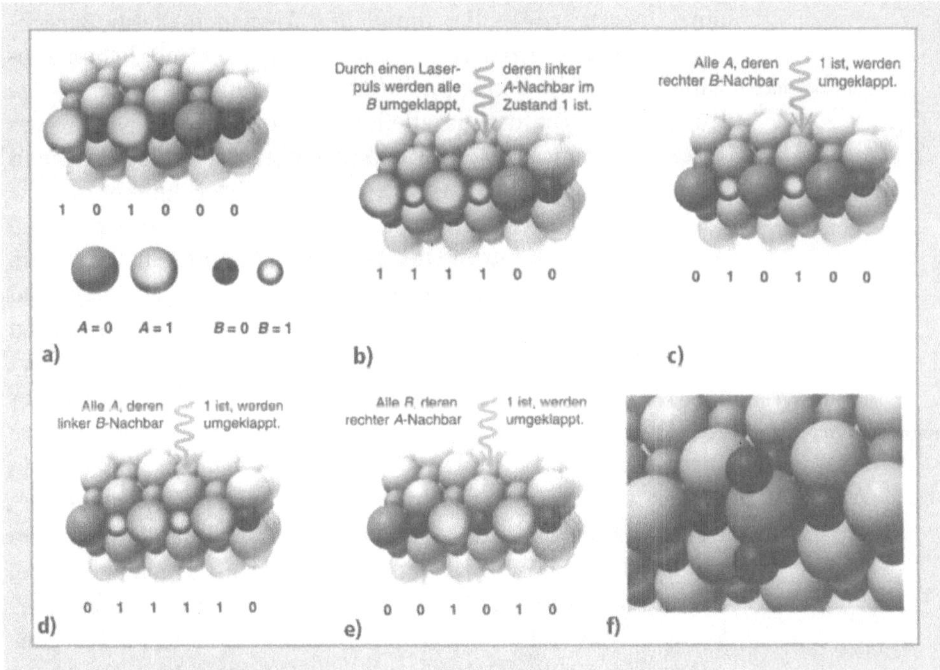

Abb. 28a-f. Signalübertragung in Quantencomputern durch Doppelresonanz

der Quantenphysik heißt dieser Effekt *Doppelresonanz*. Dadurch kann die Bit-Information aus Abb. 28a über die gesamte atomare Kette geleitet werden (Abb. 28d-e). Alle Ionen, die als Informationsspeicher benutzt wurden, werden wieder in ihren Grundzustand zurückversetzt. In einem dreidimensionalen Kristall kann diese Signalübertragung in allen drei Raumrichtungen zugleich ausgeführt werden (Abb. 28f).

Parallele Datenverarbeitung und Superpositionsprinzip

Neben der winzigen Größe dieser atomaren Schalter, ihrer enormen Schalt- und Signalgeschwindigkeit und ihres geringen Energiebedarfs könnten Quantencomputer zur gleichzeitigen (parallelen) Verarbeitung großer Datenmassen benutzt werden. Der Grund ist das Überlagerungsprinzip der Quantenphysik, das die Bildung von Quantenbits erlaubt. Bei *serieller Datenverarbeitung* muß eine Entscheidung für eine große Datenmasse nacheinander für jedes einzelne Datum geprüft werden. Bei *paralleler Datenverarbeitung* kann der Entscheidungsalgorithmus für alle Daten gleichzeitig arbeiten. Für einen Quantencomputer werden dazu alle möglichen Eingabebits in einen Überlagerungszustand von 0 und 1 zu gleichen Anteilen versetzt. Nach Verarbeitung dieses Inputs in der atomaren Schaltkreistechnologie des Quantencomputers erhalten wir eine Überlagerung aller möglichen Ausgaben dieser Berechnung. Diese gleichzeitige Verarbeitung aller möglichen Eingaben heißt *Quantenparallelität*. Anschaulich haben einige Autoren den Quantenparallelismus mit der Überlagerung der Tonwellen verschiedener Musikinstrumente verglichen, die in einem Orchester gleichzeitig spielen. Wir erhalten nie die Melodie eines einzelnen Instruments, das eine Tonfolge seriell abspielt, sondern nur in Überlagerung mit anderen Tonfolgen.

Quantenparallelismus

Zwischen der Überlagerung von akustischen Wellen und Quantenwellen besteht aber, wie bereits erwähnt wurde, ein grundlegender Unterschied. Der Zwischenzustand überlagerter Quantenbits springt nämlich bei Wechselwirkung mit der Außenwelt (z.B. Laserpuls eines Ablesegeräts) in binäre Bitzustände (also 0 oder 1). Im Unterschied zu akustischen Wellen verändert sich also eine einzelne „Quantenmelodie", wenn wir sie aus der Überlagerung aller Quantenmelodien „völlig" herauslösen. In der Quantenphysik sagen wir dazu, daß die Kohärenz der Überlagerungszustände bei Wechselwirkung mit der Außenwelt (z.B. Beobachtungs- und Meßvorgänge) verloren geht *(Dekohärenz)*. Für Quantencomputer treten damit große technische Probleme auf, wie nämlich Quanten-

Dekohärenzproblem von Quantencomputern

bits (als *kohärente Quantenzustände*) stabil gespeichert werden können, ohne sich unkontrolliert und zufällig durch Störung von außen (z.B. Wechselwirkung mit Materialien) zu verändern.

Unabhängig von solchen technischen Fragen könnten Quantencomputer zu einer immensen Steigerung unserer Problemlösungskapazitäten führen. Im Sinne der *Komplexitätstheorie der Informatik* könnten die bisher hohen Rechenzeiten einzelner Probleme erheblich verkürzt werden (z.B. mit polynomialer Rechenzeit, obwohl sie bei klassischen Computern nicht zur Komplexitätsklasse P gehören). Könnten Quantencomputer aber auch *nicht-algorithmische* Denkprozesse jenseits der Komplexitätsgrenze einer universellen Turing-Maschine realisieren? Ein Quantencomputer arbeitet nach den Gesetzen der Quantenphysik, nach denen die Ausgabe von Quantenzuständen aufgrund der eingegebenen Quantenzustände eindeutig berechenbar ist, solange ihre Kohärenz nicht gestört wird. In diesem Sinn arbeitet der Quantencomputer *algorithmisch.* Daher ist auch der Quantencomputer eine physikalische Realisation der *universellen Turing-Maschine* so wie bereits früher andere Computergenerationen auf mechanischer, elektromechanischer oder elektronischer Grundlage. Das Gehirn mit seinen Fähigkeiten zu nicht-algorithmischem Denken (z.B. in der Mathematik) ist also ebensowenig ein Quantencomputer, wie es früher mit einer von-Neumann-Maschine identifiziert werden konnte.

Quantencomputer könnten zur Steigerung der Problemlösungskapazitäten beitragen.

Auch Quantencomputer arbeiten algorithmisch.

Das Gehirn ist zu nicht-algorithmischem Denken fähig.

Die Beschäftigung mit Quantencomputern führt allerdings zu der Frage, ob bei der Signalübertragung neuronaler Zellen und Synapsen im Gehirn Quanteneffekte eine Rolle spielen und vielleicht sogar bei der Bewußtseinsbildung mitwirken. Einige Autoren haben dazu auf *Quantenkohärenzzustände* verwiesen, in denen sich die Einzelzustände vieler Quantenobjekte an verschiedenen Orten in einem Gesamtzustand überlagern können. Zwischen Molekülen gibt es tatsächlich quantenphysikalische Wechselwirkungen, die viel schwächer als chemische Kräfte sind. Gemeint sind die sogenannten van-der-Waals Kräfte, die eine schwache Anziehung zwischen Molekülen mit elektrischen Dipolmomenten bewirken. Narkotika, die in Nervenzellen eindringen, könnten ihre elektrischen Dipoleigenschaften verändern. So nimmt Roger Penrose an, daß dadurch die Funktion bestimmter Teile der Neuronen *(Mikrotubuli)* ausgeschaltet wird, die vermutlich an der Bewußtseinsbildung beteiligt sind.

Haben Quanteneffekte Einfluß auf die Bewußtseinsbildung?

Diese Überlegungen sind allerdings hoch spekulativ. So gab es in der Vergangenheit auch immer wieder fragwürdige Spekulationen, die Spontanität der Willensfreiheit mit der „Spontanität von Quantensprüngen" in Zusammenhang zu bringen. Die experimentellen Ergebnisse der Neurologie weisen heute eher darauf hin, daß chemische Prozesse der Synapsen (z.B. *Langzeitpotenzierung*) bei Gedächtnis- und Bewußtseinsbildung eine grundlegende (wenn auch möglicherweise nicht alleinige) Rolle spielen.

Quantenprozesse in der Evolution

In der Evolution der Materie von den Elementarteilchen bis zu den Atomen waren die Gesetze der Quantenmechanik sicher grundlegend. Selbst auf der molekularen Ebene der Chemie und indirekt dann bei der neuronalen Signalverarbeitung im Gehirn wirken Quanteneffekte mit. Gedächtnis- und Bewußtseinsbildung sind aber späte Ergebnisse der biologischen Evolution, die auf die *Biochemie eines hochkomplexen zellulären Organs* wie das Gehirn zurückgreifen. Es wäre daher sehr verwunderlich, wenn Bewußtseinszustände quasi direkt durch Überspringen von Chemie und Biologie aus Quanteneffekten erklärt werden könnten.

7 Künstliche Intelligenz (KI)

Die Leistungsfähigkeit von Computern unterscheidet sich nicht nur durch die Komplexität ihrer Hardware, sondern auch ihrer Software. Hochentwickelte Programmiersprachen ermöglichen Wissensverarbeitung, die sich von der bloß numerischen Informationsverarbeitung unterscheidet. Damit können wissensbasierte Systemprogramme geschrieben werden, die teilweise Probleme nach der Art menschlicher Experten lösen.

KI-Programmiersprachen

Die Generationen der Softwareprogramme, die seit den ersten programmgesteuerten Rechenmaschinen eingeführt wurden, lassen sich mit der biologischen Evolution vergleichen. Die Anfänge bilden maschinennahe Sprachen, die direkt durch Binärcode den Computer arbeiten lassen. Der Vergleich mit der molekularbiologischen Sprache, die in Nervenzellen Funktionsabläufe steuert, liegt auf der Hand. Maschinensprachen sind zwar computergerecht, aber nicht problemorientiert im Sinne menschlicher Arbeitsweisen. Über die kaum verständlichen Maschinensprachen, die aus scheinbar willkürlichen Folgen von Binärcodes bestehen, schichtet sich daher eine *Hierarchie von mehr oder weniger maschinen- oder problemorientierten Programmiersprachen*, die schließlich unabhängig von der zugrundegelegten Hardware sind. Höhere intelligente Programme, deren Programmiersprache den natürlichen Sprachen näher ist, werden durch besondere Übersetzungssysteme (z.B. *Compiler*) in Maschinensprachen übersetzt, um schließlich die Maschine zum Laufen zu bringen (Abb. 29). Hier gibt es Analogien mit den *Hierarchien der Signalverarbeitung im Zentralnervensystem* bis hin zu den natürlichen Sprachen (vgl. Abb. 7).

Von der Maschinensprache zu KI-Sprachen

Zwischen der Hierarchie der Programmiersprachen und der Hierarchie der Signalverarbeitung im ZNS gibt es Analogien.

Die frühen Programmiersprachen wie z.B. FORTRAN, die in Natur- und Ingenieurwissenschaften Anwendung fanden,

Abb. 29. Hierarchie der Signal-, Informations- und Wissemsverarbeitung in einem Computer

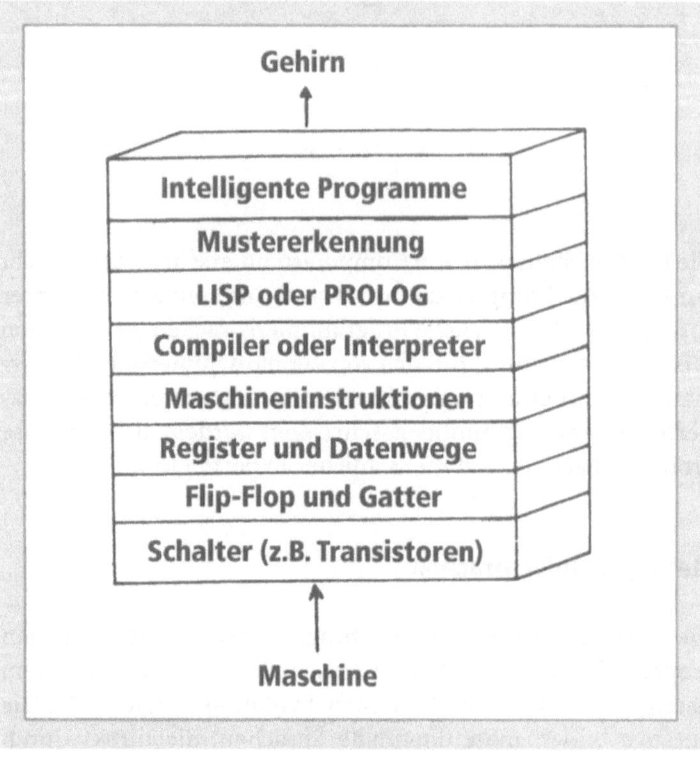

können mit ihrer maschinennahen Struktur die historischen Eierschalen der ersten Computertypen nicht verleugnen. So ist FORTRAN eine *imperative Programmiersprache*, bei der ein Programm aus einer Folge von Befehlen an den Computer besteht, z.B. „springe an die Stelle *z* im Programm", „schreibe in die Variable *x* den Wert *a*". Im Zentrum stehen Variable (Symbole für Leerstellen), also maschinentechnische Register- bzw. Speicherzellen, in denen Eingabewerte gespeichert und verarbeitet werden. Der Aufbau eines von-Neumann-Computers wird hier deutlich.

Imperative Programmiersprachen

Während also ein Programm in einer imperativen Programmiersprache aus einer Folge von Befehlen für den Computer besteht, wird Programmierung in einer *prädikativen Programmiersprache* als Beweisen in einem System von Tatsachen aufgefaßt. Eine entsprechende Programmiersprache, die seit Anfang der 70er Jahre in Gebrauch ist, heißt „*Pro*grammierung in *Log*ic" (PROLOG). Grundlage ist die Prädikatenlogik 1. Stufe. Wissen wird in der Prädikatenlogik als Menge von wahren

Prädikative Programmiersprachen

PROLOG

Aussagen dargestellt. Die logische Aussage „Die Objekte O_1, ...,O_n erfüllen die Eigenschaft (das Prädikat) P" entspricht einem Sachverhalt bzw. Fakten, dem in der Prädikatenlogik die allgemeine Form $P(O_1, ..., O_n)$ gegeben wird. In PROLOG schreiben wir NAME(O_1, ..., O_n), wobei NAME ein beliebiger Name eines Prädikats ist. So werden die Aussagen „Bill ist Präsident" und „Bill ist mit Hillary verheiratet" wiedergegeben durch:

ist präsident (Bill)
verheiratet (Bill, Hillary)

Behauptungen und Beweise über vorgegebene Fakten lassen sich in *Frage-Antwort-Systemen* darstellen. Dabei werden Fragen mit einem Fragezeichen und Ausgaben des Programmes mit einem Stern bezeichnet:

? verheiratet (Bill, Hillary)
* ja

Fragen können sich auch gezielt auf Objekte beziehen, für die in diesem Fall Namen für Variable eingesetzt werden:

? verheiratet (mann, Hillary)
* mann = Bill

Während prädikative Programmiersprachen an der Logik orientiert sind, verwenden *funktionale Programmiersprachen* wie in der Mathematik Funktionen, die Abhängigkeiten von Symbolfolgen (nicht nur Zahlen) darstellen. Als Datenstrukturen zur funktionalen Darstellung von Algorithmen werden in der Programmiersprache LISP *(„list processing language")* Listen von Symbolen verwendet. Die kleinsten (unteilbaren) Bausteine von LISP heißen Atome. Es können Zahlen, Zahlenfolgen oder Namen sein. Aus den Atomen werden schrittweise neue symbolische Ausdrücke *(s-Ausdrücke)* zusammengesetzt:

Funktionale Programmiersprachen

LISP

s-Ausdrücke

Wenn x und y s-Ausdrücke sind, dann soll auch $(x.y)$ ein s-Ausdruck sein. Aus dem Symbol NIL aus der Nachrichtentechnik für „leere Symbolfolge" und s-Ausdrücken werden dann Listen erzeugt: Wenn x ein s-Ausdruck und y eine Liste ist, dann soll auch $(x.y)$ eine *Liste* sein. Zur algorithmischen Verarbeitung von Datenlisten werden einfache *Grundfunk-*

Datenlisten

Grundfunktionen von LISP

tionen eingeführt. So liefert die Funktion CAR den linken Teil eines s-Ausdrucks, d.h. (CAR $(x.y)) = x$, während die Funktion CDR den rechten Teil gibt, d.h. (CDR $(x.y)) = y$. Die Funktion CONS vereinigt zwei s-Ausdrücke zu einem s-Ausdruck (CONS $xy) = (x.y)$. Auf Listen angewendet liefert CAR das erste Element und CDR die restliche Liste ohne das erste Element.

Anschaulich können Listen und s-Ausdrücke mit diesen Grundfunktionen auch als *binär geordnete Bäume* dargestellt werden. Der linke Baum zeigt die Symbolliste (s1 s2 … sN) aus den s-Ausdrücken s1, …, sN, während der rechte Baum den s-Ausdruck (A.((B.(C.NIL)))) mit Atomen A, B, C darstellt. Solche Bäume illustrieren, wie ein Computer eine Symbolliste abarbeitet.

Weitere Funktionen von LISP

Aus den Grundfunktionen können weitere Funktionen zusammengesetzt werden. Um Bedingungen formulieren zu können, werden neue Atome wie z.B. NIL für „falsch“ und T („true“ für „wahr“) und neue Grundfunktionen wie z.B. EQUAL zum Vergleich zweier Objekte eingeführt:

(EQUAL 12) = NIL
(EQUAL 11) = T

LISP-Programm

Bedingungen und Voraussetzungen werden durch CON (engl. condition) angezeigt. Ein *LISP-Programm* ist dann allgemein eine Liste von Funktionsdefinitionen und ein Ausdruck, der mit diesen Funktionen ausgewertet wird.

Suchprobleme

In der KI-Forschung werden Problemlösungsstrategien algorithmisch strukturiert und dann in eine KI-Sprache wie LISP übersetzt. Ein zentraler KI-Anwendungsbereich sind sogenannte Suchprobleme, wie sie bereits Leibniz in seiner *„ars*

Abb. 30. Baumdarstellung von Symbollisten in LISP

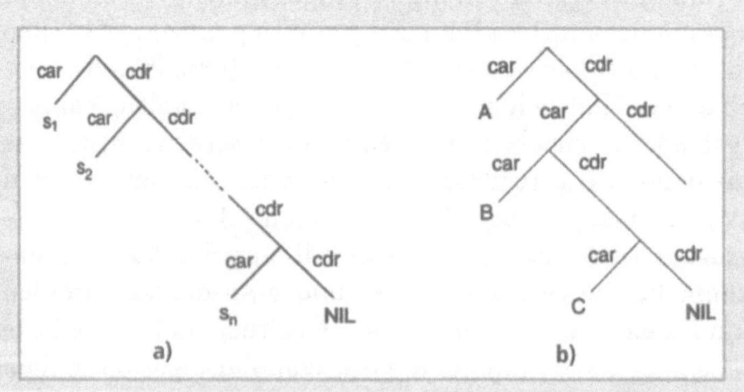

inveniendi" angesprochen hatte. Wenn z.B. ein Gegenstand in einer großen Menge gesucht wird und kein Wissen über einen Weg zur Lösung des Problems zur Verfügung steht, dann werden wir intuitiv einen Lösungweg wählen, der als *„British-Museum-Algorithmus"* bekannt ist. Beispiele sind die Suche eines Buches in einer Bibliothek, nach einer Zahlenkombination bei einem Tresor oder nach einer chemischen Formel unter endlich vielen Möglichkeiten. Die Lösung wird nach diesem Verfahren mit Sicherheit gefunden, wenn feststeht, daß alle endlich vielen Möglichkeiten geprüft werden, d.h.:

British-Museum-Algorithmus

1) Es gibt eine Menge von formalen Objekten, in der die Lösung enthalten ist.
2) Es gibt einen Generator, d.h. ein vollständiges Aufzählungsverfahren für diese Menge.
3) Es gibt einen Test, d.h. ein Prädikat, das feststellt, ob ein erzeugtes Element zur Lösungsmenge gehört oder nicht.

Suchalgorithmus und Konditionierung

Dieser Suchalgorithmus wird nicht nur von menschlichen Gehirnen angewendet, sondern auch von Tieren, die systematisch ihr Revier z.B. nach Futter absuchen. In diesem Fall werden die Bedingungen („CON") z.B. durch Konditionierung gelernt (vgl. Kap. 4 „Kognition"), ohne daß dazu eine sprachliche Repräsentation in entsprechenden Spracharealen des Gehirns notwendig wäre. Für einen Computer ist die sprachliche Repräsentation in einer Programmiersprache notwendig. Dazu wird eine Funktion mit dem Namen „GENERATE_AND_TEST" (engl. für „Erzeuge und Teste") auf eine Menge (engl. SET) von Symbolen für Objekte angewendet. In natürlicher Sprache wird der Algorithmus von einem menschlichen Programmierer zunächst anschaulich mit Abkürzungen (z.B. ELEM für Element) strukturiert:

Suchprogramm des British-Museum-Algorithmus

Funktion GENERATE_AND_TEST (SET)
Wenn die zu untersuchende Menge SET leer ist,
dann Mißerfolg,
sonst
sei ELEM das „nächste" Element aus SET:
Wenn ELEM Zielelement,
dann liefere es als Lösung,
sonst wiederhole diese Funktion
mit der um ELEM verminderten Menge SET

Es handelt sich um eine berechenbare Funktion. Für ihre Formulierung in LISP werden folgende Hilfsfunktionen benötigt, deren Bedeutung inhaltlich umschrieben sei: GENERATE erzeugt ein Element der gegebenen Menge. GOALP (aus GOAL für engl. „Ziel" und *P*redicate für engl. „Prädikat") liefert T, wenn es auf ein Element der Lösungsmenge angewendet wird, sonst NIL. SOLUTION verarbeitet das Lösungselement zur Ausgabe. REMOVE liefert die um das gegebene Element verkleinerte Menge. Die Formulierung in LISP lautet dann:

LISP-Programm des British-Museum-Algorithmus

```
(DE GENERATE_AND_TEST(SET)
 (COND((EQ SET NIL)'FAIL)
  (T(LET(ELEM(GENERATE SET))
   (COND((GOALP ELEM)(SOLUTION ELEM))
    (T(GENERATE_AND_TEST
     REMOVE ELEM SET)))))))
```

Suchprogramm und Gehirn

Denkt ein Computer, der ein solches Programm versteht und damit ein Suchproblem löst, wie ein Mensch, oder verhält er sich wenigstens wie ein suchendes Tier? Ein *Computer* wird eine noch so große Datenmenge nach diesem Programm buchstäblich „ungerührt" absuchen und testen. Im Unterschied dazu sind bei der Problemlösung im *Zentralnervensystem* selbst einer Ratte viele neuronale Teilsysteme mitvernetzt. Sensorische und emotionale Systeme können nach gewisser Zeit für Frust oder weitere Motivation sorgen und Abbruch, Verzögerungen und Ermüdungen verursachen. Beim Menschen mag zwar eine ähnliche sprachliche Repräsentation des Algorithmus im Gehirn vorliegen wie bei einem Computer. Aufgrund seines mitverschalteten sensorischen, emotionalen und kognitiven Systems wird er aber bei großen Datenmengen nach gewisser Zeit frustriert „ausbrechen", aus der bisherigen Erfolglosigkeit lernen, sich vielleicht an frühere Erfahrungen erinnern und auf Auswege sinnen.

Turing-Test

Turing hatte einen Test vorgeschlagen, um zu prüfen, ob ein Computer als *„intelligent"* bezeichnet werden kann. Das sollte dann der Fall sein, wenn seine Antworten auf Fragen, z.B. aus dem alltäglichen Leben, nicht von der Reaktion eines Menschen unterschieden werden könnten. Dabei werden die Fragen und Antworten über eine Tastatur ein- und einen Drucker ausgegeben, so daß für den Tester nicht sichtbar ist, ob ein Gehirn oder Computer agiert. Als Beispiel sei das KI-Pro-

ELIZA

gramm ELIZA angeführt, das eine menschliche Psychiaterin simulieren sollte, die sich mit einem Patienten unterhält. Joseph Weizenbaum, der Konstrukteur dieses Programms, zeigte sich selbst erschüttert über die verblüffende Wirkung bei vielen Zeitgenossen, die tatsächlich Trost und Rat „im Gespräch" mit ELIZA suchten, obwohl einigen von ihnen sogar die zugrundegelegte algorithmische Struktur bekannt war. Es handelte sich nämlich um Regeln, wie auf bestimmte Satzmuster in der alltäglichen Unterhaltung mit entsprechenden Satzmustern reagiert wird. Betrachten wir folgende Beispiele für E (ELIZA) und eine Patientin P:

P: MÄNNER SIND ALLE GLEICH
E: IN WELCHER HINSICHT
P: IMMER WOLLEN SIE ETWAS VON UNS
E: KÖNNEN SIE EIN BEISPIEL GEBEN
P: NUN, MEIN FREUND HAT MICH GESCHICKT
E: IHR FREUND HAT SIE GESCHICKT
P: JA, ICH BIN SEHR TRAURIG
E: SIE SIND SEHR TRAURIG
P: TRAURIG UND DEPRESSIV
E: FAHREN SIE BITTE FORT
:
etc.

Das Ableiten von syntaktischen Symbollisten erklärt keine Unterhaltung.

Es handelt sich dabei um nichts anderes als das *Ableiten von syntaktischen Symbollisten*, die z.B. in LISP dargestellt werden können. Die Programmregeln sind so gewählt, daß sie umgangssprachlichen Unterhaltungsgewohnheiten entsprechen. Auf bestimmte Schlüsselworte und Satzmuster können passende Umstellungen und Einsetzungen vorgenommen werden. Steht z.B. im Satz der Patientin SIND, so antwortet das Programm mit der Liste (IN WELCHER HINSICHT). Ein spezieller Operator wendet dazu das Muster *SIND* an und setzt an den Leerstellen * die Listen MÄNNER und ALLE GLEICH ein. Die letzte Antwort von E ist eine typische Verlegenheitsreaktion, wie sie auch in tatsächlichen Unterhaltungen auftritt: Wenn die symbolische Struktur vom Computer nicht erkannt wird, dann reagiert er wie häufig ein menschlicher Experte: „Fahren Sie bitte fort." Obwohl es im „Gespräch" um Empfindungen und Gefühle geht, ist nur beim menschlichen Benutzergehirn das sensorische, emotionale und kognitive System eingeschaltet. Allerdings imitiert dieses KI-Programm *syntaktische Sprachmuster*, die implizit in sprachlichen Gehirnarealen vieler Menschen gespeichert sein mögen. Beim menschlichen Gesprächspartner ist unweigerlich das ganze Gehirn mit allen seinen motorischen, sensorischen, emotionalen und kognitiven Systemen mitvernetzt. Es geht eben nicht nur um syntaktische Anwendungen und Plazierungen von Satzmustern, auch wenn wir beim Blablabla mancher Talkshows diesen Eindruck gewinnen.

Wissensbasierte Systeme

Da Computer immer schnellere, effektivere und billigere Werkzeuge werden, verwundert es nicht, daß nach der automatischen Zahlen- und Datenverarbeitung auch das in Symbolen dargestellte Wissen in algorithmischen Programmen verarbeitet werden soll. Dabei geht es vor allem um abgegrenztes und überschaubares Teilwissen menschlicher Experten wie z.B. Ingenieure und Ärzte, das tagtäglich gebraucht wird. Bei *wissensbasierten Expertensystemen* handelt es sich um KI-Programme, die Wissen über ein spezielles Gebiet speichern und ansammeln, aus dem Wissen automatisch Schlußfolgerungen ziehen, um zu konkreten Problemen des Gebietes Lösungen anzubieten. Im Unterschied zum menschlichen Experten ist das Wissen eines Expertensystems auf eine spezialisierte Informationsbasis beschränkt, ohne jeweils individuelles menschliches Hintergrundwissen, Erinnerungen, Gefühle und Motivationen. Daher nehmen Expertensysteme eine Zwischenposition zwischen konventionellen numerischen Programmen und menschlicher Wissensverarbeitung ein.

Wissensbasierte Expertensysteme erfassen nur beschränkt das Wissen eines menschlichen Experten.

Während bei einem *konventionellen Computerprogramm* ein Programmierer genau festlegt, *was* in *welcher* Reihenfolge getan wird, bestimmt bei einem wissensbasierten Programm der Experte nur, *was* getan wird. In welcher Reihenfolge die Programmregeln zur Problemlösung angewendet werden, entscheidet ein *Regelinterpretierer* als Teil eines Expertensystems. Damit ist die *sequentielle Starrheit*, die konventionellen Programmen eigen ist, unterbrochen. Um ein Expertensystem zu bauen, muß das Wissen des Experten in Regeln gefaßt, in eine Programmsprache übersetzt und mit einer Problemlösungsstrategie bearbeitet werden. Bei einem menschlichen Experten

Expertensysteme durchbrechen die sequentielle Starrheit konventioneller Computerprogramme.

wird vorausgesetzt, daß er das jeweilige Problem verstehen, das Problem lösen, die Lösung erklären, Randgebiete überblikken, seine Kompetenz bei der Problemlösung einschätzen und neues Wissen erwerben kann.

Architektur eines Expertensystems

Die *Architektur eines Expertensystems* besteht aus den folgenden Komponenten: Wissensbasis, Problemlösungskomponente (Ableitungssystem), Erklärungskomponente, Wissenserwerb, Dialogkomponente. Die Koordination dieser Komponenten wird in Abb. 31 gezeigt.

Wissen ist der Schlüsselfaktor in der Darstellung eines Expertensystems. Man unterscheidet dabei zwei Arten von Wissen. Die eine Art des Wissens betrifft die *Fakten* des Anwendungsbereichs, die in Lehrbüchern und Zeitschriften festgehalten werden. Ebenso wichtig ist die Praxis im jeweiligen Anwendungsbereich als Wissen der zweiten Art. Es handelt sich um *heuristisches Wissen*, auf dem Urteilsvermögen und jede erfolgreiche Problemlösungspraxis im Anwendungsbereich beruhen. Es ist Erfahrungswissen, die Kunst des erfolgreichen Vermutens, das ein menschlicher Experte nur in vielen Jahren Berufsarbeit erwirbt. Das heuristische Wissen ist am schwierigsten darzustellen, da sich der Experte meistens selber nicht dessen bewußt ist. Daher müssen interdisziplinär geschulte *Wissensingenieure* die Expertenregeln der menschlichen Experten in Erfahrung

Wissensingenieure übersetzen menschliches Expertenwissen in eine KI-Programmiersprache.

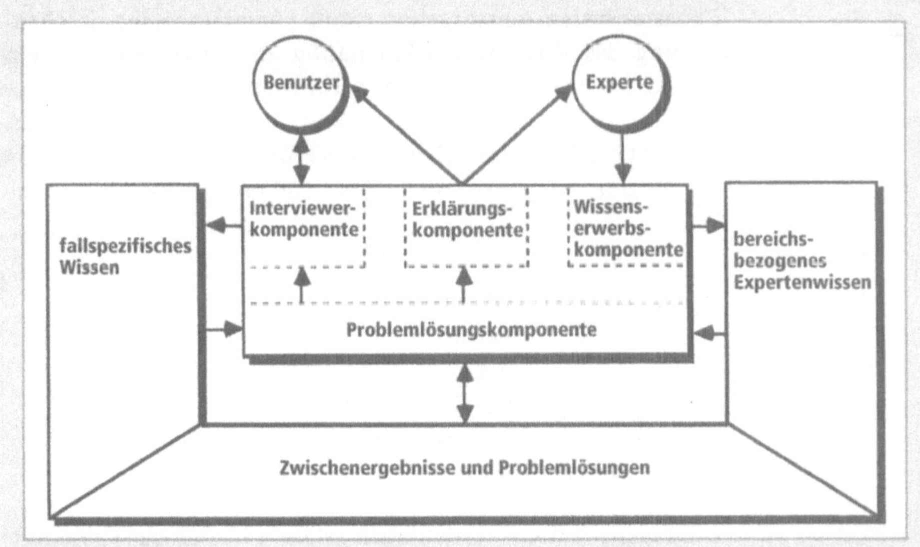

Abb. 31. Architektur eines wissensbasierten Expertensystems

bringen, in Programmiersprachen darstellen und in ein funktionsfähiges Arbeitsprogramm umsetzen. Diese Komponente eines Expertensystems heißt *Wissenserwerb*.

Die *Erklärungskomponente* eines Expertensystems hat die Aufgabe, die Untersuchungsschritte des Systems dem Benutzer zu erklären. Dabei zielt die Frage „Wie" auf die Erklärung von Fakten oder Behauptungen ab, die durch das System abgeleitet werden. Die Frage „Warum" fordert Gründe für Fragen oder Befehle eines Systems.

Die *Interviewerkomponente* betrifft die Kommunikation zwischen Expertensystem und Benutzer. Eine weitverbreitete Wissensrepräsentation ist *regelbasiert*. Dabei werden Regeln als Wenn-dann-Aussagen verstanden, bei denen die Vorbedingung („Prämisse") eine Situation beschreibt, in der eine Aktion ausgeführt werden soll. Damit kann eine Deduktion gemeint sein, wonach aus einer Prämisse eine Aussage abgeleitet wird. Ein Beispiel dafür ist, wenn ein Ingenieur aus bestimmten Symptomen eines Motors folgert, daß ein Motorkolben defekt ist. Eine Regel kann aber auch als eine Handlungsanweisung verstanden werden, um einen Zustand zu verändern. Wenn z.B. ein Kolben defekt ist, dann ist sofort der Motor abzustellen und das defekte Teil zu ersetzen.

Ein qualifizierter Experte verfügt über ein komplexes Grundwissen, dem eine gegliederte Datenstruktur in einem Expertensystem entsprechen muß. Für eine solche Strukturierung des Wissens werden häufig alle Aussagen über ein Objekt in einer schematischen Datenstruktur zusammengefaßt, die nach Minsky auch *„frame"* (Rahmen bzw. Schema) genannt wird. Ein einfaches Beispiel für die Zusammenfassung aller Eigenschaften eines Objekts in einem „frame" lautet:

Strukturierung von Wissen in „Frames"

Objekt	Eigenschaft	Wert
Zebra	ist ein Farbe hat Größe Lebensraum	Säugetier gestreift Hufe groß Boden

Die Eigenschaften werden auch *„slots"* (Steckdosen) genannt, in die *„filler"* (Stecker), d.h. also die Werte eingegeben werden.

Im Alltag werden kognitive Schemata in unterschiedlichen Situationen aktiviert. Dabei kann es sich um das Wiedererkennen von typischen Objekten, um Handeln bei typischen Ereignissen oder Antworten auf typische Fragen handeln. Die jeweiligen „filler" eines konkreten Objekts werden in die „slots" des Schemas („frame") gefüllt. Bei Diagnoseaufgaben eines Arztes kann es z.B. darum gehen, konkrete Symptome eines Patienten in ein allgemeines „Krankheitsbild" einzuordnen, das durch ein Schema dargestellt ist.

Strukturierung von Wissen durch „Constraints"

Relationen zwischen Objekten werden häufig durch sogenannte *„constraints"* repräsentiert. Sie eignen sich zur Darstellung der Randbedingungen von Problemen. Dabei kann es sich um Nebenbedingungen z.B. bei der Lösung eines technischen Problems durch einen Ingenieur ebenso handeln wie um Randbedingungen bei der Vorbereitung einer administrativen Planungsaufgabe.

Fuzzy-Logik

Experten zeichnen sich nicht dadurch aus, daß sie mit absoluter Sicherheit zwischen wahr und falsch unterscheiden können und damit größere Genauigkeit vortäuschen, als erreichbar ist. Ein guter Experte vermag vielmehr, Unsicherheiten einzuschätzen, die sich z.B. bei der medizinischen Diagnose in der Symptomerhebung oder Symptombewertung ergeben. In Expertensystemen wird daher häufig nicht die *klassische Logik* mit der Zweiwertigkeit der Wahrheitswerte zugrunde gelegt, sondern es werden zusätzlich Unsicherheitswerte wie z.B. „sicher", „wahrscheinlich", „möglich" u.a. angenommen. Wissensrepräsentationen von Experten haben also Unsicherheitsfaktoren zu berücksichtigen. Dabei sind auch die Begriffe von Experten keineswegs immer scharf bestimmt, und dennoch operiert man damit. Angaben über Farbe, Elastizität u.ä. macht nur bei Bezug auf bestimmte Intervalle Sinn. Die Grenzen dieser Intervalle erscheinen dann durchaus willkürlich gesetzt. Ob für einen Designer eine Farbe noch schwarz oder schon grau ist, wird als durchaus unscharf *(„fuzzy")* empfunden. Paradoxa sind ohne geeignete Interpretation unausweichlich: Wenn ein Haufen aus n Strohhalmen als groß bezeichnet wird, dann ist auch ein Haufen mit $n-1$ Strohhalmen groß. Wendet man diesen Schluß iteriert an, wird konsequenterweise auch der leere Haufen als groß zu bezeichnen sein.

Nicht-monotones Schließen und Urteilen

Die Wissensrepräsentation in der klassischen Logik geht von der Fiktion einer zeitlich unveränderlichen Gültigkeit ihrer Schlüsse aus. Tatsächlich können aber neue Informationen, die in der Wissensbasis noch nicht berücksichtigt waren, alte Ableitungen ungültig machen. Beispiel: Wenn *P* ein Vogel ist, so kann *P* fliegen: Charly ist ein Vogel, aber auch ein Pinguin. Während also in der klassischen Logik die Menge der Ableitungen mit der wachsenden Menge an vorausgesetzten Fakten steigt *(Monotonie)*, kann faktisch die Menge der Ableitungen mit der zeitlich wachsenden Menge an neuen Informationen eingeschränkt werden *(Nicht-Monotonie)*. Diese Nicht-Monotonie beim Schließen und Urteilen muß auch von einem Experten als realistische Situation angesetzt werden, da eine vollständige und fehlerfreie Datenerhebung nicht möglich, zu aufwendig oder langwierig für eine anstehende Problemlösung wäre. Für ein Expertensystem erfordern sich ändernde Eingabedaten der Wissensbasis, daß die Bewertungen von Schlußfolgerungen neu zu berechnen sind. Die Wissensrepräsentation in Datenbanken wird daher mittlerweile auch mit Zeitangaben versehen. In der medizinischen Diagnostik sind Angaben über die zeitliche Änderung eines Symptoms unabdingbar.

Problemlösungsstrategien

DENDRAL – ein KI-System findet chemische Strukturformeln.

Um die Leistungen wissensbasierter Systeme mit entsprechenden neuronalen Systemen vergleichen zu können, schauen wir uns einige klassische Beispiele genauer an. Historisch war DENDRAL eines der ersten erfolgreichen Expertensysteme, das Feigenbaum u.a. Ende der 60er Jahre entwickelten. Es benutzt die speziellen Kenntnisse eines *Chemikers*, um zu einer chemischen *Summenformel* eine passende molekulare *Strukturformel* zu finden. In einem ersten Schritt werden systematisch alle mathematisch möglichen räumlichen Anordnungen der Atome zu einer vorgegebenen Summenformel bestimmt. Für z.B. $C_{20}H_{43}N$ ergeben sich 43 Millionen Anordnungen. Chemisches Wissen über die Bindungstopologie, wonach z.B. Kohlenstoff-Atome vielfach gebunden werden können, reduziert die Möglichkeiten auf 15 Millionen. Wissen über Massenspektrometrie, über die wahrscheinlichste Stabilität von Bindungen (heuristisches Wissen) und Kernspinresonanz schränken schließlich die Möglichkeiten auf die gesuchte Strukturformel ein. Die ersten Ableitungsschritte für z.B. C_5H_{12} lauten:

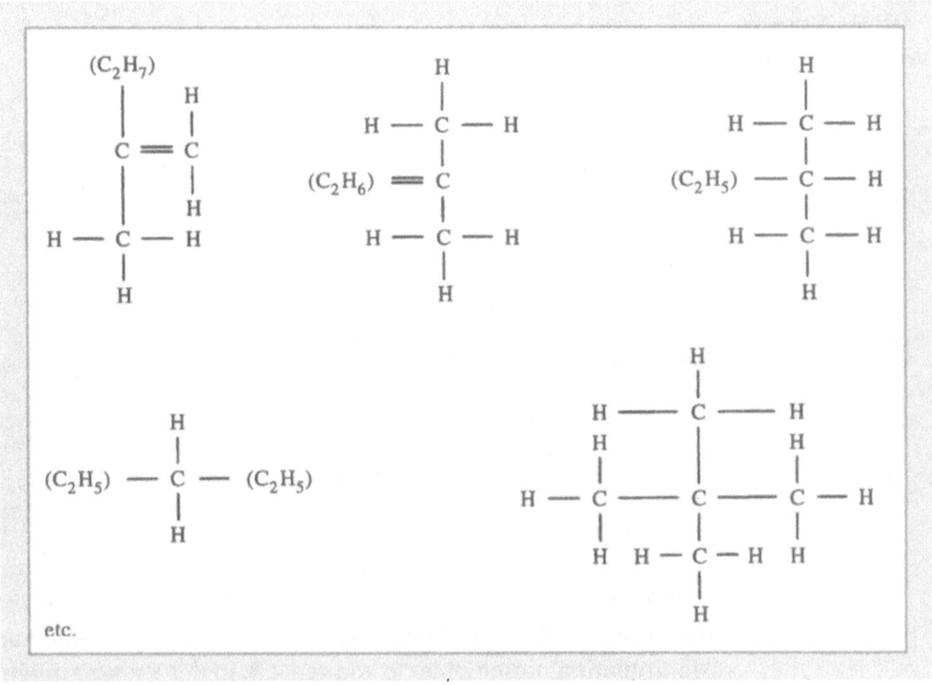

Abb. 32. Strukturformeln, die durch DENDRAL abgeleitet wurden.

British-Museum-Algorithmus

Die Problemlösungsstrategie ist offenbar der bekannte *British-Museum-Algorithmus*, den wir bereits in der Programmiersprache LISP formuliert haben. Das Verfahren lautet GENERATE_AND _TEST, wobei im GENERATE-Teil die möglichen Strukturen systematisch erzeugt und aufgezählt werden, während die chemische Topologie, Massenspektrometrie, chemische Heuristik und Kernspinresonanz jeweils TEST-Prädikate angeben, um die möglichen Strukturformeln einzuschränken. Wir können dieses Programm als explizite (deklarative) Darstellung einer kognitiven Konditionierung auffassen, die ein Laborassistent implizit anwendet.

SHRDLU – ein Roboter manipuliert Bauklötze.

Ein erster Versuch zur Simulation motorischer Systeme war das SHRDLU-Programm für einen *Roboter*, der in einer eingeschränkten Minimalwelt verschiedene Bausteine manipulieren konnte. Das System verstand und gab Antworten, die diese Blockwelt betrafen, löste Handlungsbefehle in eine Folge von Operationen auf und beschrieb Aktionen. In Abbildung 33 wird eine Welt farbiger Objekte gezeigt, die durch einen einarmigen Roboter mit Magnethand manipuliert werden können.

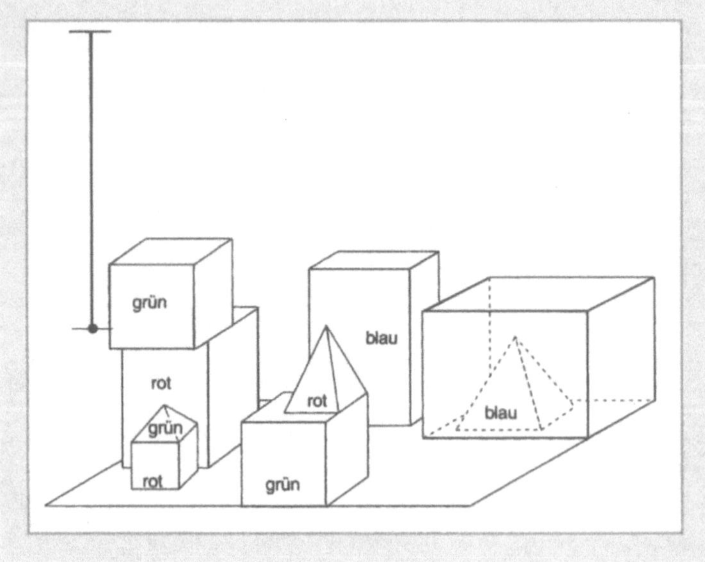

Abb. 33. Motorisches System eines Roboterarms

Der SHRDLU-Roboter arbeitet mit Frames.

Bei den Objekten handelt es sich um Blöcke, Kästen, Pyramiden und Bälle auf einem Tisch. Die Handlungsbefehle zur Manipulation dieser Objekte können z.B. in der Programmiersprache LISP beschrieben und eingegeben werden. Jedes Objekt wird durch ein Schema (frame) repräsentiert. Eine typische Eigenschaftsliste für einen Block lautet:

Objekt	Eigenschaft	Wert
BLOCK B	UNTERSTÜTZT_DURCH	TISCH
	UNTERSTÜTZT_DIREKT	(A)
	ORT	(110)
	GRÖSSE	(222)
	TYP	BLOCK
	FARBE	ROT

Die Eigenschaft GRÖSSE wird durch Höhe, Seite und Tiefe des jeweiligen Objektes angegeben. Die Eigenschaft ORT ist ebenfalls 3-dimensional. Sodann werden Funktionen in LISP definiert, mit denen Werte (fillers) der Objekteigenschaften (slots) verändert werden können. Eine Manipulation von Block B liegt vor, wenn seine Eigenschaft UNTERSTÜTZT_DURCH, UNTERSTÜTZT_ DIREKT oder ORT durch andere Werte ersetzt wird, um ihn mittels Greifarm an einen anderen Ort in anderer Konstellation mit den übrigen Bausteinen zu befördern.

Das noch recht einfache SHDRLU-Programm war der historische Ausgangspunkt für Expertensysteme, bei denen Konstruktions- und Planungsaufgaben im Vordergrund stehen. Es handelt sich um *explizite (deklarative)* Programme, die in den motorischen Systemen lebender Organismen implizit zur Anwendung kommen. Allerdings sind die neuronalen Karten im motorischen Cortex nicht in sprachlicher Form repräsentiert. Zudem sind sie lernfähig und passen sich mit großer Plastizität an die jeweiligen Umweltbedingungen an. Die ungeheure Komplexität dieser Vernetzungen läßt sich in deklarativen Programmen mit sequentieller Signalverarbeitung nicht annähernd erfassen.

Unterschiede zum motorischen Cortex des Gehirns

Der Klassiker eines *diagnostischen Expertensystems* ist MYCIN, das Mitte der 70er Jahre entwickelt wurde. Das MYCIN-Programm sollte einen *Arzt* mit medizinischem Spezialwissen über bakterielle Infektion simulieren. MYCINs Wissenspool über bakterielle Infektionen besteht aus etwa 300 Produktionsregeln. Um das Wissen anwenden zu können, arbeitet MYCIN rückwärts. Für jede von 100 möglichen Hypothesen von Diagnosen versucht MYCIN auf einfache Fakten zu stoßen, die durch Laborergebnisse oder Klinikbeobachtungen bestätigt sind. Da MYCIN in einem Bereich arbeitet, in dem Ableitungen kaum sicher sind, wurde eine Theorie des plausiblen Schließens und der Wahrscheinlichkeitsbewertung mit dem Ableitungsapparat verbunden.

MYCIN – ein KI-System diagnostiziert Krankheiten.

An diesem medizinischen Beispiel werden noch einmal Grenzen und Unterschiede zum menschlichen Gehirn deutlich. Wie soll die spezielle *Wissensbasis* eines Expertensystems mit dem allgemeinen *Hintergrundwissen* über die Welt verbunden werden, das die Entscheidungen und Handlungen eines menschlichen Experten beeinflußt? So wird ein erfahrener Arzt bei seiner Diagnose auch seine nicht-deklarativen (impliziten) Eindrücke von den Lebensumständen (Familie, Beruf etc.) und der Lebenseinstellung des Patienten berücksichtigen. Zudem verfügt ein Experte nicht nur über Wissen, sei es nun allgemeines Hintergrund- oder Spezialwissen. Er „kann" vor allem etwas, was andere nicht beherrschen. Können ist aber ein intuitives *(implizites)* Vermögen, daß sich algorithmisch deklarativ nur begrenzt erfassen läßt.

Basiswissen und Hintergrundwissen

Explizites und implizites Wissen

Hubert Dreyfus unterscheidet ein 5-Stufen-Modell vom Anfänger zum Experten, das diese Einsicht unterstreichen soll.

Wie wird man ein guter Experte? (5-Stufen-Modell von Dreyfus)

Auf der *Stufe 1* übernimmt der Anfänger Regeln, die er ohne Bezug auf die Gesamtsituation stur anwendet. Der Fahrschüler lernt schalten bei festen Kilometerangaben, der Lehrling lernt Einzelteile des Motors kennen, der Spieler lernt die Grundregeln seines Spiels. Auf der *Stufe 2* nimmt der fortgeschrittene Anfänger bereits gelegentlich Bezug auf situationsabhängige Merkmale. Der Lehrling lernt Erfahrungswerte bestimmter Materialen zu berücksichtigen, der Fahrschüler lernt schalten aufgrund von Motorgeräuschen u.ä.

Auf der *Stufe 3* ist bereits Kompetenz erreicht, gewissermaßen die Gesellenprüfung absolviert oder die Diplomarbeit geschrieben. Der Lehrling hat in seinem spezifischen Anwendungsbereich gelernt, Lösungsstrategien für komlexe Problemstellungen aus den erlernten Regeln zu entwerfen. Der Autofahrer kann die einzelnen Regeln zur Führung seines Fahrzeugs vorschriftsmäßig koordinieren und anwenden. Damit ist bereits, so Dreyfus, die maximale Leistungsfähigkeit eines Expertensystems erreicht.

Menschliches Entscheiden und Urteilen läßt sich durch Expertensysteme nur begrenzt erfassen.

Die nächsten Stufen des Meisters und Experten lassen sich nämlich *algorithmisch nur begrenzt* erfassen. Es wird *Urteilsfähigkeit* gefordert, die sich auf die *gesamte* Situation bezieht: der Schachmeister, der blitzartig komplexe Konstellationsmuster erkennt und sie mit bekannten Mustern vergleicht, der Rennfahrer, der die dem Motor und der Situation optimal angepaßte Fahrweise intuitiv erfühlt, der Ingenieur, der aufgrund seiner Erfahrung an den Geräuschen hört, wo der Motorfehler liegt und viele Beispiele mehr. Besonders eklatant ist die Rolle der Intuition beim professionellen Manager und Politiker. Während in den 60er und 70er Jahren Planungsstrategien und Entscheidungskalküle als Zeichen eines rationalen Managements galten, besinnt man sich in der komplexen, wettbewerbsabhängigen und unsicheren Geschäftswelt wieder des altmodischen Managements, das auf Erfahrung, Intuition und Risikobereitschaft setzt, also letztlich Faktoren, die sich nicht vollständig in algorithmischen Datenstrukturen festhalten lassen. Wie wird man ein guter Managementexperte? Algorithmisches Denken, computergestützte Problemanalyse, der Einsatz von Expertensystemen hilft in der Vorbereitungsphase. Aber dann ist es ratsam, sich auf die *Arbeitsweise menschlicher Gehirne* zu besinnen.

Expertensysteme und menschliches Gehirn

Menschliche Entscheidungs- und Urteilsfähigkeit ist ohne *emotionale Färbung* und *Motivation* unmöglich, da – wie wir

Die Rolle von Emotion und Motivation

im Teil I gesehen haben – sensorische, emotionale, motorische und kognitive Systeme im Gehirn in komplexer Weise vernetzt sind. Der angeblich kühle und leidenschaftslose Stratege ist eine verklemmte Perversion, die durch das falsche Vorbild eines programmierbaren Computers gestützt wurde. Da wir unsere Gefühle nicht ausschalten können (und es auch nicht versuchen sollten, ohne gefährliche und unkontrollierbare Reaktionen heraufzubeschwören) müssen wir lernen, klug mit ihnen umzugehen. Gefühle bedeuten nicht den Einbruch des Irrationalen aus den archaischen Tiefen unserer evolutionären Herkunft. Sie durchziehen unabtrennbar unser Wahrnehmen, Denken und Handeln. Die Ausbildung menschlicher Urteilsfähigkeit muß dieser komplexen Vernetzung unseres Gehirns Rechnung tragen.

Teil III

Komplexität und Dynamik neuronaler Netze

Neuronale Netze sind technische Systeme, die sich am Aufbau und der Informationsverarbeitung von Gehirnen orientieren. Wie ein Gehirn sind sie ein komplexes System von autonomen Teilen („Neuronen"), deren lokale Wechselwirkungen globale Aktivitätsmuster erzeugen. Ihre Dynamik ist nicht (wie bei Computern) durch Programme zentral gesteuert, sondern organisiert sich selber. Wie Gehirne sind neuronale Netze lernfähig, flexibel, fehlertolerant und haben eine parallele Signalverarbeitung. Damit stellt sich die Frage, in welchem Umfang neuronale Netze zur Simulation des Gehirns eingesetzt werden können.

8 Evolution der Natur

Das Gehirn, an dem sich neuronale Netze orientieren, greift auf Struktur- und Organisationsprinzipien komplexer Systeme zurück, die in der Evolution der Natur entwickelt wurden. Bereits in der unbelebten Natur von Physik und Chemie treten komplexe atomare und molekulare Systeme auf, die zur *Selbstorganisation* fähig sind, *ohne* auf eine *zentrale Programmsteuerung* angewiesen zu sein. Es bleibt zu prüfen, wie diese Systeme zur Simulation neuronaler Netze verwendet werden können.

Nichtlinearität und Chaos

Komplexe Systeme

In unserem Kopf sind mehr Synapsen als Sterne in der Galaxie, in der wir leben: Bei durchschnittlich 10^{11} Neuronen kommen wir auf ca. 10^{14} synaptische Verbindungen – eine ungeheure Zahl mehr oder weniger gleichzeitiger Wechselwirkungen. In der Wissenschaftsgeschichte war der Sternenhimmel das erste komplexe System, dessen vielfältige Wechselwirkungen Mathematiker und Astronomen vorauszusagen versuchten. Im 17. und 18. Jahrhundert vereinfachte man diese Aufgabe, indem man nur die gegenseitige Gravitationseinwirkung zwischen zwei Himmelskörpern (z.B. Sonne und Erde im Keplerschen Planetengesetz) berücksichtigte und die Wechselwirkungen mit den übrigen Sternenmassen vernachlässigte *(Zwei-Körper-Problem)*. Da die Gleichungen von Zwei-Körper-Problemen berechenbar sind, glaubte man bis ins 19. Jahrhundert, daß das Universum insgesamt berechenbar sei. So hielt der französische Astronom und Mathematiker Pierre Laplace (1749–1827) einen gigantischen Himmelscomputer *(„Laplacescher Geist")* für möglich, dem man eines Tages nur die Anfangsdaten von Ort und Impuls der Himmelskörper eingeben müßte, um exakt eine noch so ferne Zukunft oder Vergangenheit voraus- oder zurückberechnen zu können. Tatsächlich stören sich aber die

Zwei-Körper-Probleme

Laplacescher Geist

verschiedenen Massen im Weltall gegenseitig, so daß es zu komplizierten Bahnschwankungen kommen kann. An die Stelle einer jeweils isolierten *(monokausalen)* Ursache treten vielfältige *(polykausale)* Ursachen, deren Wechselwirkungen in nichtlinearen Gleichungen beschrieben werden. Für *nichtlineare* Gleichungen gibt es aber in der Regel keine exakte Lösungen, sondern nur Näherungslösungen. Sie erfordern einen gewaltigen Rechenaufwand, der nur durch moderne Computer mit schnellen Rechengeschwindigkeiten und großen Datenspeichern annähernd bewältigt werden kann. Damit ist der Glaube an den Laplaceschen Geist und die exakte Berechenbarkeit der Zukunft in Frage gestellt.

Mehr-Körper-Probleme sind nichtlinear.

Schwaches Kausalitätsprinzip

Der eindeutigen und exakten Lösung einer Bewegungsgleichung entspricht das klassische Kausalitätsprinzip: *Gleiche Ursachen haben gleiche Wirkungen.* Tatsächlich sind aber Ursachen und Wirkungen nie mit beliebiger Meßgenauigkeit bestimmbar. Voraussetzung eines wissenschaftlichen Experiments bzw. einer Messung ist die Forderung ihrer Wiederholbarkeit (Reproduzierbarkeit). Bei einer solchen Nachprüfung wird erwartet, daß die Ergebnisse innerhalb der unvermeidlichen Ungenauigkeit beim Experiment übereinstimmen, d.h. der Fehler der Meßergebnisse liegt in derselben Größenordnung wie die Ungenauigkeit der experimentellen Anordnung. Dieser Forderung entspricht das starke Kausalitätsprinzip: *Ähnliche Ursachen haben ähnliche Wirkungen.* Heute wissen wir, daß dieses Prinzip selbst in der klassischen Mechanik keine universelle Geltung hat. Ein einfaches Wechselwirkungsschema, in dem mehr als zwei Körper aufeinander einwirken, kann nämlich eine starke Abhängigkeit der Bahnen von den Anfangsbedingungen erzeugen. Eine winzige Abweichung, z.B. beim Stoß einer Billardkugel, eine sehr kleine Störung von Planetenbahnen durch einen Kometen, von der man vermutete, sie sei zunächst völlig vernachlässigbar, kann sich *chaotisch* aufschaukeln und Entwicklungen auslösen, die nicht mehr berechenbar sind. Ähnliche Ursachen können also zu Chaos führen. Aus dem Alltag wissen wir: Dreiecksverhältnisse neigen zu Streit und Instabilität.

Starkes Kausalitätsprinzip

Kausalität und Chaos

Um die verschiedenen kausalen Entwicklungen der Körper bei einem Mehrkörperproblem zu veranschaulichen, stellen wir uns vor, daß der Zustand eines Körpers (z.B. Orts- und Impulsangabe) zu jedem Zeitpunkt eindeutig bestimmt und durch einen Punkt im Zustandsraum (z.B. Ort und Impuls als

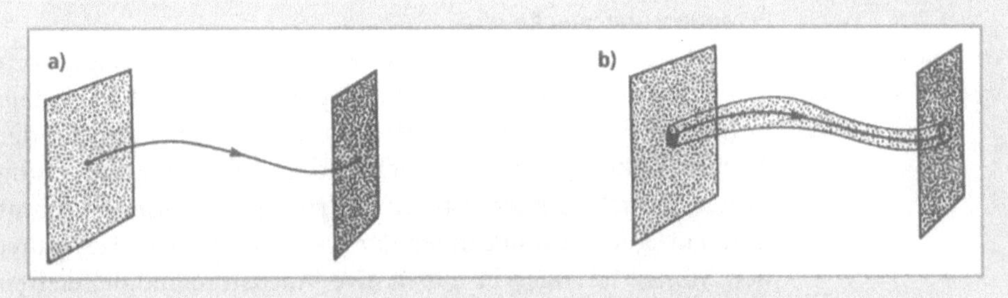

Abb. 34a. Schwache Kausalität

Abb. 34b. Starke Kausalität

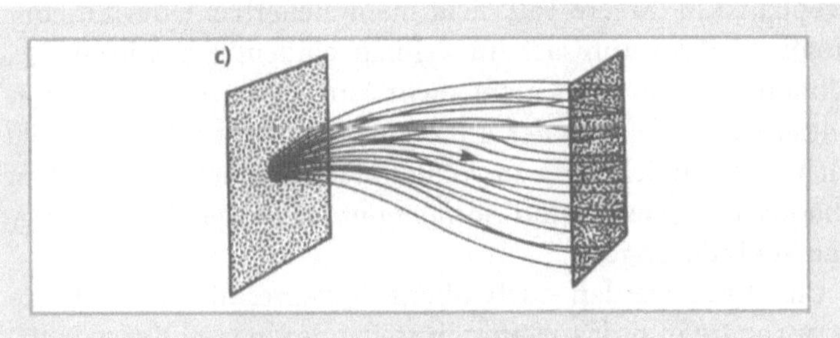

Abb. 34c. Kausalität und Chaos

Koordinaten) dargestellt sei. Die Zustandsentwicklung wird dann durch eine Bahnkurve (Trajektorie) im Zustandsraum veranschaulicht. Im Fall des *schwachen Kausalitätsprinzips* führt eine Bahnkurve mit gleicher Anfangsursache zur gleichen Wirkung (Abb. 34a). Beim *starken Kausalitätsprinzip* führen ähnliche (d.h. benachbarte) Ursachen wieder zu ähnlichen Wirkungen im entsprechenden Meßintervall (Abb. 34b). Im Fall eines *chaotischen* Systems treiben die anfangs benachbarten Bahnkurven auch bei nur geringen Abweichungen langfristig wie ein Bienenschwarm auseinander (Abb. 34c).

Kontrollparameter von komplexen Systemen

Ob ein nichtlineares System sich langfristig chaotisch verhält, hängt von einer veränderbaren *Kontrollgröße* ab. Als einfaches Beispiel betrachten wir eine nichtlineare Wachstumsfunktion, mit der die Ausbreitung einer ansteckenden Krankheit (z.B. Masern) in einer Population beschrieben wird.

Nichtlineare Wachstumsfunktion von epidemischen Krankheiten

Der Ansteckungszuwachs hängt sowohl von der Prozentzahl der bereits angesteckten Personen als auch der noch nicht angesteckten Personen ab. Die Kontrollgröße bringt die Intensität der epidemischen Wechselwirkung zum Ausdruck. Der Ansteckungsverlauf geht um so schneller, je größer dieser Kontrollparameter ist. Überlassen wir das abgeschlossene System der Population sich selber, so werden schließlich alle Personen angesteckt sein.

Nichtlineare Wachstumsfunktionen von Populationen.

Statt der epidemischen Ausbreitung einer Krankheit können wir auch das Wachstum der Population selbst betrachten. In diesem Fall kann der *Kontrollparameter* die Intensität der Wechselwirkung z.B. bei wachsender Rohstoffverknappung zum Ausdruck bringen. Von einer kritischen Größe ab kommt es zu heftigen Schwankungen der Wachstumskurve. Sie spaltet sich immer häufiger in alternative Wachstumsmöglichkeiten auf und wird ab einem bestimmten Kontrollwert völlig irregulär und chaotisch. Die ökologische Überbevölkerungskatastrophe ist in diesem Fall nicht mehr steuerbar. Obwohl jeder mögliche Wachstumsast im Prinzip eindeutig bestimmt ist, können wir ihn dann nicht mehr langfristig berechnen. *Geringste Abweichungen der Anfangsbedingungen* führen bereits nach wenigen Schritten zu völlig unterschiedlichen Verläufen. Chaotische Systeme sind *hochempfindlich* gegenüber geringsten Veränderungen.

Wetter und Klima sind nichtlineare offene Systeme.

Chaotisch werden auch offene Systeme, die wie z.B. die Atmosphäre und das Wetter eines Landes in ständigem Stoff- und Energieaustausch mit ihrer Umwelt sind. *Kontrollparameter* bringen die veränderten Umweltbedingungen des Systems zum Ausdruck. In diesem Fall stehen keine Billardkugeln, Menschen oder Planeten in Wechselwirkung, sondern unzählbar (aber im Prinzip endlich viele) Atome und Moleküle von Gasen, Luft- und Flüssigkeitsströmen. Selbst wenn wir die Faktoren erheblich einschränken und vereinfachen, so bleiben die meteorologischen Gleichungen mit den gegenseitig sich beeinflussenden Größen der Strömungsgeschwindigkeit und Temperaturdifferenzen vieler Luftschichten hochgradig nichtlinear. Geringste lokale Veränderungen, ein kleiner, nicht beachteter Wirbel auf der Wetterkarte, ein trudelndes Blatt, der Flügelschlag eines Schmetterlings können danach globale chaotische Veränderungen der Großwetterlage auslösen. Jedermann weiß um die Verläßlichkeit des Wetterberichts. In der mathematischen Chaostheorie spricht man deshalb nach Edward N. Lorenz vom „*Schmetterlingseffekt*". Die prinzipielle Eindeutigkeit von mathematischen Gleichungslösungen garantiert also keine beliebig lange Prognostizierbarkeit und beliebig genaue Berechenbarkeit. Es sind gerade die hohen Rechenkapazitäten heutiger Computer, mit denen diese *Grenzen der Vorausberechenbarkeit* deutlich wurden.

Der Schmetterlingseffekt

Bereits John von Neumann hatte seinen ersten Computer mit der Zielsetzung konstruiert, das Problem der Wettervorhersage zu bewältigen. In den 50er und 60er Jahren hatte die Entwicklung digitaler Computer und das Weltraumsatellitenprogramm zum „Global Atmospheric Research Program" geführt. Dieses nationale Großprojekt war von John von Neumanns Optimismus inspiriert, daß globale Prognostizierbarkeit auch von nichtlinearen Systemen mit entsprechend großen Rechenmaschinen möglich sei. Lorenz versuchte seit 1960 anhand eines vereinfachten, aber *nichtlinearen Wettermodells* das Problem der Wettervorhersage zu analysieren. Er vermutete, daß die praktische Unvorhersehbarkeit des Wetters mit einer deterministischen Beschreibung vereinbar sein sollte. Seine Differentialgleichungen integrierte er mit einem Rechner („Royal McBee"), der 60 Multiplikationen pro Sekunde ausführte. 1961 entdeckte Lorenz, daß sich bei der Vorgabe derselben Anfangsbedingungen nach kurzer Zeit vollständig voneinander abweichende Zahlenkolonnen ergaben. Nachdem die Möglichkeit eines Funktionsfehlers im Röhrencomputer ausgeschlossen werden konnte, hatte Lorenz den entscheidenen Einfall: Die verwendeten Anfangsbedingungen waren nicht vollkommen identisch. Vielmehr schlugen die vorgenommenen Abrundungen durch.

Nichtlineare Systeme sind langfristig nicht vorausberechenbar.

Nichtlineare Systeme hängen empfindlich von ihren Ausgangsbedingungen ab.

Bei Steigerungen der Rechenkapazitäten wird das langfristige chaotische Verhalten anschaulich im *Zustandsraum* deutlich. Die Zustandskurve formt sich langfristig in endlosen Windungen ohne Überschneidungen und Wiederholungen völlig irregulär zu einem globalen Gebilde, das an ein Eulengesicht mit zwei großen Augen erinnert (Abb. 35). Die Zustandsentwicklung endet also weder in einem Punkt noch einem lokalen Raumgebiet, sondern in einer globalen irregulären Raumregion, von der das System magisch angezogen scheint, ohne es wieder verlassen zu können. Wir sprechen deshalb auch von einem *chaotischen Attraktor* im Unterschied zu einem Punktattraktor wie z.B. in Abb. 34a.

Lorenz-Attraktor

Die Wege der Bahnkurven hängen *empfindlich* von ihren Anfangsbedingungen ab. Geringste Abweichungen führen zu anderen Wegen mit verschiedenen Schleifen. In chaotischen Systemen wachsen kleinste Anfangsabweichungen exponentiell an, wobei der sogenannte (positive) *Ljapunov-Exponent* ein Maß für die Abweichungen der Bahnkurven ist. Ein Computer berechnet die Anfangswerte in binärer Form z.B. 0,1001100...

Ljapunov-Exponent

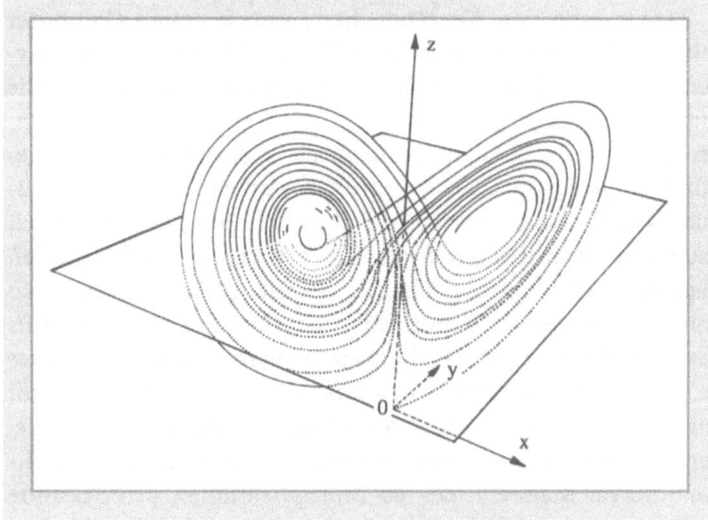

Abb. 35. Chaotischer Attraktor (nach E. N. Lorenz)

Rechenzeit und Vorausberechenbarkeit in chaotischen Systemen

mit wachsender Genauigkeit. Die Vernachlässigung von nur wenigen Bits führt also in chaotischen Systemen zu völlig verschiedenen Informationen über zukünftige Zustände eines Systems. Berücksichtigen wir aber möglichst viele Bits der Anfangsinformation, dann wächst die Rechenzeit zur Vorausberechnung zukünftiger Zustände exponentiell an und führt zur praktischen Begrenzung langfristiger Prognosen.

Selbstorganisation und Ordnung

Komplexe nichtlineare Systeme können nicht nur ins *Chaos* abstürzen, sondern auch spontan *neue Ordnungszustände* erzeugen. Dazu betrachten wir zunächst atomare und molekulare Systeme (z.B. Gase, Flüssigkeiten, Festkörper), die in der Thermodynamik untersucht werden.Die *Thermodynamik* beschäftigt sich mit der Wärmeverteilung an makroskopischen Körpern. Der österreichische Physiker Ludwig Boltzmann (1844–1909) schlug eine statistisch-mechanische Erklärung vor, indem er die *Makrozustände* eines Körpers wie z.B. Wärme auf die Stoßmechanik von Molekülen *(Mikrozustände)* zurückzuführen versuchte. Dazu führte er statistische Verteilungsfunktionen von Ort und Geschwindigkeit der Moleküle ein.

Boltzmanns statistisch-mechanistische Deutung der Thermodynamik

Thermodynamisches Gleichgewicht

Ein System ist im *thermodynamischen Gleichgewicht* mit seiner Umgebung, wenn makroskopische und kollektive Eigenschaften wie z. B. Druck und Temperatur, die das System als Ganzes beschreiben, völlig mit der Umgebung übereinstimmen. Als Beispiel betrachten wir eine Schicht Flüssigkeit zwischen zwei horizontalen und parallelen Platten. Die Flüssigkeit strebt sich selbst überlassen in das thermodynamische Gleichgewicht, d.h. einen homogenen Zustand, in dem statistisch die Moleküle bzw. Flüssigkeitsteilchen nicht unterscheidbar sind. Es ist ein Systemzustand vollkommener Symmetrie, in dem keine makroskopischen Veränderungen stattfinden und keine Temperaturunterschiede zur Außenwelt bestehen. Eine Störung liegt dann vor, wenn der *Kontrollwert* der Temperatur, d.h. die untere Platte erwärmt wird. Bei geringen Temperaturunterschieden kehrt das System selbständig zum Gleichgewichtszustand zurück. Wird die Temperaturdifferenz aber weiter erhöht und vom Gleichgewichtszustand weggetrieben, treten plötzlich neue makroskopische Formen in der Flüssigkeit auf (Abb. 36), d.h. sie organisiert sich in kleinen regelmäßigen Zellen, in denen Flüssigkeitsschichten rotieren *(Bénard-Konvektion)*. Die formalen Größen, mit denen diese neuen Ordnungsmuster beschrieben werden, heißen *Ordnungsparameter*.

Kontrollparameter

Bénard-Konvektion – Ordnungsmuster fern des thermischen Gleichgewichts

Ordnungsparameter

Ursache ist eine auf- und absteigende Strömung, die durch verschiedene Dichten der Teilchen in der Nähe der unterschiedlich erwärmten Platten eingeleitet wird. Dabei findet insofern eine echte *Symmetriebrechung* statt, als sich die Flüssigkeit in den Konvektionszellen abwechselnd nach links oder rechts dreht. Die Richtung hängt von kleinsten Anfangsfluktuationen ab und läßt sich nicht voraussagen. Solche *Nichtgleichgewichtszustände* treten in der Natur massiv auf. Ein Beispiel ist die Biosphäre, die einem Energiefluß ausge-

Eine spontane Symmetriebrechung ist nicht vorausberechenbar.

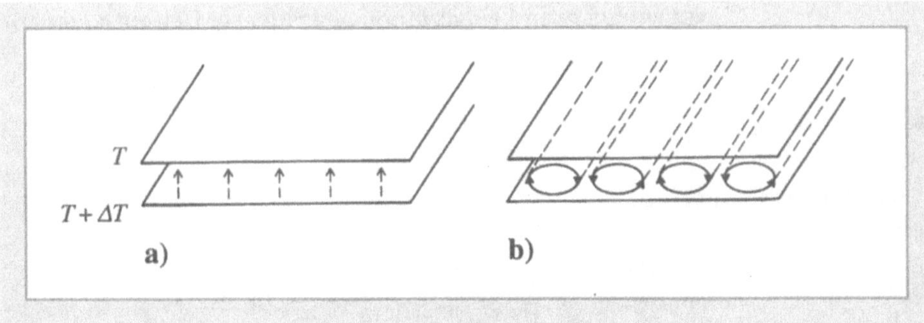

Abb. 36. Musterbildung fern des thermischen Gleichgewichtes (Bénard-Experiment)

setzt ist, der durch den Strahlungsausgleich zwischen Sonne und Erde zustande kommt. Komplexe Systeme fernab des thermischen Gleichgewichts bilden spontan neue Formen und Eigenschaften. Sie besitzen also die Fähigkeit zur *Selbstorganisation von Ordnung*.

Selbstorganisation von Ordnung in abgeschlossenen Systemen nahe dem thermischen Gleichgewicht

Das Studium von *Systemen fernab vom thermischen Gleichgewicht* führt zur Entdeckung von physikalischen Eigenschaften, die als charakteristisch für lebende Systeme galten. Dazu betrachten wir zunächst Beispiele zur Selbstorganisation von Ordnung bei *abgeschlossenen Systemen* in der Nähe des thermischen Gleichgewichts. Ein Ferromagnet ist ein komplexes System aus vielen atomaren Elementarmagneten (Dipole), deren Spin (im sogenannten *Ising-Modell*) in zwei Richtungen zeigen kann. Die Verteilung der Richtungsanzeigen der Dipole gibt die Durchschnittsmagnetisierung des Systems an und wird als Ordnungsparameter eingeführt. Wird der *Kontrollparameter* der Temperatur nach einer anfänglichen Erhitzung auf den kritischen Wert des Curie-Punktes gesenkt, springen alle Elementarmagneten in eine Richtung. Damit ist eine *Ordnungsstruktur* und der dazugehörige Ordnungsparameter durch Symmetriebrechung ausgezeichnet. Wir sprechen auch von einem *Phasenübergang* vom nicht-magnetischen in den magnetischen Zustand.

Beispiel: der Ferromagnet

Beispiel: Eiskristalle

Ein alltägliches Beispiel ist das Auskristallisieren von Schnee und Eiskristallen durch Absinken der Temperatur. Auch hier sind mikroskopisch für die Atome und Moleküle der Flüssigkeit noch keine Raumrichtungen ausgezeichnet. Wenn ein kritischer Temperaturwert erreicht ist, werden jedoch bestimmt Richtungen ausgezeichnet, die makroskopisch z.B. in schönen Schneekristallen sichtbar sind. Das spontane Auftreten von geordneten Strukturen bei Phasenübergängen mag zunächst an Lebensvorgänge erinnern. Der entscheidende Unterschied zu den genannten Beispielen besteht jedoch

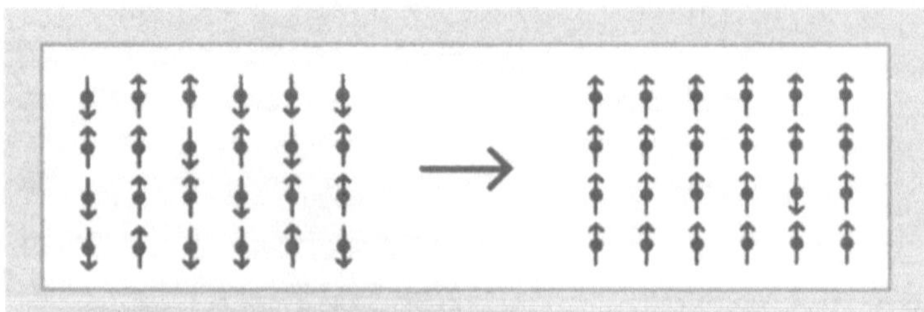

Abb. 37. Musterbildung nahe dem thermischen Gleichgewicht (Ferromagnet im Ising-Modell)

darin, daß Lebensvorgänge beim Absinken der Temperatur erlahmen und schließlich zum Tod führen. Erst durch eine ständige Zuführung von Energie, Nahrung etc. werden Organismen am Leben erhalten und bilden geordnete Strukturen. Im Unterschied zu den genannten Beispielen sind die höher entwickelten Organismen gerade nicht im thermischen Gleichgewicht mit ihrer Umwelt.

Selbstorganisation von Ordnung in offenen Systemen fern dem thermischen Gleichgewicht

Daß auch *offene Systeme* durch ständige Energiezufuhr Muster bilden können und nicht in völlige Unordnung übergehen, zeigen die folgenden Beispiele. Aus der Meteorologie sind die parallelen Wolkenstraßen bzw. Wolkenrollen bekannt. Sie entstehen dadurch, daß bei einer bestimmten kritischen Erwärmung bzw. Energiezufuhr durch die Sonne die warmen Luftmassen nach oben steigen, sich dabei abkühlen und wieder nach unten fallen und so geordnete Rotationsbewegungen auslösen wie unter Laborbedingungen die Konvektionszellen in Abb. 36. Auch in diesem Fall können neue Ordnungszustände durch *Ordnungsparameter* beschrieben werden.

Beispiel: Wetter und Klima

Schema der Selbstorganisation

Das *Schema der Selbstorganisation* ist bei diesen Beispielen klar: Bestimmte *Kontrollparameter* wie Temperatur- oder Geschwindigkeitsdifferenzen werden geändert, bis der alte Zustand instabil wird und in einen neuen Zustand übergeht. Bei kritischen Werten entstehen spontan *makroskopische* Ordnungsstrukturen, die sich durch Kollektivbewegungen der *mikroskopischen* Systemteilchen durchgesetzt haben. Im Unterschied zu den *Phasenübergängen* im thermischen Gleichgewicht handelt es sich also um Bewegungsmuster, die durch Energiezufuhr von außen aufrechterhalten werden.

Makroskopische Ordnungen eines komplexen Systems entstehen durch kollektive Wechselwirkungen der Systemelemente auf der Mikroebene.

Beispiel: Laser

Solche *offenen* Systeme fernab des thermischen Gleichgewichts haben mittlerweile im Fall des Laserlichts enorme technische Bedeutung gewonnen. Im Prinzip unterscheidet sich ein *Laser* von einer gewöhnlichen Gasentladungsröhre durch zwei Spiegel an den Enden der Glasröhre (Abb. 38). Jedes Atom zwischen den Spiegeln kann von außen durch Energiezufuhr (Strom oder Licht) angeregt werden. Die Atome senden dann einen Lichtwellenzug aus. Die Spiegel zeichnen gewisse Lichtwellenzüge aus: Diejenigen, die parallel zur Achse zwischen den Spiegeln laufen, verweilen durch mehrfache Reflexion länger im Laser als diejenigen, die schräg laufen und schnell entweichen. Wenn die Energiezufuhr von außen stetig erhöht wird, lassen sich verschiedene Wellenmuster unterscheiden. Bei geringer Zufuhr strahlen die Atome unabhängig voneinander einzelne

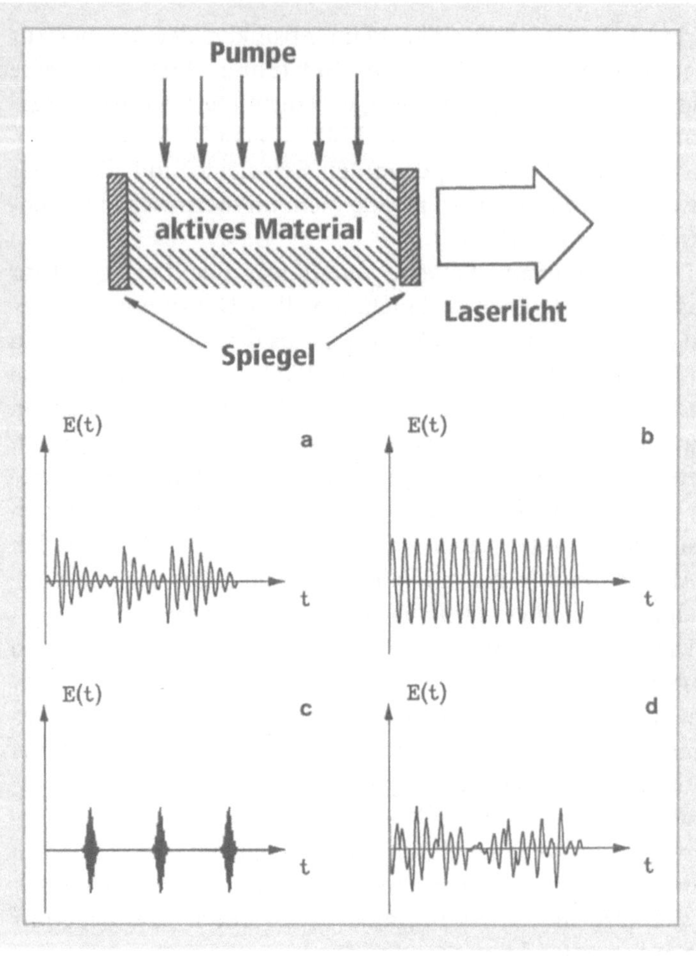

Abb. 38a-d. Lichtmuster (Ordnungsparameter) eines Lasers in Abhängigkeit von steigender Energiezufuhr (Kontrollparameter): (a) Unabhängige Wellen bei niedrigem Kontrollwert, (b) kohärenter Laserstrahl, (c) ultrakurze Laserpulse, (d) deterministisches Chaos

Wellenzüge ab (Abb. 38a). Wird ein kritischer Schwellenwert erreicht, entsteht spontan das typische Lasermuster. Die Atome oszillieren plötzlich in Phase und strahlen einen einzigen gigantischen Wellenzug ab (Abb. 38b), dessen Intensität durch weitere Energiezufuhr drastisch gesteigert werden kann, bis schließlich analog zu Flüssigkeiten „turbulentes Licht“ entsteht.

Selbstorganisation ist durch lokale Wechselwirkungen der Systemelemente bestimmt.

Bei allen diesen Beispielen von Selbstorganisation liegt *keine zentrale Steuerung* und *kein fertiges Programm* vor, nach dem eine neue Ordnungsstruktur Schritt für Schritt gebaut wird.

Unter bestimmten Kontrollwerten entstehen die Muster durch gleichzeitige Wechselwirkungen der Sytemelemente. Auch in der anorganischen Chemie treten bei bestimmten kritischen Konzentrationen von Substanzen räumliche, zeitliche oder raum-zeitliche Muster auf. Im Anfangsstadium der *Belousov-Zhabotinski*-Reaktion bilden verschiedene chemische Substanzen eine homogene Mischung. Spontan tritt dann ein zeitlich oszillierendes Muster auf. Es entstehen zufällige blaue Punkte auf der roten Oberfläche der Mischung, die zu Kreisen auswachsen und nach außen laufen. In diesen blauen Scheiben treten dann rote Punkte auf, die ebenfalls zu Scheiben auswachsen und nach außen laufen. In den roten Scheiben treten wieder blaue Punkte auf und der Prozeß wiederholt sich (Abb. 39). Es kommt zu einem periodischen Bewegungsmuster aus interferierenden Kreisen, das so lange Bestand hat, als von außen energiereiche Substanzen zugeführt werden, um den Verbrauch *(„Dissipation")* von Energie auszugleichen. Ein solches durch Metabolismus erhaltenes Muster heißt daher auch dissipativ. Es handelt sich also um ein echtes offenes System fern des thermischen Gleichgewichts, das bei bestimmten kritischen Konzentrationsmengen spontan bestimmte makroskopische Wellenmuster zeigt und damit die Symmetrie der zunächst homogenen Mischung bricht.

Selbstorganisation chemischer Reaktionen

Auch auf *zellulärer* Ebene können komplexe nichtlineare Systeme zur Selbstorganisation von Ordnungsmustern führen,

Zelldifferenzierung durch Phasenübergänge

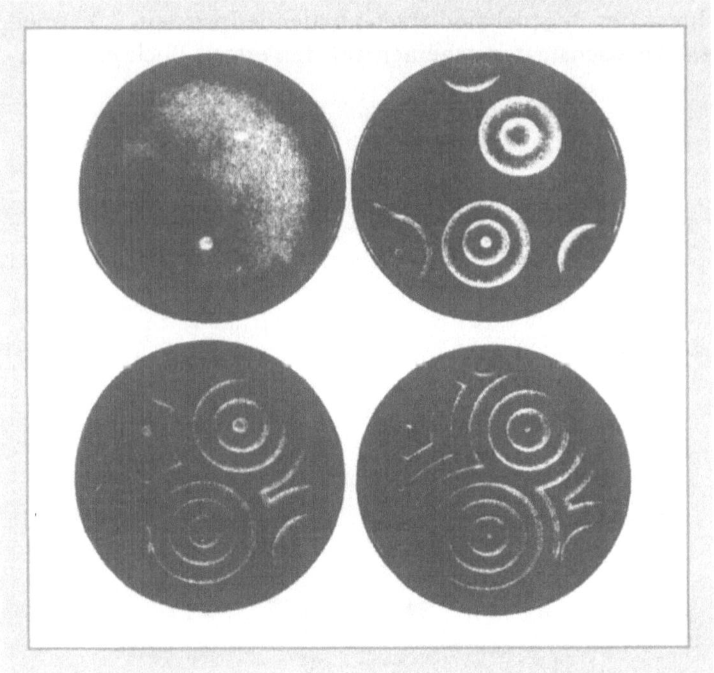

Abb. 39. Selbstorganisation chemischer Reaktionen (Belousov-Zhabotinsky)

die nicht zentral gesteuert und programmiert ist. Ein einfaches Beispiel ist der Schleimpilz. Im Normalfall existiert er auf einem Nahrungsuntergrund in der Gestalt einzelner amöbenartiger Zellen, die in ihrer Funktion ununterscheidbar sind. Vermindert sich die Nahrung der einzelnen Zellen auf einen kritischen Wert, so versammeln sie sich an einem bestimmten Ort, klumpen zu einer Pilzform zusammen und differenzieren ihre Funktion in Stamm und Sporenträger. Die Symmetrie der homogenen Zellen wird also spontan bei einem kritischen Wert eines äußeren Parameters gebrochen, und ein neues strukturelles und funktionales Muster entsteht. Dabei ist wiederum kein Amöbendämon wirksam, der die Organisation der Amöbenzellen angesichts der „Naturkatastrophe" kommandiert.

Zelluläre Kommunikation

Vielmehr sondern die einzelnen Zellen in dieser Situation eine chemische Substanz (cAMP) aus, die ein Muster von regelmäßigen Wellen und Spiralen bildet, an dessen Dichtegefälle sich die einzelnen Zellen bei ihrer Sammlung orientieren können. Die *Phasenübergänge* dieser *Zelldifferenzierung* führen zu einem neuen zellulären Ordnungszustand.

Ökologische Selbstorganisation

Auch bei *Tierpopulationen* können komplexe nichtlineare Systeme zur Selbstorganisation von Ordnungszuständen führen, die nicht zentral gesteuert und programmiert ist. Ein lehrreiches Beispiel sind staatenbildende Insekten, z.B. Ameisen. Ameisenstaaten scheinen auf den ersten Blick ein deter-

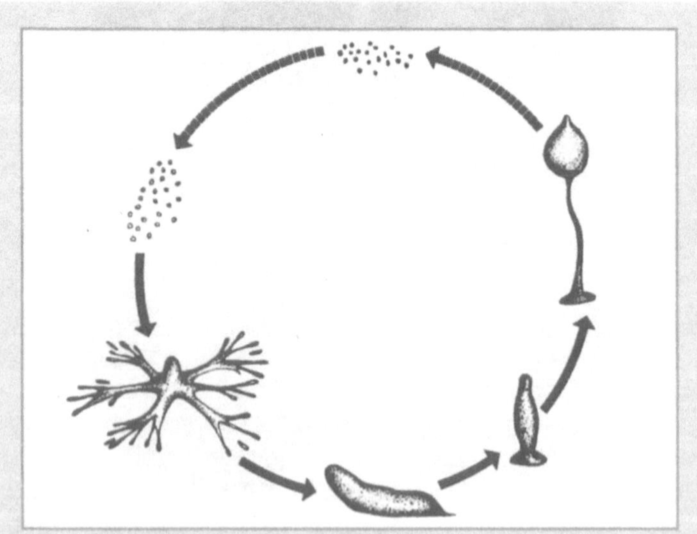

Abb. 40. Selbstorganisation durch zelluläre Kommunikation (Amöbenpilz)

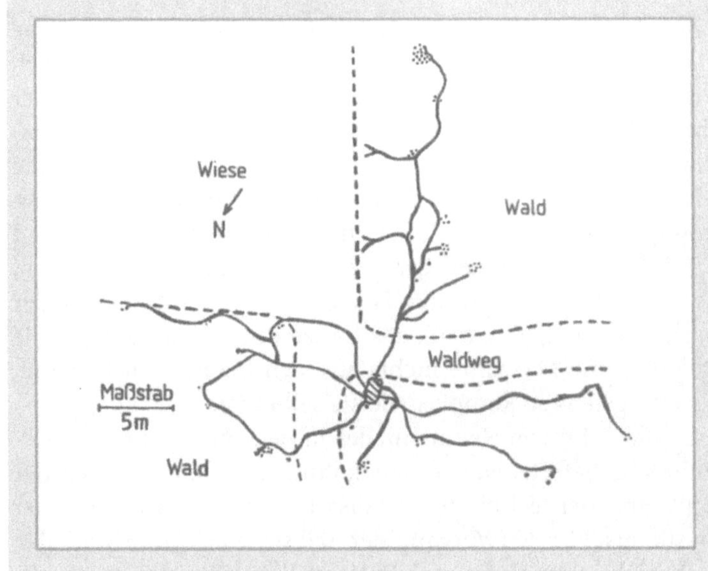

Abb. 41. Selbstorganisation von Transport- und Signalnetzen in Ameisenpopulationen

ministisches System zu bilden, in dem die Aktivitäten der einzelnen Ameisen programmgesteuert ablaufen. Bei näherer Beobachtung jedoch führen die einzelnen Insekten viele Zufallsbewegungen *(Fluktuationen)* aus, während die Gesamtorganisation hochgradige Ordnungsstrukturen besitzt, die sich allerdings spontan ändern können. Eine stabile Ordnungsstruktur kann z.B. ein Spurennetz sein, das Ameisen von ihrem Nest zu Nahrungsquellen ihrer Umwelt aufbauen. In diesem Fall ist ein *Gleichgewicht* des Systems mit seiner Umwelt erreicht. Wird durch zufällige Fluktuationen einzelner Ameisen eine zweite gleichwertige Nahrungsquelle entdeckt, kann das alte Spurennetz instabil und ein neues aufgebaut werden. Das System schwankt gewissermaßen zwischen zwei möglichen *Attraktoren* als zwei gleichzeitig stabilen Zielzuständen, bis es zum Systembruch kommt und sich das System in einer Bifurkation (Verzweigung) entscheidet. Die Analogien mit Transport- und Signalsystemen zwischen Neuronen sind auffallend.

Transport- und Signalnetze von Ameisenpopulationen

Evolution und Simulation

Lassen sich molekulare und zelluläre Selbstorganisation und Evolution durch Computer simulieren? Im Zeitalter der Mechanik vertrat Descartes die Auffassung, daß tierische und menschliche Körper wie Uhrwerke funktionieren. Wenn Ausgangslage und Bewegungsgesetze bekannt sind, dann läßt sich nach Descartes jeder körperliche Zustand voraussagen wie bei einer Uhr, bei der ein Zahnrad ins andere greift. Die Königin Christina von Schweden, eine Schülerin Descartes, bezweifelte diese Lehre mit der Frage: Wie kann eine Maschine sich selber reproduzieren? Dieses Problem führte in der Biologie des 18. und 19. Jahrhunderts zu einer Reihe verwandter Ad-hoc-Annahmen, die vitalistische Kräfte des Lebens voraussetzen. Da in der Mechanik, so glaubte man, das Ganze die Summe seiner Teile ist, kann eine Maschine nichts aus sich heraus konstruieren, das wenigstens so komplex wie sie selber ist.

Das Problem der Königin Christina

John von Neumanns Idee selbstreproduzierender Automaten

Es war John von Neumann, der in den 50er Jahren den Gegenbeweis lieferte. Der Beweis kommt mit den Gesetzen der Logik und bei technischer Realisation mit den Gesetzen der Physik aus. Für den Vorgang der *Selbstreproduktion* sind also noch nicht einmal die molekularen Bausteine des menschlichen Körpers notwendig. Die Biochemie liefert nur ein mögliches Modell für selbstreproduzierende Maschinen. Dabei waren die Entdeckung der DNA-Struktur und des genetischen Codes erste Schritte zum Verständnis eines molekularen Mechanismus, der sich selber reproduzieren kann. Die Analogie mit von Neumanns logischer Theorie der Selbstreproduktion ist offenbar. Einzelne Teile der von-Neumann-Maschine entsprechen DNA, Enzymen, Ribosomen u.a. Aufgrund der von Neumannschen Theorie wurde jedoch deutlich, daß nicht die Art der materiellen Bausteine für die Selbstreproduktion grundlegend ist, sondern eine Organisationsstruktur, die eine vollständige Beschreibung von sich selbst enthält und diese Information zur Schaffung neuer Kopien anwenden kann.

Maschinelle Selbstreproduktion und DNA

Die Analogie mit dem Zellverband eines Organismus entsteht, wenn man sich das System als unbegrenztes Schachbrett vorstellt, auf dem jedes Quadrat eine Zelle repräsentiert. Diese *Zellen* können frei oder durch Legesteine besetzt sein, die den jeweiligen Zustand der Zelle angeben. Nach Regeln, die wie bei einem Brettspiel von der Umgebung der jeweiligen Zelle abhängen, können die Zustände der Zellen verändert werden. Legesteine können eliminiert oder neue aufgelegt werden. John von Neumann zeigte, daß ein System mit 29 möglichen Zuständen pro Zelle in der Lage ist, sich selber zu reproduzieren. Der Beweis, den von Neumann bei seinem Tod 1957 hinterließ, war nicht vollständig. Der ausgearbeitete Beweis, den A. Burks aus dem Nachlaß 1966 vorlegte, umfaßt mehr als 100 Seiten. Das zelluläre System von Neumanns besteht zwar nur aus ersten einfachen Bausteinen. Dafür muß aber ein extrem komplexes Programm angegeben werden, das die Organisationsstruktur mit ihren Fähigkeiten zur Selbstreproduktion in Regeln faßt. Aus der Sicht der Programmiertechnik ist der von Neumannsche Beweis auf dem Niveau einer *Maschinensprache* geschrieben im Unterschied zu einer für den Benutzer besser verständlichen problemorientierten („höheren") Sprache. In der Biochemie ist die Selbstreproduktion direkt in der „Sprache" der Makromoleküle verfaßt. Im Modell der Brettspiele entstehen durch jeweilige Regelanwendungen auf die einzelnen Zellen Muster, die an Musterbildungen bei thermodynamischen Phasenübergängen erinnern. Die Grundbegriffe dieses Modells wie *Zelle*, *Muster*, *Umgebung*, *Zustand*, *Veränderung* usw. lassen sich mit einfachen zahlentheoretischen Mitteln definieren.

Maschinensprache und „molekulare Sprache"

John von Neumann war an Regelsystemen interessiert, mit denen die Entwicklungsprozesse lebender Organismen als komplexe Systeme simuliert werden. Alle zu einem Zeitpunkt unabhängig voneinander möglichen Spielzüge sollen dabei gleichzeitig ausgeführt werden. Im folgenden werden Kalküle mit nur einer Regel betrachtet. Entsprechende Regelsysteme sind determiniert und lassen sich als Netzwerke von Automaten auffassen. Die einzelnen Zellen der parkettierten Ebene sind einfache *Automaten*, deren Zustände durch Belegung mit Spielsteinen angegeben werden. Da die Menge möglicher Zustände endlich ist, handelt es sich um endliche Automaten. Eine Umgebungsfunktion gibt an, mit welchen anderen Automaten die einzelne Zelle verbunden ist. Der Zustand einer Zelle hängt von den Automatenzuständen in der Umgebung ab. Da alle Regeln in einem Schritt ausgeführt werden, arbeitet das Automatennetz synchron und taktweise.

Automatennetze und zelluläre Organismen

Ein *zellulärer Automat* wird durch eine endliche *Zustandsmenge* (z.B. die Symbole • für belegte bzw. „lebende" und □ für leere bzw. „tote" Zellen), eine *Umgebungsfunktion* für die benachbarten Zellen und eine *Regel* zur Festlegung nachfolgender Figuren definiert. Die aus einer Figur durch Regelanwendung entstandene Figur heißt *Nachfolger* der ursprünglichen Figur. Die aus einer Figur durch wiederholte Regelanwendungen entstandenen Figuren heißen *Generationen* der ursprünglichen Figur. Eine Figur heißt *stabil*, wenn sie mit ihrem Nachfolger übereinstimmt. Eine Figur *„stirbt"* in der nächsten

Was ist ein zellulärer Automat?

Generation, wenn die entsprechende Abbildung alle Zellen mit dem Leerzeichen □ belegt. Anfang der 70er Jahre konnte das Ergebnis von Neumanns verbessert werden: Jede *Turing-Maschine* (und damit jeder von-Neumann-Computer) ist durch einen *zellulären Automaten* mit 2 bis 3 Zuständen und einer geeignet definierten Umgebungsfunktion simulierbar. Um eine *selbstreproduzierende universelle Turing-Maschine* zu erhalten, genügt ein zellulärer Automat mit vier Zuständen und geeigneter Umgebungsfunktion.

Turing-Maschinen und zelluläre Automaten

Das *Wachstum zellulärer Automaten* kann unter ästhetischen und evolutionären Gesichtspunkten betrachtet werden. Beobachten wir z. B. eine Schneeflocke im Mikroskop oder das Wachsen einer Eisblume am Fenster, stellt sich sogleich die Frage, wie die einzelnen Wassermoleküle ihre jeweilige Lage finden können. Verantwortlich sind in diesem Fall, wie aus der Thermodynamik bekannt ist, *Phasenübergänge* nahe dem thermischen Gleichgewicht eines sich abkühlenden Systems. Zelluläre Automaten simulieren diese Entwicklungsprozesse durch Evolutionsgleichungen für ihre einzelnen Zellen. Ob Schneeflocke, Ferromagnet oder Galaxien – auch im computertechnischen Modell zellulärer Automaten sind *lokale Wechselwirkungen* mikroskopischer Bestandteile Ursache für *makroskopische Musterbildungen* unter geeigneten Nebenbedingungen.

Wachstum zellulärer Automaten und Phasenübergänge in der Natur

Die Dynamik zellulärer Automaten wird durch lokale Wechselwirkungen der Zellen bestimmt.

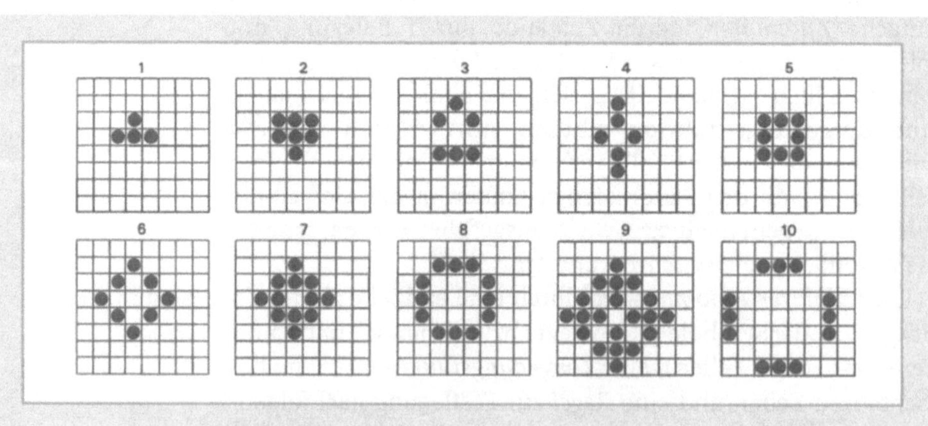

Abb. 42. Beispiel für einen zweidimensionalen zellulären Automaten ist Conways „Game of Life" (Spiel des Lebens) mit folgenden lokalen Regeln: (1) Eine belegte Zelle überlebt zur nächsten Generation, wenn zwei oder drei Zellen der Nachbarschaft ebenfalls besetzt sind. (2) Eine Zelle verliert ihre Belegung, wenn sich in der Nachbarschaft mehr als drei („Überbevölkerung") oder weniger als zwei belegte Zellen befinden („Isolation"). (3) Eine leere Zelle darf dann und nur dann belegt werden, wenn exakt drei der Nachbarzellen besetzt sind.

Computertechnisch haben zelluläre Automaten den erheblichen Vorteil, daß ihre Simulationen bereits auf kleinen PC-Geräten durchgeführt werden können. Ein entsprechendes Computerprogramm für einen zellulären Automaten verwendet im Prinzip die gleichen Methoden, als würde man zelluläre Musterentwicklung mit Papier und Bleistift durchführen. Zunächst wird ein Bereich für die Zellen festgelegt. Dabei entspricht jede Zelle einem Speicherelement im Computer. Bei jedem Entwicklungsschritt muß das Programm einzeln nacheinander jede Zelle aufsuchen, die Zustände der Nachbarzellen bestimmen und den nächsten Zustand der Zelle berechnen. Gewöhnlich ist ein solches Modell von zellulären Automaten auf Digitalcomputern sequentieller Art simulierbar. Besser und effektiver wäre ein Netz aus vielen Computern in zellulärer Verschaltung, in denen die Verarbeitung *parallel* und daher wesentlich schneller abläuft. Ein System, das sich derart schnell entwickelt, erinnert natürlich weit mehr an die *biologische* Wirklichkeit, in der nicht statische abstrakte Muster vorherrschen. Wir fühlen uns an einen Blick durch das Mikroskop in eine zelluläre Welt erinnert, in der viele Bakterien, Moleküle und Urtierchen umherschwimmen, auftauchen und wieder verschwinden, fressen und gefressen werden.

Simulation zellulärer Automaten durch Digitalcomputer

Zweidimensionale zelluläre Automaten bestehen aus einem Netz einzelner Zellen, die durch die Geometrie der Zellanordnung, die Nachbarschaft jeder Einzelzelle, ihre möglichen Zustände und die davon abhängenden Transformationsregeln für zukünftige Zustände charakterisiert sind. Zur Analyse der *Evolutionsmodelle* genügen eindimensionale zelluläre Automaten, die aus einer Zeile von Zellen in einem zweidimensionalen Parkett bestehen. In einem einfachen Fall hat jede Zelle zwei Zustände 0 und 1, die graphisch z. B. durch ein weißes bzw. schwarzes Quadrat dargestellt werden können. Der Zustand jeder Zelle ändert sich in einer Folge von diskreten Zeitschritten nach einer Transformationsregel, in der die vorherigen Zustände der jeweiligen Zelle und ihrer beiden Nachbarzellen berücksichtigt sind. Eindimensionale zelluläre Automaten lassen sich als diskrete dynamische Systeme auffassen, deren Eigenschaften mit den Methoden der Theorie komplexer Systeme analysiert werden können. Computersimulationen ihrer Konfiguration ergeben mit der Zeit komplexe Muster, die typische Evolutionsmodelle der jeweiligen Automaten darstellen. Nach S. Wolfram unterscheidet man die Evolutionsmodelle nach

Zelluläre Automaten liefern digitale Simulationen komplexer Systeme.

den Attraktoren, d.h. den Endzuständen, denen komplexe dynamische Systeme zuzustreben scheinen. Ihre Muster entstehen aus ungeordneten Anfangszuständen, in denen jede Zelle unabhängig und mit den gleichen Wahrscheinlichkeiten für jeden möglichen Zustand gewählt ist. Computerexperimente legen eine Klassifikation in vier Automatentypen nahe.

Computerexperimente simulieren Attraktoren.

Ein *Automat der Klasse 1* entspricht einem System mit dem einfachen Attraktor eines *Fixpunktes*, der das System unausweichlich immer im selben Endzustand landen läßt (z.B. ein System von Wassermolekülen, die bei Abkühlung auf den Gefrierpunkt jede Bewegungsänderung einstellen und nahe dem thermischen Gleichgewicht als Kristall erstarren). Der veränderungslose Endzustand ist dann durch leere Zellen dargestellt. Die Entwicklung eines *Klasse-2-Automaten* gleicht der eines Systems mit einem *Grenzzyklus*, d.h. einem Zustand von Konfigurationen, die sich endlos wiederholen (z.B. *Oszillationen* oder Pulsationen wie bei den sogenannten chemischen Uhren). *Klasse-3-Automaten* entsprechen den sogenannten *seltsamen Attraktoren*, die chaotisch anmutende Konfigurationen mit fraktaler Struktur entstehen lassen (z.B. Gasturbulenzen, Wetterlagen in der Meteorologie). Die Regeln der *Klasse-4-Automaten* liefern komplexe Strukturen und Gestalten, wie sie z.B. in der irreversiblen Evolution lebender Systeme als spontanes Entstehen von Ordnungsstrukturen aus ungeordneten Anfangszuständen durch *Selbstorganisation* beschrieben werden. Zelluläre Automaten reagieren mit steigender Komplexität empfindlicher auf Umwelteinflüsse. Klasse-1-Automaten landen unabhängig vom Anfangszustand deterministisch stets im selben Endzustand. Bei Klasse-2-Automaten bleiben lokale Änderungen des Anfangszustandes auf lokale Änderungen des Endzustandes beschränkt. Demgegenüber können im 3. und 4. Fall geringste lokale Änderungen des Anfangszustandes die globale Struktur völlig verändern *(„Schmetterlingseffekt")*.

Fixpunkt

Oszillation

Chaos

Fraktale Strukturen

Zelluläre Automaten lassen sich auch als Computer auffassen, die zufällige und ungeordnete Anfangskonfigurationen als Informationsinputs verarbeiten. Die Art der erzeugten Konfigurationsmuster hängt augenscheinlich mit der Berechenbarkeitskapazität der jeweiligen zellulären Automaten zusammen. Klasse-4-Automaten sind vermutlich zur universellen Berechenbarkeit fähig, d.h. sie können jedes andere Berechenbarkeitssystem simulieren. Das Verhalten eines *universellen Computers*

Berechenbarkeit und zelluläre Automaten

ist jedoch nur wieder durch einen universellen Computer voraussagbar. Kein endlicher Algorithmus kann voraussagen, ob sich eine gegebene Anfangskonfiguration in einem zellulären Automaten mit universeller Berechenbarkeit nach endlicher Zeit zu einer Neukonfiguration oder einer dauerhaften Struktur entwickelt. Dieses Ergebnis ist analog zur Unentscheidbarkeit des Stop-Problems bei universellen Turing- bzw. Registermaschinen zu verstehen.

Um das Verhalten eines Systems vorauszusagen, müssen wir es auf einem universellen Computer berechnen können. Diese allgemeine Berechnung führt zu einer direkten Simulation, falls das System, dessen Verhalten vorausgesagt werden soll, selber der universellen Berechnung fähig ist. Aber dann unterscheidet sich die Simulationsgeschwindigkeit nur um einen konstanten Faktor von der Geschwindigkeit, mit der sich das simulierte System selber entwickelt. Daher ist auch kein allgemeines Verfahren zu erwarten, den zukünftigen Zustand eines Klasse-4-Automaten vorauszusagen, das schneller ist, als wenn wir den Automaten den Zustand selbst berechnen lassen. Damit werden Grenzen der Simulation von Lebensprozessen ebenso deutlich wie von neuronalen Selbstorganisationsprozessen, wie sie bei intelligenten Systemen auftreten.

Grenzen der Simulation von Lebensprozessen

Sei also ein universeller linearer zellulärer Automat gegeben, der wie ein Computer rechnen und einen komplexen Evolutionsprozeß der Natur simulieren könnte. Wir können uns dazu die turbulente Strömung eines Gases, die Bewegung eines Teilchens unter dem Einfluß von Kräften, biologisches Wachstum oder die Entwicklung eines neuronalen Assoziationsmusters im Gehirn vorstellen. Das Verhalten des Systems voraussagen zu wollen, würde bedeuten, das Verhalten eines universellen Computers zu berechnen. Eine Vereinfachung des Voraussagemechanismus unterhalb der Komplexitätsgrenze des universellen Computers ist nicht möglich. Jedenfalls werden mit der Theorie zellulärer Automaten erste Schritte getan, um allgemeine Gesetze komplexer Selbstorganisationsprozesse zu simulieren, die fachübergreifende Anwendung in Physik, Chemie, Biologie und Neurologie finden. In Computersimulationen wird eine Welt erzeugt, deren makroskopische Formen und Gestalten durch lokale Wechselwirkungen ihrer mikroskopischen Bausteine entstehen. Diese Evolution ist nicht von einer bestimmten materiellen Basis abhängig, sondern durch eine Organisationsstruktur bestimmter Komplexität ermöglicht.

Grenzen der Voraussagbarkeit

[illegible] jedoch nur wieder durch einen universellen Computer voraussagbar. Eine endlicher Algorithmus [illegible] oder
auch eine neue [illegible] solcher [illegible]

[illegible] entwickelt. Dieses Ergebnis ist analog zur Unentscheidbarkeit des Stop-Problems bei universellen Turing- bzw. Registermaschinen zu verstehen.

Um das Verhalten eines Systems vorauszusagen, [illegible] es auf einem universellen Computer [illegible] Beschreibung [illegible] Simulation, [illegible] das System, dessen Verhalten [illegible] werden soll, [illegible] der universellen [illegible] [illegible] die Simulation [illegible] Verhalten zu erwarten, den zusätzlichen [illegible] Automaten [illegible] den [illegible] ebenso [illegible], wie sie bei intelligenten Systemen auftreten.

[illegible] ein universeller [illegible] Automat [illegible] der ein Computer [illegible] Informationsprozesse der Natur [illegible]. Wie [illegible] sind die Turbulenz [illegible] Bewegung [illegible] unter dem Einfluß von Kräften, biologische Evolution [illegible] der [illegible] neuronaler Netzwerke [illegible]

[illegible] werden, wenn [illegible] das Verhalten eines [illegible] Computers [illegible]. Eine [illegible] Computerexperimente [illegible] zellulärer Automaten [illegible] Systeme [illegible] komplexe [illegible] Informationsprozesse zu simulieren, die [illegible] in Physik, Chemie, [illegible] Biologie [illegible] Evolution [illegible] durch lokale Wechselwirkungen der mikroskopischen Teile [illegible] entsteht [illegible] nicht von einer bestimmten [illegible]

[illegible]

9 Komplexität neuronaler Netze

Neuronale Netze sind Beispiele für komplexe Systeme mit wechselwirkenden technischen Neuronen. Sie sind nach dem Vorbild sich selbst organisierender Systeme gebaut, die wir bereits an Beispielen der physikalischen, chemischen und biologischen Evolution erläutert haben. Daher können neuronale Netze ohne zentrale Programmsteuerung lernen, Muster zu erkennen.

Lernende Automaten und Kybernetik

Ein Vorbereitungsschritt auf dem Weg zum lernenden und sich selbst organisierenden Netz war das Programm der Kybernetik von Norbert Wiener (1894–1964). Allgemein wurde unter *Kybernetik* (griechisch für „Steuermannskunst") die Wissenschaft von den kybernetischen Systemen verstanden, in der von der besonderen Beschaffenheit der untersuchten Systeme abstrahiert und die Gesetzmäßigkeiten ihrer Zustandsänderungen und Prozeßabläufe unter Aspekten der Regelungstechnik, Informations- und Kommunikationstheorie untersucht wurden. Die Rückkopplung (*feedback*) ist der Grundmechanismus eines kybernetischen Systems. Sie liegt in einem dynamischem System dann vor, wenn die Veränderung der Outputgröße auf die Eingangsgröße des Systems zurückwirkt. Ein klassisches technisches Beispiel ist der Fliehkraftregler der Wattschen Dampfmaschine. Dort wirkt die beschleunigte Umdrehung des Fliehkraftreglers zurück, indem sie die Dampfzufuhr drosselt. Norbert Wiener wendete kybernetische Prinzipien auf die Nachrichten-, Informations- und Kommunikationstheorie an. Dabei werden „kybernetische Maschinen" als *„lernende Automaten"* verstanden, die nach Art ihrer Konstruktion in verschiedenem Grad in der Lage sind, das Gesamtsystem durch Rückkopplungen an seine Umgebung anzupassen und so das Verhalten lebender Organismen zu simulieren. Während programmgesteuerte Automaten Informationen nur nach einem

Rückkopplung (Feedback)

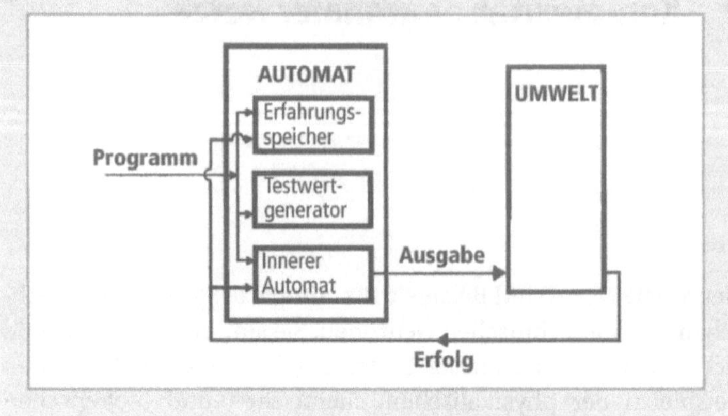

Abb. 43. Automat mit Rückkopplung

vorgegebenen Programm ohne Rückmeldungen aus der Umwelt verarbeiten, ist der probierende Automat ein Lernsystem nach der Methode *„trial and error"*, das mit Hilfe eines Testwertgenerators nacheinander verschiedene Einwirkungen auf die Außenwelt ausprobiert und nach einem definierten Maß den Optimalwert feststellt. Ist zusätzlich ein Erfahrungsspeicher vorgesehen, so liegt ein Lernmodell durch Optimierung vor, das Ergebnisse der erfolgreichen Versuche speichert und bei weiteren Versuchen wiederverwendet (Abb. 43).

Lernmatrix und Konditionierung

Technisch läßt sich ein einfacher Lernvorgang wie z.B. eine Konditionierung nach der *Lernmatrix* von Karl Steinbuch simulieren. Es handelt sich dabei um eine Schaltstruktur, die aus zwei Scharen sich kreuzender Leitungsdrähte besteht, die so miteinander gekoppelt sind, daß sich an den Kreuzungspunkten nach dem Vorbild der bedingten Reflexe lebender Organismen bedingte Verknüpfungen bilden können. So lernt z.B. der Pawlowsche Hund ein bestimmtes („unbedingtes") Umweltsignal e (z.B. Glocke) mit der („bedingten") Bedeutung b („Nahrung") zu verknüpfen. Die Lernmatrix besteht aus einem Komplex solcher Schaltungen. Sie ordnet einer Signal- oder Zeichenmenge eine Bedeutungsmenge zu (Abb. 44). Bei wiederholtem Zusammentreffen von Signal- und Bedeutungsimpulsen entstehen an den Kreuzungspunkten der entsprechenden Leitungsdrähte Schaltungen, die die Signale e automatisch mit den Bedeutungen b verbinden, ohne daß diese von außen eingeschaltet werden müssen. Lernmatrizen werden für automatische Zeichen- und Spracherkennung eingesetzt und bilden daher auch ein Modell der Nachrichtenübertragung zwischen Mensch und Automat.

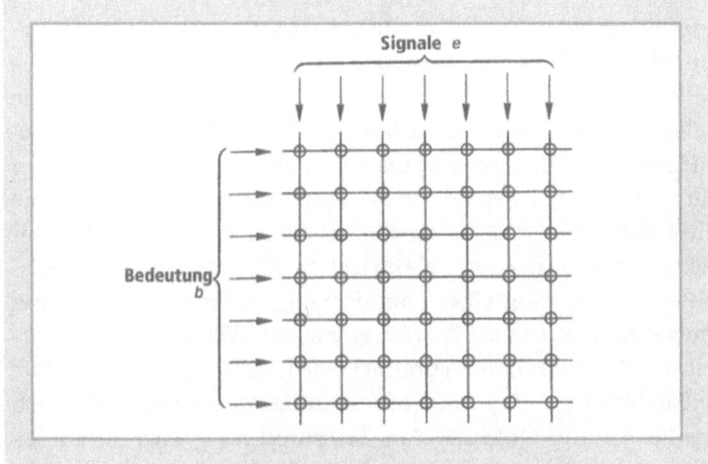

Abb. 44. Automatensimulation von Konditionierungen

Kybernetische Selbstregulation

Kybernetische Methoden wurden verwendet, um das Verhalten lebender Organismen und biologischer Populationen durch Automaten zu simulieren. So wurde die *Selbstregulation* lebender Organismen (z.B. Temperaturregulation bei Säugetieren) erst seit der technischen Realisation von Homöostaten und der Entwicklung von Regelkreismodellen (z.B. Dampfregulator einer Dampfmaschine zur Regulation der Umdrehungszahl) als kausal nach physiologischen Gesetzen erklärbarer Vorgang erkannt. Der Biologe Ludwig von Bertalanffy (1901–1972) hat den Stoff- und Energieaustausch organischer Systeme mit der Umwelt unter dem Gesichtspunkt der Selbstregulation eines dynamischen Gleichgewichts *(„Fließgleichgewicht")* untersucht. In diesem Sinne wurde der Feedback-Begriff auch auf biologische Beispiele übertragen, etwa im Modell des Populationshomöostaten, der die Gleichgewichtsregulation zwischen der Bevölkerungsdichte einer Spezies und den verfügbaren Nahrungsquellen simulieren soll. Allerdings blieben kybernetische Maschinen auf einfache Lernvorgänge beschränkt. Selbst dabei berücksichtigen sie kaum die tatsächlich neuronale Signalverarbeitung in lebenden Systemen. Das war der Anstoß zur Simulation neuronaler Netze.

Technische Neuronen und Synapsen

McCulloch-Pitts-Neuron

In einer berühmten Arbeit von 1943 schlugen Warren S. McCulloch und Walter Pitts ein erstes mathematisches Modell eines neuronalen Netzes vor. In einem schematischen und vereinfachten *McCulloch-Pitts-Neuron* (Abb. 45a) treten an die Stelle der Dendriten *Inputlinien* $x_1 \dots x_m$ ($m \geq 1$) und an die Stelle des Axons eine *Outputlinie* y. Falls die Inputlinie x_i im n-ten Zeitintervall einen Impuls leitet, gilt $x_i(n)=1$, im anderen

McCulloch-Pitts-Synapse

Fall ist $x_i(n)=0$. Falls die i-te Synapse *exzitatorisch* ist, wird sie mit einem *„Gewicht"* w_i größer als Null verbunden, das der elektrischen Stärke einer elektrischen Synapse oder der Transmitterausschüttung einer chemischen Synapse entspricht. Bei einer *inhibitorischen* Synapse gilt $w_i < 0$. Wenn die Refraktärzeit als Zeiteinheit interpretiert wird, läßt sich eine digitale Zeitskala $n=1, 2, 3, \dots$ annehmen, in der das Neuron operiert. Das Feuern des Outputs zum Zeitpunkt $n+1$ wird durch das Feuern der Inputsignale zum Zeitpunkt n bestimmt. Das Neuron feuert nämlich nach McCulloch-Pitts einen Impuls entlang seinem Axon zum Zeitpunkt $n+1$, falls die gewichtete Summe des Inputs zum Zeitpunkt n den Schwellenwert des Neurons überschreitet. Exzitatorische Neuronen sind in Abb. 45b-c dargestellt, in Abb. 45d hingegen inhibitorische.

ODER-Gatter

Neuron b stellt das logische *ODER-Gatter* dar: Die Summe der jeweils mit 1 gewichteten Inputs x_1 und x_2 ist größer oder gleich 1, solange x_1 oder x_2 oder beide gleich 1 sind. Neuron c

UND-Gatter

ist das logische *UND-Gatter*: Die Summe der jeweils mit 1 gewichteten Inputs x_1 und x_2 ist größer oder gleich 2 genau dann, wenn beide Inputs $x_1=1$ und $x_2=1$ sind. Neuron d ent-

NEGATION-Gatter

spricht dem logischen *NEGATION-Gatter*: Das Inputgewicht ist -1 für eine inhibitorische Synapse. Die völlige Anregung von $-x_1$ kann den Schwellenwert 0 nur erreichen, falls x_1 selbst 0 ist. Der Input feuert also zum Zeitpunkt $n+1$ genau in dem Fall, wenn der Input nicht zum Zeitpunkt n feuert.

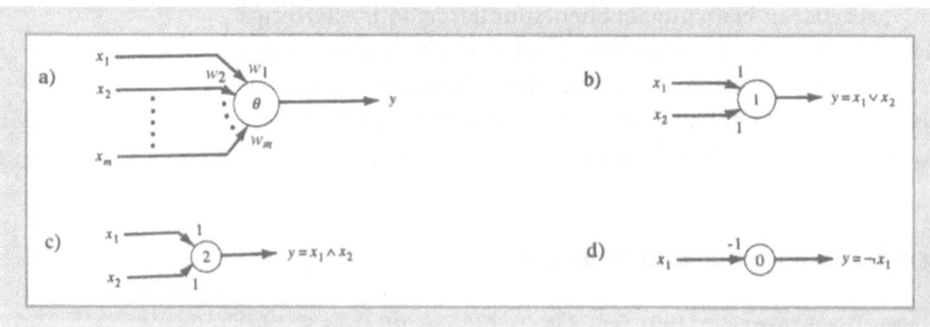

Abb. 45a-d. McCulloch-Pitts-Neuronen als logische Gatter

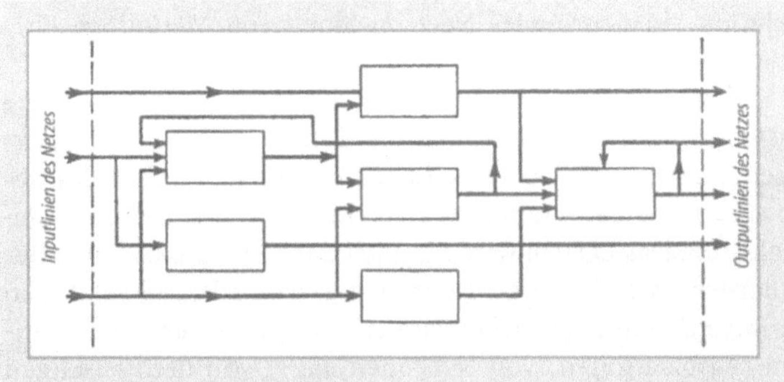

Abb. 46. Schema eines McCulloch-Pitts Netzes

McCulloch-Pitts-Netz

Ein *neuronales Netz nach McCulloch-Pitts* wird als System von McCulloch-Pitts-Neuronen definiert, wobei jedes Neuron mit der gleichen Zeitskala operiert. Dabei können sich seine Outputlinien nach dem Vorbild von Axon und Dendriten in verschiedene Linien aufteilen, die wiederum mit den Inputs anderer Neuronen verbunden sind (Abb. 46). Die Inputlinien eines Netzes sind Inputlinien von Neuronen, die nicht mit Outputlinien des Netzes verbunden sind. Ebenso sind die Outputlinien des Netzes Outputlinien von Neuronen, die nicht mit Inputlinien verbunden sind.

Analogien und Unterschiede zu biologischen Nervensystemen

Offensichtlich nahmen McCulloch und Pitts erhebliche *Vereinfachungen des biologischen Nervensystems* vor. So wird eine digitale Zeitskala und vollständige Gleichzeitigkeit aller Neuronen angenommen. Die Schwellenwerte und Gewichte jedes Neurons sind für immer festgelegt. Die biochemischen Wirkungen, die das Gehirn verändern können, sind ausgeschaltet. Neuronen werden als identische logische Bausteine aufgefaßt, wobei von ihrer biologischen Vielfalt abgesehen wird. Die Gliazellen sind vernachlässigt. Unter diesen Voraussetzungen läßt sich ein *Digitalcomputer* als ein neuronales Netz auffassen. Dieser Grundgedanke ergibt sich aus dem Beweis, daß jedes neuronale Netz nach McCulloch und Pitts ein endlicher Automat ist und umgekehrt, daß das Input-Output-Verhalten eines endlichen Automaten durch ein entsprechendes neuronales Netz ausgeführt werden kann.

McCulloch-Pitts-Netze und Automaten

Unter dieser Voraussetzung kann die Fähigkeit eines neuronalen Netzes gezeigt werden, Aufgaben für Speicherungen und Berechnungen zu lösen. Ein *serieller von-Neumann-Computer* ist nämlich ein Automat, der wiederum als neuronales Netz aufgefaßt werden kann. Aber auch ein Chip der Mikroelektronik, der aus hunderttausenden von Schaltelementen be-

von-Neumann-Computer und Automaten

steht, ist ein neuronales Netz im Sinne von McCulloch-Pitts bzw. ein Automat.

Eine wesentliche Einschränkung der McCulloch-Pitts-Netze bestand in der Annahme, daß die *Gewichte* für immer fixiert seien. Damit ist eine entscheidende Leistungsfähigkeit des Gehirns aus seiner stammesgeschichtlichen Evolution ausgeschlossen. Das *Lernen* wird nämlich durch Modifikationen der Synapsen zwischen den Neuronen ermöglicht. Es setzt also *variable Synapsengewichte* voraus. Die Stärke der Verbindungen (Assoziationen) von Neuronen hängt von den jeweiligen Synapsen ab. Unter physiologischen Gesichtspunkten stellt sich das Lernen daher als lokaler Vorgang dar. Die Veränderungen der Synapsen werden *nicht global* von außen veranlaßt und gesteuert, sondern geschehen *lokal* an den einzelnen Synapsen durch Änderung der Neurotransmitter.

Lernen wird durch lokale Änderungen von Synapsengewichten möglich.

Hebbsche Lernregeln

Nach dem Vorschlag von Donald Hebb (1949) könnte eine *Lernregel* darin bestehen, daß häufig gemeinsam aktivierte Neuronen ihre Verbindung untereinander verstärken. Dadurch entstehen Aktivitätsmuster *(„assemblies“)*, also neuronale Korrelationen im Gehirn, die wiederum Korrelationen von Außenweltsignalen entsprechen. Bei solchen Mustern kann es sich um Worte, Klänge, Bilder von Gegenständen oder ganzen Situationen handeln. Gehirnphysiologisch wird der Vorgang so beschrieben: Wenn das Axon eines Neurons nahe genug an einem weiteren Neuron ist, um es zu erregen, so führt eine gleichzeitige Aktivität zu einer Veränderung von Wachstum und Stoffwechsel einer der beiden Zellen, womit die Intensität des Einflußes der Zellen aufeinander erhöht wird.

Hebbsche Lernregeln und Gehirn

Damit lassen sich einige Leistungen des biologischen Gehirns verstehen. Wenn man sich etwas merken und einprägen will, so wird das entsprechende Aktivitätsmuster im Gehirn festgehalten, indem der Sachverhalt wiederholt aktiviert wird. Dadurch verstärken sich nach der *Hebbschen Regel* die synaptischen Verbindungen zwischen den aktivierten Neuronen. Wenn man sich an etwas erinnern will, soll aus Teilen der vollständige Sachverhalt konstruiert werden. Diese Form der Mustervervollständigung geschieht nach den Hebbschen Vorstellungen spontan, wenn ein Teil der Neuronen in einem gelernten Muster aktiviert wird. Aktivitätsmuster können auch abstrakte Konzepte wie z.B. geometrische Formen repräsentieren. Beim Lernen werden Verbindungen zwischen Neuronen und vernetzten Neuronengruppen hergestellt. Damit sollen

Gedankenassoziationen zwischen ähnlichen Konzepten von immer gleichzeitig oder nacheinander stattfindenden Ereignissen erklärt werden.

Lernalgorithmen und Netzwerktopologien

Neuronale Netzwerke werden auf der Erde seit Millionen von Jahren durch die biologische Evolution entwickelt. Seit frühester Zeit ist die Verarbeitung von Wahrnehmungen, ihre Einordnung und Klassifizierung eine zentrale Aufgabe, um das Überleben in der Umwelt zu ermöglichen. Viele dieser lebenswichtigen Aufgaben laufen unbewußt gleichzeitig ab und beruhen auf Architektur- und Kombinationsprinzipien, die im Laufe der Evolution ausgetestet wurden und sich bewährt haben. Ende der 50er Jahre baute der amerikanische Psychologe F. Rosenblatt eine erste neuronale Netzwerkmaschine, die *Mustererkennungen* mit neuronenähnlichen Einheiten bewerkstelligen sollte. Diese Maschine, der Rosenblatt den Namen *„Perzeptron"* gab, bestand aus einem Rasternetz von 400 Photozellen, das der Retina nachgebildet war und mit neuronenähnlichen Einheiten verbunden wurde. Wenn den Sensoren ein Muster wie z.B. ein Buchstabe vorgelegt wurde, dann aktivierte diese Wahrnehmung eine Neuronengruppe, die wiederum ein Neuronenensemble zu einer *Klassifizierung* veranlaßte, ob nämlich der vorgelegte Buchstabe einer bestimmten Buchstabenkategorie angehört oder nicht.

Rosenblatts „Perzeptron" und die Simulation der Wahrnehmung

Ein biologisches *Neuron* erhält Informationen von anderen Neuronen über synaptische Verbindungen und gibt sie an viele andere Neuronen weiter. Die *Synapse* gibt die Stärke eines Signalreizes an. Technische neuronale Netze werden als parallel arbeitende Schaltkreise aus einfachen elektronischen Bausteinen konstruiert. An die Stelle der Neuronen treten Operationsverstärker. Die Synapsen werden durch Leitungen, Widerstände und Kondensatoren ersetzt. Die Spannung des Verstärkers stellt die Aktivität des Neurons dar. Der Strom durch das Leitungs- und Widerstandsnetz simuliert den Informationsfluß im Nervensystem. Die Vorstellung von wahrnehmenden und kategorisierenden Maschinen führte Rosenblatt zu euphorischen Einschätzungen, wonach eine neuronenähnliche Hardware nach dem Vorbild des Gehirns den seriell arbeitenden Computer mit logischer Programmsteuerung überwinden würde.

Netzwerktopologie von Perzeptron

Das Netzwerk des Perzeptrons besteht aus drei Schichten (Abb. 47). Die Eingabeschicht dient als künstliche Netzhaut (*Retina*). Sie ist aus Stimuluszellen (*S-units*) zusammengesetzt, die man sich technisch als Photozellen vorstellen kann. Die S-Einheiten werden mit der Mittelschicht über zufällige Verbindungen verknüpft, die feste Gewichte *(Synapsen)* besitzen und daher nicht veränderbar bzw. lernfähig sind. Entsprechend ihrer Aufgabe bezeichnet sie Rosenblatt als Assoziationszellen *(A-units)*. Jede A-Zelle erhält also einen festgewichteten Input von einigen S-Zellen. Eine S-Zelle der Retina kann ihr Signal auch auf mehrere Zellen der Mittelschicht projizieren. Die Mittelschicht ist komplett mit den Responsezellen *(R-units)* der Ausgabeschicht verbunden.

Lernalgorithmus von Perzeptron

Nur die Synapsengewichte zwischen Mittel- und Ausgabeschicht sind variabel und damit lernfähig. Die Neuronen arbeiten nach dem Prinzip der McCulloch-Pitts-Zellen als Schaltelemente mit zwei Zuständen. Das Perzeptron-Netzwerk lernt durch einen *überwachten Lernvorgang*. Dazu muß bei jedem zu lernenden Muster (z.B. Buchstabe) der gewünschte Zustand jeder Zelle der Outputschicht bekannt sein. Die zu lernenden Muster werden dem Netzwerk angeboten. Die Lernregel von Perzeptron ist eine Variante der *Hebbschen Lernregel*, wonach die Gewichtsänderung in einem Lernschritt proportional zur präsynaptischen Aktivität und zur Differenz von gewünschter

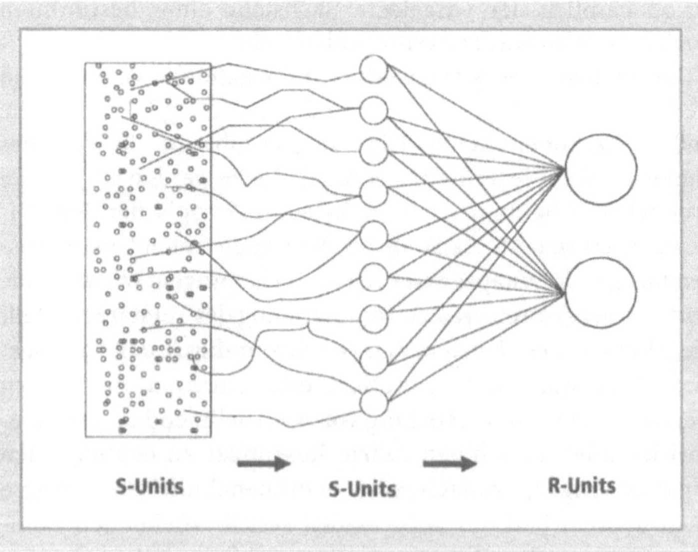

Abb. 47. Netzwerkschichten von Perzeptron

und tatsächlicher postsynaptischer Aktivität ist. Der Vorgang wird mit einer konstanten Lernschrittweite solange wiederholt, bis alle Muster den korrekten Output erzeugen.

Grenzen von Perzeptron

Tatsächlich läßt sich beweisen, daß jedes Muster, das durch das Perzeptron-Netzwerk repräsentiert („wahrgenommen") werden kann, mit der Perzeptron-Lernregel auch in einer endlichen Anzahl von Lernschritten gelernt wird. Wegen der möglichen kleinen Lernschritte kann der *Lernprozeß* allerdings sehr lange dauern und wäre daher für neuronale Simulationen praktisch unbrauchbar. Ferner ist das Perzeptron prinzipiell nicht in der Lage, einfache *Klassifikationsaufgaben* zu lösen (z.B. ob eine Anzahl von Gegenständen gerade oder ungerade ist). Diese Beschränkungen des Perzeptrons hängen eng mit seiner Architektur zusammen. Im Perzeptron werden zwar drei Schichten unterschieden. Aber nur die Synapsengewichte zur Outputschicht sind variabel, während die Gewichte zur mittleren Assoziationsschicht fixiert sind. Das Perzeptron besitzt daher auch keinen Lernalgorithmus, mit dem die Neuronen der mittleren Schicht trainiert werden könnten. Funktional ist das Perzeptron daher unter dem Gesichtspunkt der Lernfähigkeit ein *einschichtiges Netzwerk*, wenn man von der starr vorgestalteten Inputschicht absieht.

Hopfield-Systeme orientieren sich an der Selbstorganisation von Ferromagneten und Spingläsern.

Während Rosenblatt bei der Entwicklung des Perzeptrons von psychologisch-physiologischen Überlegungen ausging, entwickelte der Physiker J. Hopfield 1982 ein einschichtiges neuronales Netz, das vom *Spinglas-Modell der Festkörperphysik* inspiriert wurde. Dazu erinnern wir uns an die Selbstorganisation eines Ferromagneten (vgl. Kap. 8). Dort ist ein Phasenübergang von einem ungeordneten Zustand mit hohen Temperaturen zu einem geordneten Zustand mit niedrigeren Temperaturen zu beobachten (s. Abb. 37). Ab der Curie-Temperatur haben die Dipole überwiegend nur eine von zwei möglichen Orientierungen (verbunden mit der Magnetisierung des Gesamtkörpers). Diese Ordnung erinnert an einen hochsymmetrischen Kristall. Das Gehirn hat aber offensichtlich nicht die hochsymmetrische Struktur eines Kristalls. Für Simulationen sind daher Spingläser interessanter, in denen die magnetischen Atome zwischen unmagnetischen Atomen regellos verteilt liegen wie die leitfähigen Neuronen zwischen den Gliazellen. Auch die unmagnetischen Atome beeinflussen die lokalen Wechselwirkungen, indem sie die Kräfte mehr oder weniger abschirmen.

Dennoch sind die Analogien eines Hopfield-Systems mit einem realen *Nervensystem* noch *sehr grob*, da Hopfield als Physiker an neurobiologischen Details nicht interessiert war. Er konstruierte ein einschichtiges Netz von wechselwirkenden Neuronen, das wie ein physikalisches System mit einer konstant abnehmenden Energiemenge verstanden werden kann. Beispiele aus dem Alltag sind bekannt: Wasser, das von einem Berg in die Täler fließt, besitzt im Anfangsstadium viel Energie und kommt schließlich im Tal in einem Zustand mit wenig Energie zur Ruhe. Dieser Prozeß kann nicht von einem Digitalcomputer beschrieben werden, der nacheinander bestimmte digitale Zustände einnimmt. Vielmehr liegen *lokale Wechselwirkungen* von Milliarden von Einzelmolekülen vor, die sich zu makroskopischen Wirkungen aufschaukeln und schließlich in einem Endzustand des Gleichgewichts enden. Um in einem Bild den Vorgang zu veranschaulichen: Die einzelnen Neuronen gleichen einzelnen Menschen in einer Versammlung, die zunächst „energiegeladen" untereinander eine temperamentvolle Diskussion mit vielen Einzelmeinungen führen, um sich schließlich im Gleichgewichtszustand einer mehrheitlichen Entscheidung zu beruhigen, in dem sich gewissermaßen die hitzigen Gemüter abgekühlt haben.

Architektur eines Hopfield-Systems

Das Hopfield-System besteht aus einer einzigen Schicht, in der n binäre Neuronen nach McCulloch-Pitts *vollständig* und *symmetrisch* untereinander vernetzt sind. Es ist daher ein *homogenes neuronales Netz*. Der binäre Zustand eines Neurons entspricht den beiden möglichen Spinwerten eines Dipols. Die Dynamik des Hopfield-Systems ist exakt dem Spinglas-Modell der Festkörperphysik nachgebildet. Die energetische Wechselwirkung der magnetischen Atome im Spinglas-Modell wird nun als Wechselwirkung binärer Neuronen interpretiert. Die Verteilung der Energiewerte im Spinglas-Modell wird als Verteilung der *„Rechenenergie"* im neuronalen Netz aufgefaßt.

Potentialgebirge veranschaulichen die lokalen Wechselwirkungen der Neuronen.

Anschaulich können wir uns dazu ein *Potentialgebirge* über dem Zustandsraum aller möglichen binären Neuronen vorstellen (Abb. 48). Startet das System aus einem Anfangszustand, so bewegt es sich in diesem Potentialgebirge so lange bergab, bis es in einem Tal mit lokalem Minimum stecken bleibt.

Anschaulich können wir uns eine Kugel vorstellen, die auf der Oberfläche der Erde abwärts rollt und ihre potentielle Energie immer weiter verringert. In Abbildung 48 gibt es tiefere und weniger tiefe Täler, in die eine Kugel geraten kann. Ein un-

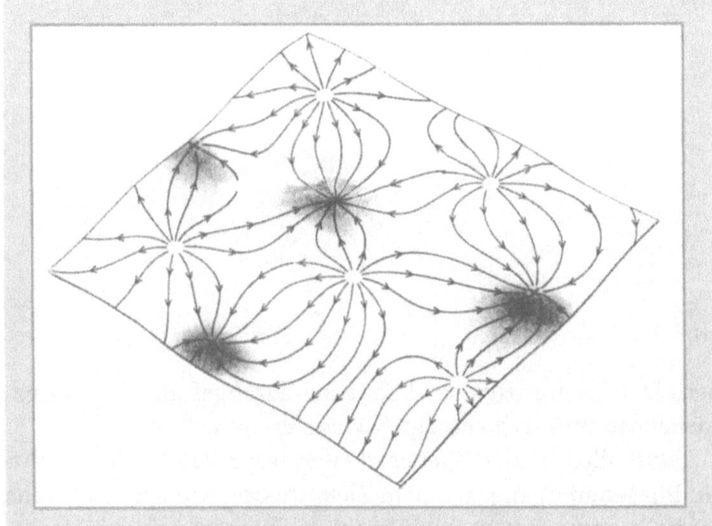

Abb. 48. Potentialgebirge eines Hopfield-Systems

begrenzter Abstieg des Systems ist nicht möglich, da das System nur endlich viele mögliche Zustände hat. Ist der Startzustand das Eingabemuster, so ist das erreichte Energieminimum die Antwort des Netzwerkes. Ein Tal mit lokalem Energieminimum ist also ein *Punktattraktor*, auf den sich das System hinbewegt.

Täler im Potentialgebirge („lokale Energieminima") entsprechen Punktattraktoren.

Eine einfache Anwendung ist die *Wiedererkennung eines verrauschten Musters*, dessen Prototyp das System vorher gelernt hat. Dazu stellen wir uns ein schachbrettartiges Gitternetz aus binären technischen Neuronen vor (Abb. 49). Ein Muster (z.B. der Buchstabe A) wird im Gitternetz durch schwarze Punkte für alle aktiven Neuronen (mit Wert 1) und weiße Punkte für inaktive Neuronen (mit Wert 0) dargestellt. Die Prototypen der Buchstaben werden zunächst dem System „eintrainiert", d.h. sie werden mit den Punktattraktoren bzw. lokalen Energieminima verbunden. Die Neuronen sind mit Sensoren verbunden, mit denen ein Muster wahrgenommen wird. Bieten wir nun dem System ein verrauschtes und teilweise gestörtes Muster des eintrainierten Prototypen an, dann kann es den Prototypen in einem Lernprozeß wiedererkennen. Der Lernprozeß geschieht durch *lokale Wechselwirkungen* der einzelnen Neuronen nach einer *Hebbschen Lernregel*: Sind zwei Neuronen zur gleichen Zeit entweder aktiv oder inaktiv, so wird die synaptische Kopplung verstärkt. Bei unterschiedlichen Zuständen werden die synaptischen Gewichte verklei-

Hopfield-Systeme lernen Mustererkennung.

Hopfield-Systeme lernen nach den Hebbschen Regeln.

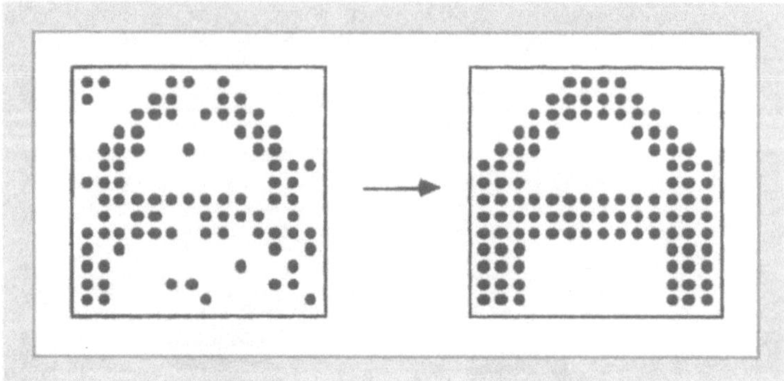

Abb. 49. Mustererkennung als Phasenübergang (Selbstorganisation eines Hopfield-Systems)

nert. Der Lernprozess wird so lange durchgeführt, bis der gespeicherte Prototyp erzeugt *(„wiedererkannt")* ist.

Tatsächlich ist der Wiedererkennungsprozeß (Abb. 49) also ein Phasenübergang zu einem Zielattraktor, wie wir ihn bereits beim Ferromagneten (s. Abb. 37) beobachtet haben. Hervorzuheben ist, daß dieser Phasenübergang *ohne zentrale Programmsteuerung* durch *Selbstorganisation* geschieht. Hopfield-Systeme lassen sich auch für kognitive Aufgaben anwenden. Im Potentialgebirge stellt der Zustand geringster Energie eine optimale Lösung dar. Mit einem Optimierungsproblem hat z. B. ein Handlungsreisender zu tun, der die *kürzeste Reiseroute* zwischen vorgegebenen und zu besuchenden Städten bestimmen muß. Bei einem programmgesteuerten Digitalcomputer besteht die Lösungsstrategie im wesentlichen darin, daß jede mögliche Route nacheinander vermessen wird. Damit wird auch bei den hohen Rechengeschwindigkeiten moderner Großrechner viel Zeit verbraucht. In einem Hopfield-System werden die unterschiedlichen Entfernungen zwischen den Städten und die Reihenfolge, in der sie besucht werden, durch entsprechende Synapsengewichte berücksichtigt. In Bruchteilen von Sekunden sinkt die Rechenenergie in einen stabilen energiearmen Zustand, der die kürzeste Route repräsentiert. Ein neuronales Netz kann so ständig zwischen Millionen von möglichen Antworten entscheiden, weil es die Antworten nicht nacheinander prüfen muß. Es geht auch nicht davon aus, daß jede mögliche Antwort wahr oder falsch ist. Jede Möglichkeit hat vielmehr ihr synaptisches Gewicht, das der Stärke der Annahme entspricht, die das System mit jeder Möglichkeit verbindet. Sie werden parallel verarbeitet.

Hopfield-Systeme lösen Optimierungsprobleme.

Deterministische und probabilistische Netzwerke

Hopfield-Systeme arbeiten zwar *parallel*, aber *determiniert*, d.h. jedes Neuron ist z.B. bei der Buchstabenerkennung unverzichtbar. Nun verhalten sich aber lebende Nervenzellen kaum wie determinierte Planetensysteme, und auch bei entsprechenden technischen Netzmodellen treten große Nachteile auf. Stellen wir uns einen Wiedererkennungsprozeß oder ein Entscheidungsverfahren im Sinne von Hopfield als Energieverringerung vor, dann kann der Lernprozeß in einem Tal steckenbleiben, das nicht das tiefste im gesamten Netz ist. T.J. Sejnowski und G.E. Hinton schlugen deshalb 1984 ein Verfahren vor, um das Netzwerk zu immer tieferen Tälern zu führen. Hat z.B. eine Kugel im Energiegebirge ein Tal erreicht, dann lautet der naheliegende wie anschauliche Vorschlag, das gesamte System ein wenig zu schütteln, damit die Kugel das Tal verlassen kann, um niedrigere Minima einzunehmen. Starke oder schwächere Schüttelbewegungen verändern die *Aufenthaltswahrscheinlichkeit* einer Kugel wie bei einem Gasmolekül, dessen Kollisionen durch Druck- und Temperaturveränderungen beeinflußt werden. Sejnowski und Hinton nannten ihr *probabilistisches Netzwerk* daher nach dem Begründer der statistischen Mechanik und Thermodynamik „*Boltzmann-Maschine*". Es ist bemerkenswert, daß bereits John von Neumann auf die Verbindung von Lern- und Erkenntnisvorgängen zu Boltzmanns statistischer Thermodynamik hingewiesen hatte.

Boltzmann-Maschine

Das Problem, ein *globales Minimum* im Netzwerk zu finden und Nebenminima zu vermeiden, tritt physikalisch in der Thermodynamik der *Kristallzüchtung* auf. Um einem Kristall eine möglichst fehlerfreie Struktur zu verleihen, muß es langsam abgekühlt werden. Die Atome müssen nämlich Zeit haben, um Plätze in der Gitterstruktur mit minimaler Gesamtenergie zu finden. Bei hinreichend hoher Temperatur vermögen einzelne Moleküle ihren Zustand noch so zu ändern, daß die Gesamtenergie zunimmt. In diesem Fall können also noch lokale Minima verlassen werden. Mit sinkender Temperatur nimmt aber die Wahrscheinlichkeit dafür ab. Dieses Verfahren wird anschaulich auch „simuliertes Ausglühen bzw. Kühlen" (*simulated annealing*) genannt.

Analogien mit der Kristallbildung

Probabilistische Netzwerke haben experimentell eine große Ähnlichkeit mit *biologischen neuronalen Netzen*. Werden Zellen entfernt oder einzelne Synapsengewichte um kleine Beträge verändert, erweisen sich Boltzmann-Maschinen als fehlertolerant gegenüber kleineren Störungen wie das menschliche Gehirn z.B. bei kleineren Unfallschäden. Für das mensch-

Analogien mit biologischen neuronalen Netzen

liche Gehirn haben wir in Teil I *Hierarchien paralleler Signalverarbeitung* herausgestellt. So sind z.B. zwischen einer sensorischen Inputschicht und einer motorischen Outputschicht interne Zwischenschritte neuronaler Signalverarbeitung geschaltet, die nicht mit der Außenwelt in Verbindung stehen. Tatsächlich läßt sich auch in technischen neuronalen Netzen die Repräsentations- und Problemlösungskapazität steigern, indem verschiedene lernfähige Schichten mit möglichst vielen Neuronen zwischengeschaltet werden. Die erste Schicht erhält das Eingabemuster. Jedes Neuron dieser Schicht hat Verbindungen zu jedem Neuron der nächsten Schicht. Die Hintereinanderschaltung setzt sich fort, bis die letzte Schicht erreicht ist und ein Aktivitätsmuster abgibt (Abb. 50).

Netzwerkhierarchien

Überwachtes Lernen

Wir sprechen von *überwachten Lernverfahren*, wenn der zu lernende Prototyp (z.B. die Wiedererkennung eines Musters) bekannt ist und die jeweiligen Fehlerabweichungen daran gemessen werden können. Ein Lernalgorithmus muß die synap-

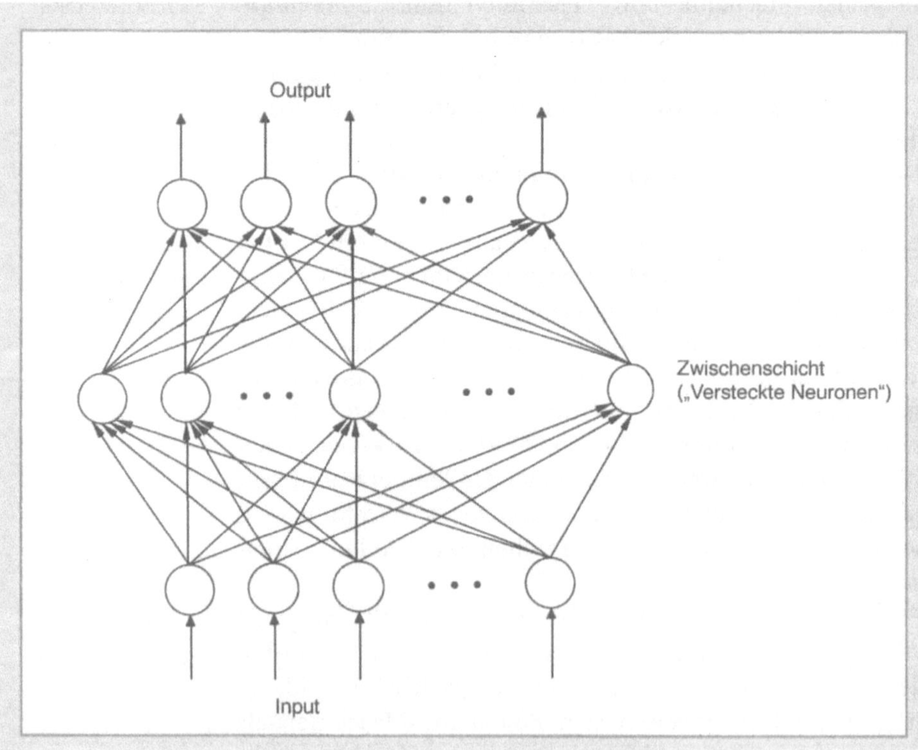

Abb. 50. Netzwerkhierarchie

tischen Gewichte so lange verändern, bis ein Aktivitätsmuster in der Outputschicht herauskommt, das möglichst wenig vom Prototyp abweicht. Ein effektives Verfahren besteht darin, für jedes Neuron der Outputschicht die Fehlerabweichung von tatsächlichem und gewünschtem Output zu berechnen und dann über die Schichten des Netzwerks zurückzuverfolgen. Wir sprechen daher auch von einem *Backpropagation-Algorithmus* (Abb. 51). Die Absicht ist, durch genügend viele Lernschritte für ein Vorgabemuster den Fehler auf Null bzw. vernächlässigbar kleine Werte zu vermindern. Bislang wurde ein solches Verfahren als technisch effektiv, aber biologisch unrealistisch angenommen, da neuronale Signalverarbeitung nur vorwärts (*forward*) vom präsynaptischen zum postsynaptischen Neuron bekannt war. Bei der Langzeitpotenzierung werden heute allerdings auch rückläufige Signalwirkungen diskutiert (s. Abb. 6 a-b). Daher könnten Lernalgorithmen mit Backpropagation neurobiologisch durchaus interessant werden.

Backpropagation-Algorithmus

Wie kann ein neuronales Netz *ohne „Überwachung“* durch eine äußere Instanz (Prototyp bzw. „Lehrer“) lernen? Hochentwickelte Gehirne der biologischen Evolution können nicht nur eintrainierte Muster wiedererkennen, sondern klassifizieren spontan nach Merkmalen ohne äußere Überwachung des Lernvorgangs. Begriffe und Figuren werden durch spontane Selbstorganisation erzeugt. In einer mehrschichtigen Netzwerkhierarchie kann dieser Prozeß durch Wettbewerb und Selektion der Neuronen in den verschiedenen Schichten realisiert werden. Die *Prinzipien Darwinscher Evolution* werden auf neuronale Netze

Lernen ohne „Überwachung“

Darwinsches Lernen durch Wettbewerb und Selektion

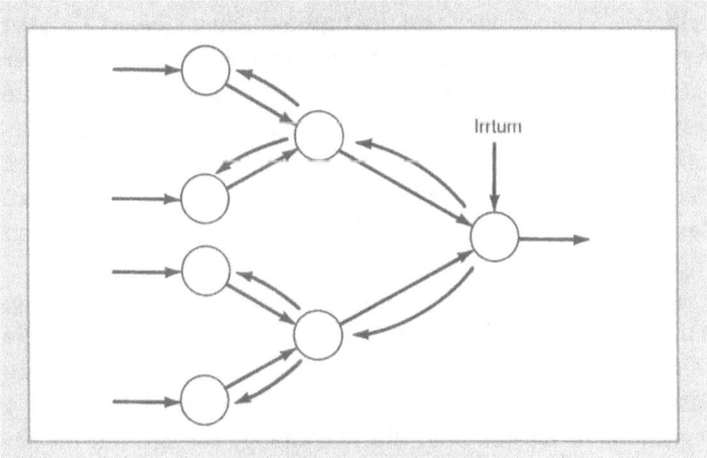

Abb. 51. Backpropagation-Lernalgorithmus

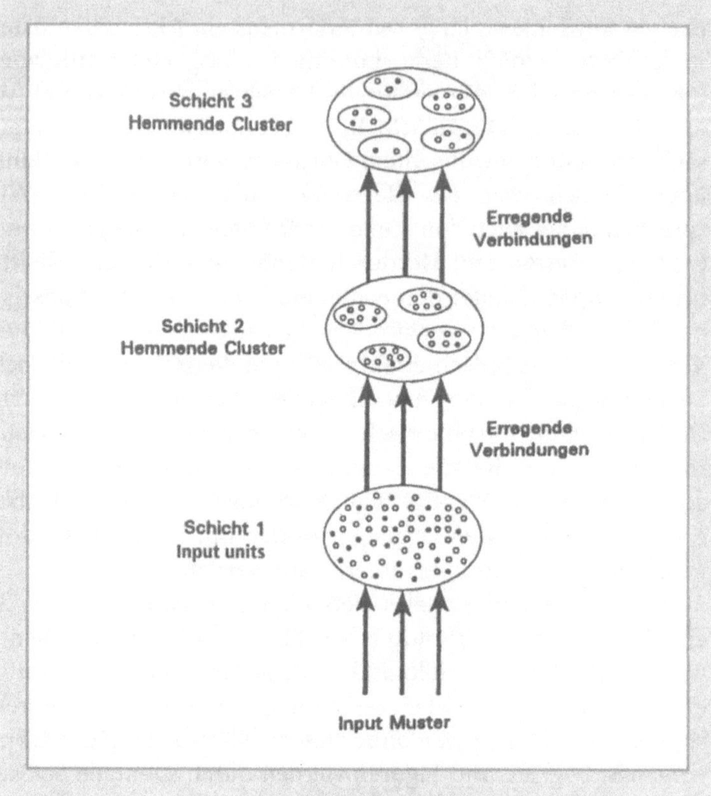

Abb. 52. Wettbewerbs- und Selektionsalgorithmus in mehrschichtiger Netzwerkhierarchie

übertragen. Auf der Inputschicht werden z.B. Zeichen, Worte und Laute registriert. In Abb. 52 sind aktive Neuronen durch gefüllte Kreise, inaktive Neuronen durch offene Kreise dargestellt. Die Verbindungen von der Inputschicht zu jedem Element in der 2. Schicht sind exzitatorisch. Die 2. Schicht ist in *Cluster* unterteilt, in denen jedes Neuron die übrigen hemmt. Elemente desselben Clusters *konkurrieren* miteinander um die Beantwortung des Inputmusters. Ein Neuron lernt, indem es den *Wettbewerb* mit den übrigen Neuronen eines Clusters gewinnt. Das Netzwerk *lernt*, indem die aktiven Verbindungen zunehmen und die inaktiven Verbindungen abnehmen.

Klassifikation und Worterkennung durch Clusterbildung

Eine einfache *Klassifikationsaufgabe* ist die Worterkennung. Danach lassen sich aus den beiden Buchstaben A und B die Worte AA, AB, BA und BB bilden, die in verschiedenen Kategorien wie z.B. die Wortmenge aus AA und AB der mit A beginnenden Worten oder die Wortmenge aus BA und BB der mit B beginnenden Worte oder die Wortmenge aus AB und BB der mit B endenden Worten geordnet werden können. Die 2-Buchstaben Worte wurden einem Netzwerk mit Clustern aus zwei Neuronen präsentiert. Das Netzwerk konnte die Position der Buchstaben entdecken. Ein Neuron lernte spontan als Detektor von A als Anfangsbuchstabe zu arbeiten, während das andere Neuron B als Anfangsbuchstabe entdeckte. In weiterführenden Experimenten wurde die Zahl der Buchstaben erhöht und die Netzwerkstruktur ausgebaut. In diesem Forschungsansatz wird eine interessante Verbindung zwischen Netzwerkhierarchie, Darwinschen Lernalgorithmen und kognitiven Fähigkeiten deutlich.

Clusterbildung in neuronalen Schichten

Der finnische Physiker und Neurophysiologe Teuvo Kohonen untersucht Netzwerkmodelle und Lernalgorithmen mit bemerkenswerter Nähe zum biologischen Gehirn. Auf neuronalen Netzwerkschichten lassen sich tatsächlich *Clusterbildung* beobachten. Dabei sind die synaptischen Verbindungen eines Neurons zu Neuronen innerhalb eines kritischen Radius erregend, während sie außerhalb dieses Radius hemmend sind. Diese Erregung in der zerebralen Umgebung eines Neurons wird mathematisch durch eine Kurve mit dem Namen „*Mexikanischer Hut*" beschrieben. Ein Beispiel sind die *rezeptiven Felder* von Ganglienzellen im visuellen System, die wir bereits im Kap. 4 kennengelernt haben.

Projektionen neuronaler Karten

Topographische Karten, wie wir sie in Teil I kennengelernt haben, können nun simuliert werden. Dazu wird die Außenweltsituation, wie sie z.B. von der Retina des Auges oder von der Hautoberfläche registriert wird, auf eine neuronalen Schicht übertragen, in der schrittweise während eines Lernvorgangs eine topographische Karte der Außenwelt oder des menschlichen Körpers aufgebaut wird. Der Lernvorgang wird als *Selbstorganisationsprozeß* des neuronalen Netzwerks verstanden.

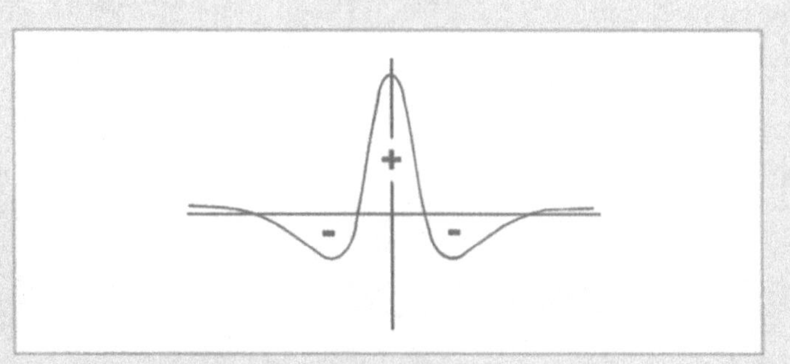

Abb. 53. Erregungskurve eines neuronalen Clusters („Mexikanischer Hut")

Dabei wird die Ähnlichkeit von Inputsignalen (z.B. auf der Retina) in Lagenachbarschaft erregter Neuronen des Zentralnervensystems übersetzt. Durch unbewußte Selbstorganisation ergeben sich so schließlich topographische Karten der Eingangssignale, in denen die wichtigsten *Ähnlichkeitsrelationen* zwischen den Eingangssignalen in Lagerelationen der jeweils entsprechenden Neuronen überführt werden. Bei dieser Art der internen Datenrepräsentation wird von unwesentlichen Einzelheiten abstrahiert, so daß die projizierten Karten eine verzerrte Abbildung der Rezeptorschicht auf die Neuronenschicht darstellen.

Lerntheorie sich selbst organisierender neuronaler Karten

Kohonen hat diesen Ansatz zu einer mathematischen *Lerntheorie sich selbst organisierender topographischer Karten* entwickelt. Benachbarten Erregungsorten der topographischen Merkmalskarte entsprechen äußere Reize mit ähnlichen Merkmalen. Dazu gehören Reizorte auf einer Sinnesoberfläche wie der Retina oder Haut, die auf einer neuronalen Schicht des Zentralnervensystems abgebildet werden sollen. Beispiel abstrakter Merkmale sind Tonhöhe und Intensität von Schallsignalen, Frequenz von Wärmestrahlen oder elektromagnetischen Wellen.

Abb. 54. Simulation neuronaler Karten durch Selbstorganisation

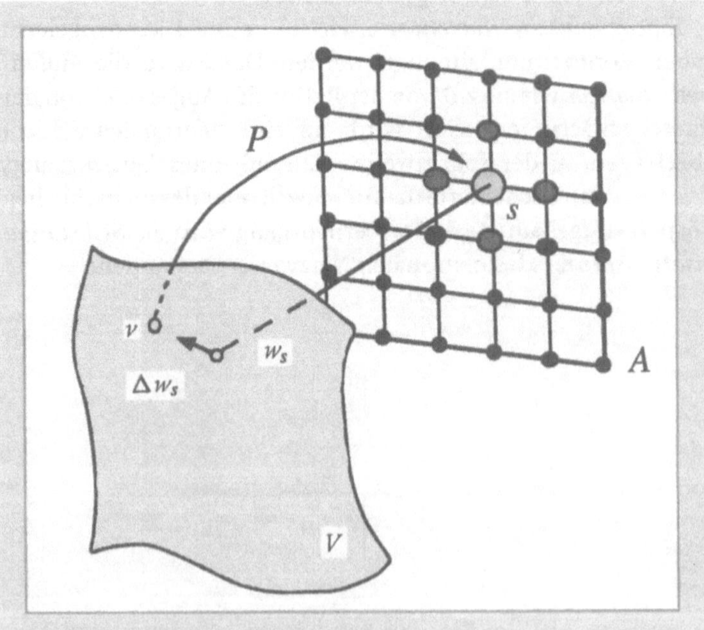

In Abb. 54 werden die Eingangssignale (als Vektoren eines Vektorraums *V*) auf ein Gitter *A* abgebildet, dessen Knoten Neuronen darstellen. Ein Stimulus führt zur Auswahl eines *Erregungszentrums s* im Neuronengitter. Es handelt sich um dasjenige Neuron, dessen Synapsenstärke sich vom *Eingangstimulus v* verglichen mit den Synapsenstärken der übrigen Neuronen von *A* nur minimal unterscheidet. Alle Neuronen in der Nachbarschaft dieses Erregungszentrums werden ebenfalls erregt, aber mit abnehmendem Abstand weniger. Sie passen sich dem Erregungszentrum in einem *Lernschritt* an.

Anschaulich stellt jeder Lernschritt eine lokale Verzerrung der Karte dar. Diese Vorgänge werden so lange wiederholt, bis sich die Karte von einem völlig ungeordneten Anfangszustand in eine adäquate *Merkmalskarte* verwandelt hat. Die Topologie der Eingangsreize (z.B. Verteilung der Rezeptorenerregung auf der Hautoberfläche) bleibt auf dieser Karte erhalten.

10 Dynamik neuronaler Netze

Nachdem wir Aufbau und Lernverfahren neuronaler Netze kennengelernt haben, soll untersucht werden, ob und in welchem Umfang sie die Dynamik des Gehirns (z.B. sensorische, motorische und kognitive Systeme) simulieren können.

Wahrnehmung

Unsere Wahrnehmung setzt eine *Selbstorganisation* z.B. auditiver, visueller und taktiler Karten in verschiedenen neuronalen Schichten des Gehirns voraus. Als Beispiel untersuchen wir die Selbstorganisation einer *auditiven Karte*, die durch eine *Schallquelle* erzeugt wird. Diese Schallquelle bewegt sich in einer unbekannten begrenzten Fläche und gibt in Zeitabständen an zufälligen Orten ein gleich starkes Signal ab. Das Schallsignal wird von zwei Mikrofonen aufgenommen. Ihre beiden *Eingangssignale* v_1 und v_2 werden an ein zweidimensionales neuronales Gitter weitergeleitet. Jedes Neuron ist durch eine zweikomponentige *Synapsenstärke* $w_r=(w_{r1}, w_{r2})$ bestimmt. Jedem Neuron entspricht ein *rezeptives Feld* in der Außenwelt. Die Neuronen sollen die Ausbildung ihrer rezeptiven Felder so aufeinander abstimmen, daß die Anordnung der Neuronen im Gitter wie eine topographische Karte die Anordnung der entsprechenden rezeptiven Felder der Außenwelt wiedergibt: Die gegenseitigen Lagerelationen der Punkte müssen erhalten bleiben, d.h. das Gehirn hat sich eine „auditive" Karte der Außenwelt hergestellt.

Wie entstehen auditive Karten der Außenwelt?

In Abb. 55 ist die Entwicklung der Zuordnung zwischen Neuronen und Positionen der Schallquelle wiedergegeben. In Abb. 55a sehen wir das Aufenthaltsgebiet der Schallquelle (x, y) mit den beiden Mikrofonen im festen Abstand 2a und den beiden Signalen v_1 und v_2. In Abb. 55b ist jedes Neuron des Gitters am Anfang einem zufälligen Punkt der Aufenthaltsfläche zugeordnet ohne Rücksicht auf die Erhaltung von Nachbarschaften.

Lernmodell sich selbst organisierender auditiver Karten

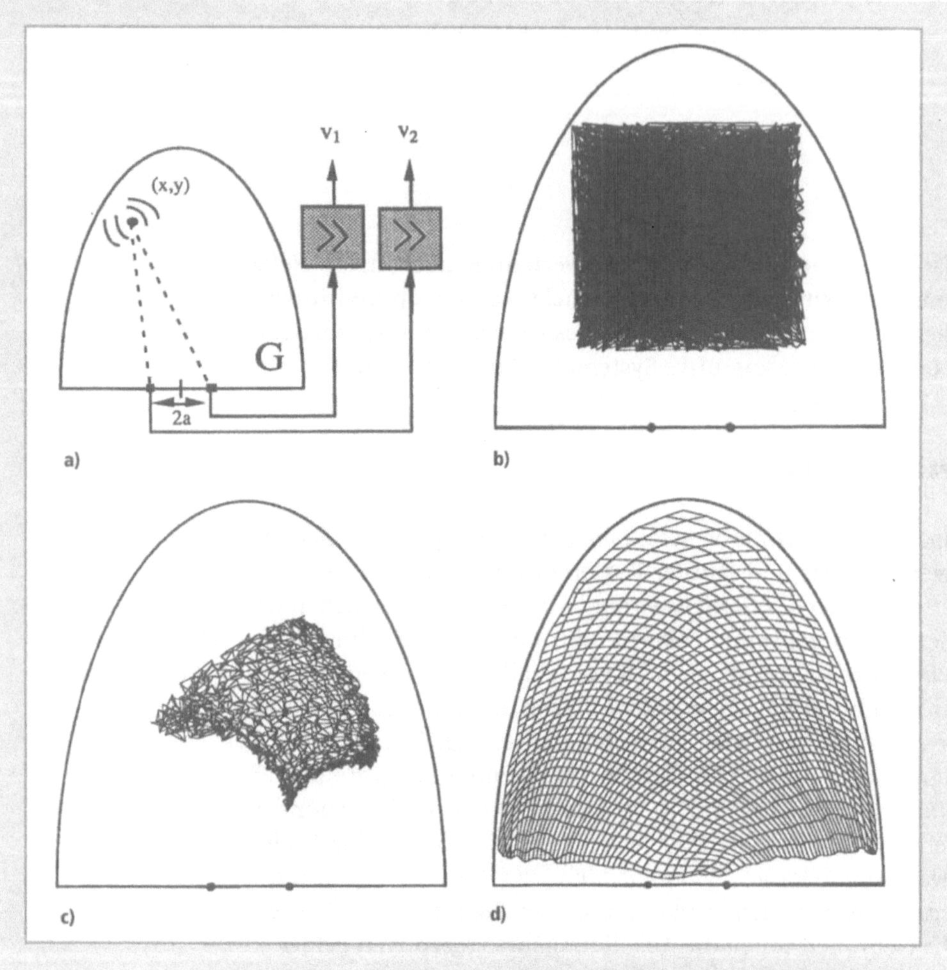

Abb. 55a-d. Selbstorganisation einer auditiven Karte (b,c,d) von den Aufenthaltsorten einer sich bewegenden Schallquelle (a)

Ortspositionen sind dabei durch eine Linie verbunden, wenn ihre zugehörigen Neuronen unmittelbare Gitternachbarn sind. Nach wenigen Lernschritten wird die grobe, allerdings noch sehr unregelmäßige Nachbarschaftsbeziehung sichtbar (Abb. 55c). Nach ca. 40 000 Lernschritten ist eine topologisch gute Zuordnung zwischen Gitterneuronen und Aufenthaltsorten der Schallquelle erreicht (Abb. 55d). Durch Selbstorganisation wurde eine *Abbildung der Außenwelt auf ein Neuronengitter* gefunden.

Auditive Karten im Cortex der Fledermaus

Nach dem Modell von Kohonen wurde mittlerweile die Projektion der Ultraschallfrequenzen auf den *auditiven Cortex einer Fledermaus* simuliert. Der auditive Cortex ist die Neuronenschicht der Fledermaus, der für die Schallanalyse zuständig ist. Fledermäuse besitzen verschiedene Ultraschallfrequenzen, mit denen sie sich orientieren. Mit der Zeitverzögerung des zurückreflektierten Echolotsignals kann die Entfernung von Gegenständen in der Umgebung bestimmt werden. Die Amplitude des Echos informiert die Fledermaus über die Größe der entsprechenden Objekte. Mit der Doppler-Verschiebung des Echolotsignals läßt sich ihre Geschwindigkeit relativ zu anderen Objekten bestimmen.

Somatotopische Karten im Gehirn von Primaten

Für den menschlichen Organismus sind die *somatotopischen Karten* bekannt, mit denen die Projektion der Körperoberfläche auf das für den Tastsinn zuständige Rindenfeld bezeichnet wird. Dort befinden sich im Gehirn jene Bereiche, in denen das Tasten der Hände, Füße und Lippen empfunden wird. Beim Menschen nimmt die Repräsentation von Hand, Mund und Kehlkopf einen großen Raum ein. Werden die Körperteile entsprechend der Größe, die sie im Rindenfeld einnehmen, aufgezeichnet, entsteht ein verzerrtes Menschenbild mit z.B. übergroßen Lippen, riesigen Händen und Geschlechtsorganen, aber kleinem Rumpf. Die Größe des jeweiligen Rindenfeldes entspricht offenbar der Bedeutung des Körperteils, die ihm im Laufe der Evolution zuerkannt wurde.

Projektionen von sensorischen Karten

Die Projektion verbindet also Neuronen des Rindenfeldes mit Tastrezeptoren in der Hautoberfläche so, daß Nachbarschaftsrelationen erhalten bleiben. In der Hautoberfläche benachbarter Tastrezeptoren sind solche Neuronen verbunden, die im Rindenfeld benachbart sind. Da z.B. Hände und Gesicht dichter mit Tastrezeptoren besetzt sind als der Rumpf, sind sie auf dem Rindenfeld auch entsprechend größer vertreten. Dabei sind die *Projektionen* keineswegs starr, sondern können sich aufgrund von Erfahrungen oder Verlust von Sensibilität als Folge einer Nervenverletzung ändern. Das hat eine Veränderung der Verbindung zwischen Rezeptoren und entsprechenden Neuronen zur Folge. Dieser Selbstorganisationsprozeß kann wieder mit einer topographischen Karte à la Kohonen simuliert werden. Aus ungeordneten Anfangsverschaltungen wird ein nachbarschaftserhaltendes Verbindungsmuster zwischen Tastrezeptoren und Neuronen aufgebaut. Im Gehirn dienen diese topographisch geordneten Karten der

Verarbeitung sensorischer Information. In nachgeschalteten Karten werden diese Informationen schrittweise umcodiert, um für Körperbewegungen die entsprechenden Muskeln anzusteuern.

Projektionen von motorischen Karten

Entsprechend der *sensorischen Karte* läßt sich auch eine *motorische Karte* im Rindenfeld angeben, die ebenfalls in verzerrter Form alle für die Motorik wichtigen Gliedmaßen repräsentiert. Die motorische Karte ist wieder eine Projektion, bei der Bewegungskommandos auf zweidimensionale Erregungsorte abgebildet werden. Die Bildung einer motorischen Karte entspricht technisch dem Erlernen einer Steuerungsaufgabe. Ein gut untersuchtes Beispiel ist die Motorkarte in einer gewölbten mehrlagigen Neuronenschicht im oberen Bereich des Hirnstamms (*superior colliculus*), deren Neuronen rasche Blickbewegungen des Auges (*Sakkaden*) ausführen lassen. Die Erregung dieser Neuronen wird durch eine darüberliegende Neuronenschicht ausgelöst, die sensorische Signale verarbeitet. Im Kohonen-Modell geht es darum, ein sensorisches Signal mit einer passenden Steuerungsaktion zu koordinieren. Es muß also eine sensorische und eine motorische Karte hergestellt und koordiniert werden.

Koordination von sensorischen und motorischen Karten

Ein neurophysiologisch gut untersuchtes Beispiel wie die unbewußten Augenbewegungen aufgrund von Lichtreizen wird nun durch Kohonens Theorie sich selbst organisierender und koordinierender sensorischer und motorischer Karten erklärbar. Sakkadische Augenbewegungen bewirken, daß ein kleines Gebiet in der Mitte der Netzhaut (*Fovea*) auf verschiedene Gebiete im Blickfeld gerichtet wird. In der Fovea befinden sich nämlich besonders lichtempfindliche Zellen, die für eine hohe Auflösung des jeweiligen Gegenstandes sorgen. Wie bereits erwähnt, ist die entsprechende mehrlagige Neuronenschicht im oberen Bereich des Hirnstammes angesiedelt. In der oberen Lage ist eine *sensorische Karte* der Retina aufgetragen. Für die Sakkadensteuerung bildet die darunter liegende Neuronenschicht die entsprechende *motorische Karte*. Den Ortspunkten dieser Schicht sind die sakkadischen Blickrichtungsänderungen zugeordnet. Wird die von einem Lernreiz in der visuellen Karte ausgelöste Erregung auf die unmittelbar darunter liegenden Neuronen der motorischen Karte übertragen, so wird eine Augenbewegung verursacht, die den Lichtreiz in der Fovea zentriert. Diese Optimierung der Aufmerksamkeit steigerte im Laufe der Evolution sicher die Überlebenschancen des Individuums.

In der *biologischen Evolution* wurden viele hochspezialisierte Netzwerke entwickelt. Ein Froschgehirn, das blitzschnell eine Fliege erkennt, ihre Position berechnet und den Fangapparat der Zunge auslöst, ist ein Beispiel. Ein Katzengehirn löst diese Aufgabe wesentlich langsamer, ist dafür aber vielseitiger und nicht auf wenige hochspezialisierte Aufgaben festgelegt. Ähnlich ist es bei einem menschlichen Gehirn, das bestimmte Erkennungs- und Unterscheidungsaufgaben schnell übernehmen soll. Als Beispiel wurde 1988 von R. P. Gorman und T. J. Sejnowski ein Netzwerk konstruiert, daß gelernt hatte, zwischen den *Echolotsignalen von Seeminen* und anderen Objekten zu unterscheiden. Es handelt sich um ein Beispiel überwachten Lernens. Ein Echo wird durch einen Frequenzanalysator verarbeitet, um ein Profil des Echos für 13 Neuronen der Inputschicht herzustellen (Abb. 56). Die entspre-

Spezialisierung von Netzwerken im Laufe der Evolution

Neuronale Netze lernen, Echolotsignale zu unterscheiden.

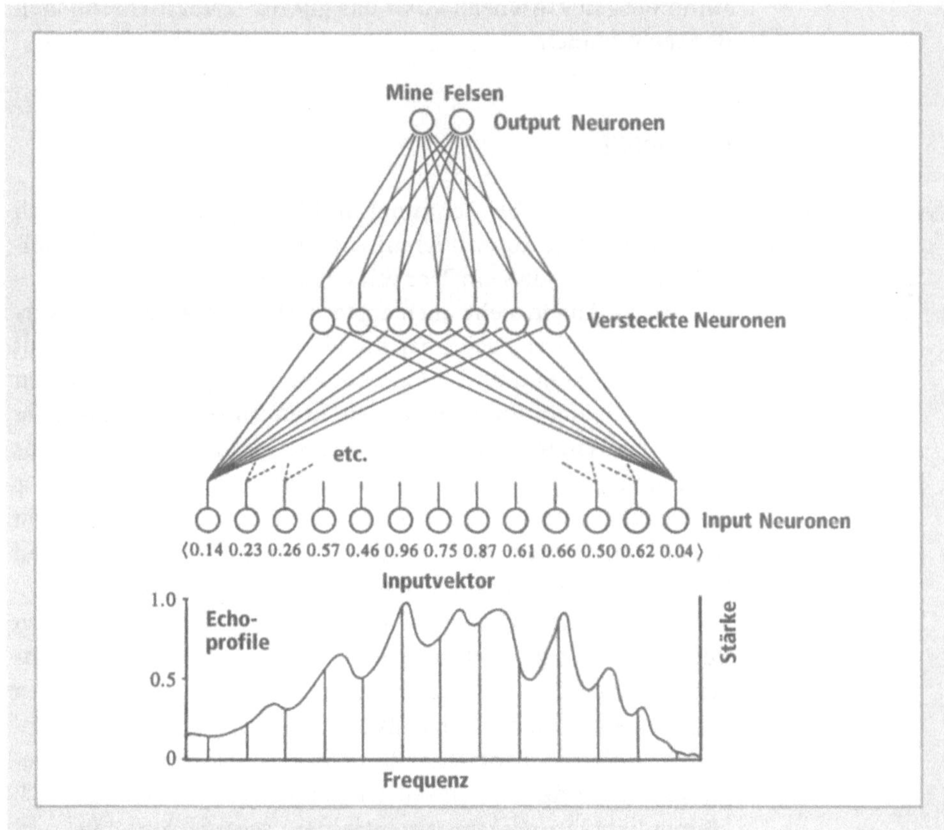

Abb. 56. Neuronales Netz zur Echolotunterscheidung

chenden Werte des 13-dimensionalen Inputvektors lösen Aktivitäten der Inputneuronen aus, die in einer Zwischenschicht weiterverarbeitet werden. Die Outputschicht besteht aus zwei Neuronen, die alternativ aktiv werden, wenn es sich beim eingespeisten Echo um eine Mine oder einen Felsen handelt.

Das neuronale Netz wird nun zunächst durch eine Vielzahl verschiedener Minenechos trainiert, d.h. die Synapsengewichte stellen sich auf Minenechos an der Inputschicht und die entsprechende Aktivität des Outputneurons ein. Während der Trainingsphase verkleinert das System seine Fehlerabweichung vom Prototyp eines Minenechos durch Veränderung der synaptischen Gewichte so lange, bis ein *globales Irrtumsminimum* erreicht ist. Nachdem das System hinreichend trainiert wurde, soll es selbständig für vorgelegte Echolotechos entscheiden, ob es sich um eine Seemine oder um einen Felsen handelt. Das künstliche neuronale Netz arbeitet natürlich im Rahmen bestimmter Fehlergrenzen. Aber das gilt für einen menschlichen Beobachter auch.

Bewegung

Ein vereinfachtes Modell sensomotorischer Koordination

Wie lassen sich Wahrnehmung und Bewegungsabläufe durch neuronale Netze *koordinieren*? Als vereinfachtes Beispiel stellen wir uns vor, daß ein Tier mit einem Arm ein Objekt, das es mit beiden Augen sieht, auch ergreift. Das Objekt läßt sich vereinfacht in einem zweidimensionalen Koordinatensystem mit den Koordinaten a und b bestimmen. Die Stellung der Augen mit den beiden im Objekt sich kreuzenden Sehachsen ist durch das Winkelpaar (α, β) wiedergegeben. Die Stellung des Arms ist durch einen Winkel δ am Körper und einen Winkel φ am Gelenk bestimmt. Bei der Koordination von Sehen mit den Augen und Greifen mit dem Arm wird die Augenpaarposition (α, β) auf die erforderliche Armposition (δ, φ) abgebildet.

Wie sieht die physiologische Realisation der erforderlichen Rechnung aus? Es liegt nahe, dafür neuronale Netze einzusetzen, in denen die Informationen verarbeitet werden. Kohonen u.a. fassen neuronale Netze als topographische Karten auf, auf denen äußere sensorische Reize oder entsprechende Bewegungsabläufe der Außenwelt wiedergegeben werden. Danach können wir in unserem vereinfachten Beispiel von einer *sensorischen Karte* ausgehen, in der die Augenpaarposition repräsentiert ist. Diese Position wird in einer *topographischen Karte* des motorischen Zustandsraums auf denjenigen neuronalen Punkt abgebildet, in dem die entsprechende Armstellung codiert ist.

Die Natur hat die motorischen oder sensorischen Apparate des Körpers unterschiedlich *komplex* strukturiert. Jedem Freiheitsgrad eines Muskels oder eines Sensors entspricht geometrisch eine Koordinate, so daß unterschiedliche *mehrdimensionale Koordinatensysteme* vorliegen. Als Beispiel sei eine geometrische Analyse der neuronalen Apparate für die *Stabilisierung von Kopfbewegungen* (nach A. J. Pellionisz) angeführt. Dabei werden passiv auftretende Kopfbewegungen (die durch äußere Einwirkungen hervorgerufen sein können) durch ein Stabilisatorsystem im inneren Ohr gemessen. Seine Kanäle registrieren drei nahezu rechtwinklige Richtungen, in denen sich die verschiedenen Dreh-, Nick- und Wackelbewegungen des Kopfes vollziehen. In Abb. 57 steht die Koordinate A für „anterior", P für „posterior", H für „horizontal". Die Natur hat also dieses sensorische System mit einem eigenen intrinsischen dreidimensionalen Bezugssystem ausgestattet. Bei der Stabilisierung der passiven Kopfbewegung kommt es darauf

Komplexität sensomotorischer Koordination

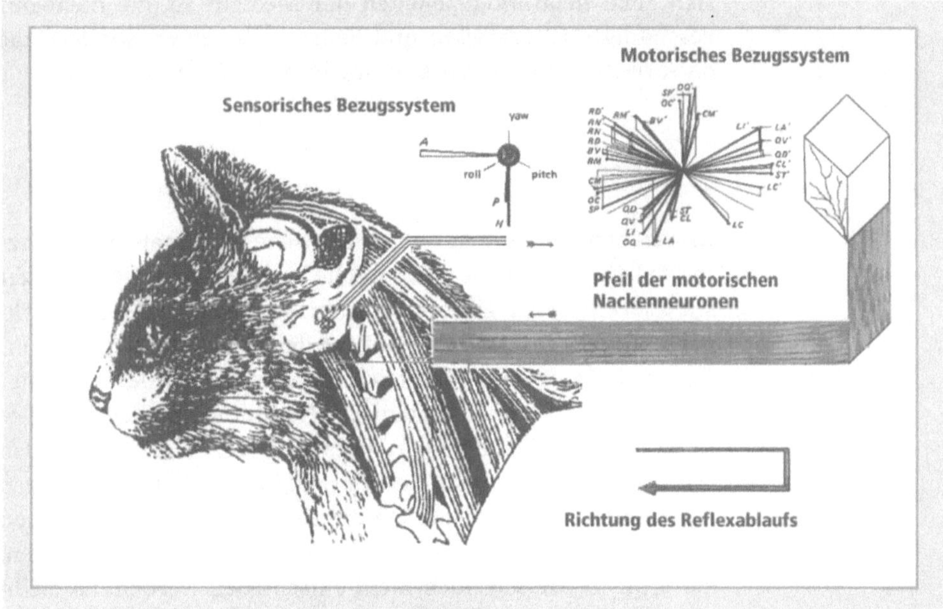

Abb. 57. Sensomotorische Koordination des Vestibularsystems einer Katze

an, daß entsprechende Kompensationsbewegungen durch Kontraktion der Hals- und Nackenmuskeln ausgelöst werden. Die 30 zentralen Halsmuskeln, die an dieser Kompensationsbewegung beteiligt sind, legen nun wiederum ein eigenes 30-dimensionales nicht-rechtwinkliges Bezugssystem fest. Dieses Bezugssystem ist anatomisch und physiologisch insofern überbestimmt, als eine erforderliche Kompensationsbewegung durch unterschiedliche Muskelkombinationen realisiert werden kann.

Die in der Evolution entwickelten Bewegungs- und Wahrnehmungssysteme liefern „Blaupausen" für technische neuronale Netze.

Der Körper ist also mit unterschiedlichen *intrinsischen Bezugssystemen* ausgestattet, die im Lebensvollzug koordiniert werden müssen. Die dazu in der Evolution entwickelten neuronalen Netze könnten die *„Blaupausen"* liefern, um entsprechende technische Simulationen für Roboter zu bauen. Im Unterschied zu KI-Programmen haben neuronale Netze den Vorteil, daß sie den unbewußten Selbstorganisationsprozessen im Körper entsprechen. Koordinationen von Wahrnehmungs- und Bewegungsabläufen sind ja nicht starr vorprogrammiert, sondern – wie jeder tagtäglich erfahren kann – *flexibel* und *fehlertolerant*. Selbständig lernende Robotersysteme, die Werkstücke mit Sensoren registrieren, sie ergreifen und bearbeiten, werden erprobt oder sind wenigstens absehbar. Damit zeichnen sich auch neue Möglichkeiten der Medizin ab, die nicht nur geschädigte Gliedmaßen und Sensoren ersetzen, sondern die entsprechenden Lernprogramme implementieren könnte.

Kognition

In welchem Umfang können technische neuronale Netze kognitive Fähigkeiten wie z.B. Sprache und Lernen erwerben oder simulieren? Dazu gibt es keine prinzipiellen Aussagen, sondern nur den Test und die Prüfung der Leistungsfähigkeit konkreter Netze und den Vergleich mit entsprechenden neuronalen Strukturen. Der amerikanische Neuroinformatiker Terrence J. Sejnowski schlägt ein neuronales Netz vor, das die neuronalen Wechselwirkungen beim *Lesenlernen* in einer gehirnähnlichen Maschine simulieren soll. Ob die Neuronen im menschlichen Gehirn tatsächlich in dieser Weise miteinander wechselwirken, kann physiologisch noch nicht entschieden werden. Es bleibt allerdings die erstaunliche Leistung, daß ein künstliches neuronales Netz mit dem Namen NETalk (aus engl. „net" für Netz

NETalk – ein neuronales Netz lernt lesen.

und „talk“ für Sprechen) aus verhältnismäßig wenigen neuronalen Bausteinen einen menschenähnlichen Lernvorgang zu erzeugen vermag. Die Schnelligkeit könnte erheblich gesteigert werden, wenn NETalk nicht nur auf einer klassischen von-Neumann-Maschine simuliert, sondern durch eine entsprechende Hardware realisiert werden könnte.

Der vorgelegte Text wird im *Input* von NETalk zeichenweise erfaßt. Da für die Aussprache eines Zeichens die umgebenden Zeichen wichtig sind, werden auch die drei vor und nach dem betreffenden Zeichen stehenden Symbole registriert. Die Kontextabhängigkeit der Aussprache trifft insbesondere für Sprachen wie das Englische mit ihren unregelmäßigen Artikulationen zu. In Abb. 58 wird von dem englischen Text „THE PHONE IS“ die Buchstabenfolge „PHONE“ mit dem Kernzeichen „O“ eingelesen. Jedes der sieben pro Schritt gelesenen Zeichen wird von jeweils 29 Neuronen untersucht. Die Anzahl der Neuronen ergibt sich aus der Anzahl der Buchstaben des Alphabets, die um Satz- und Leerzeichen erweitert wurden. Jedes *Neuron* entspricht also einem dieser Zeichen. Insgesamt ergeben sich also 7x29=203 Neuronen. Aus jedem der sieben Teilsysteme mit jeweils 29 Neuronen wird durch die sieben eingelesenen Buchstaben jeweils ein Neuron, also insgesamt sieben Neuronen aktiviert.

Architektur von NETalk

Für den Output, also die *phonetische Aussprache* des eingelesenen Textes, werden 26 Neuronen benötigt. Jedes *Outputneuron* ist für eine Komponente der Lautbildung zuständig. Sechs Neuronen entsprechen dem Ort der Lautbildung, acht der Artikulation, drei der Tonhöhe, vier der Interpunktion und fünf der Betonung und Silbenbegrenzung. Für das Beispiel „O“ lauten die entsprechenden Komponenten aus den genannten Teilsystemen der Lautbildung „glottal“, „gedehnt“, „mittelhoch“, „betont“. Die Umsetzung dieser Lautkomponenten in einen hörbaren Laut leistet ein gewöhnlicher konventioneller Synthesizer.

Lernalgorithmus von NETalk

Entscheidend ist jedoch der *Lernvorgang* des Lesens, der sich innerhalb des Systems NETalk zwischen Inputtext und Outputaussprache selbst organisiert. Die 203 Neuronen der Inputebene sind nämlich mit 80 internen *(„hidden“)* Neuronen verbunden, die wiederum mit den 26 Neuronen der Outputebene verbunden sind. Zwischen Input- und Outputebene bestehen ebensowenig direkte Verbindungen wie zwischen den Neuronen auf der Ebene des Inputs, der internen Repräsentation und des Outputs.

Rechts unten in Abb. 58 ist die Verarbeitung durch das zweite Neuron der internen Ebene dargestellt. Es erhält Signale von den 203 Neuronen der Inputebene und sendet selbst Signale an die 26 Neuronen der Outputebene. Entscheidend sind bei

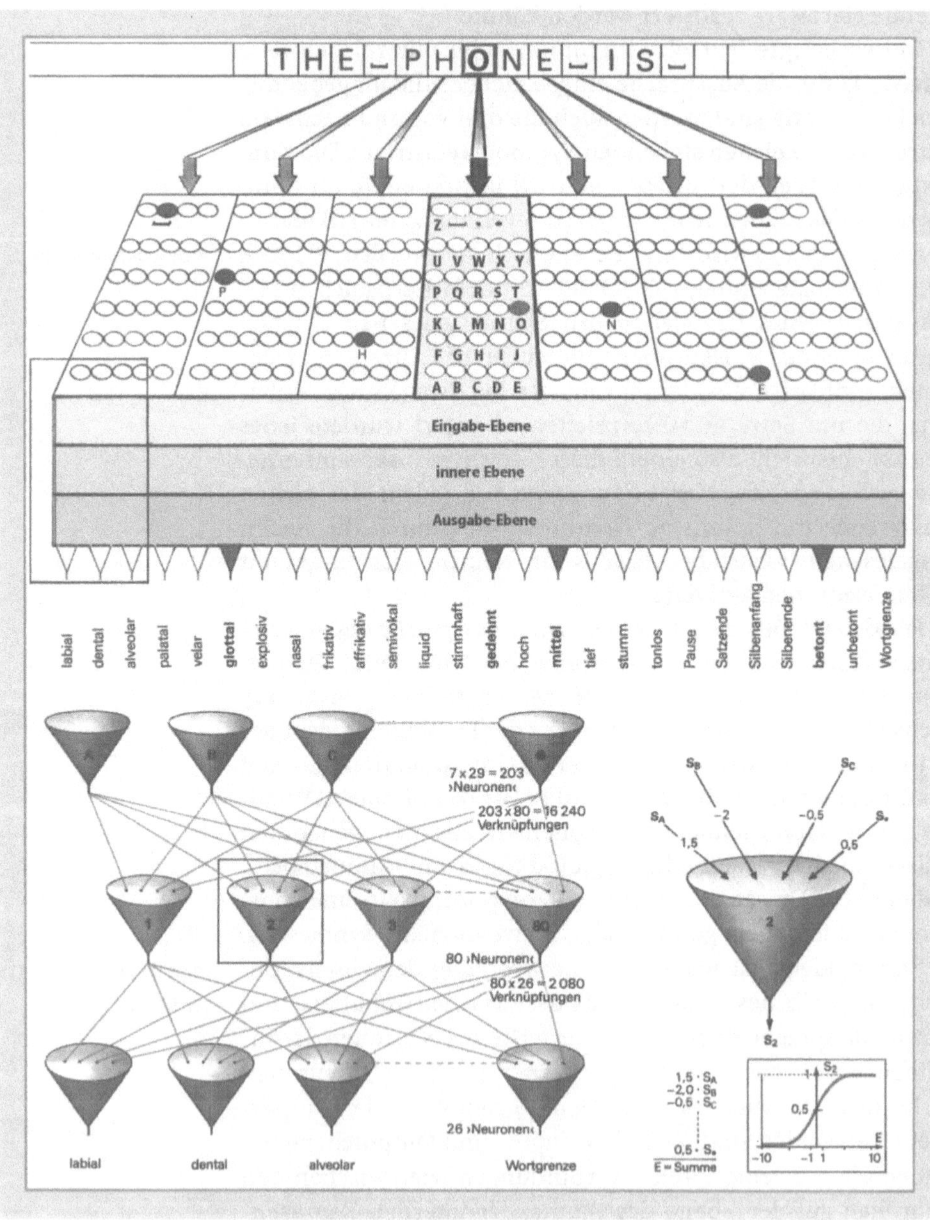

 Abb. 58. Netzwerkhierarchie von NETalk mit neuronaler Wechselwirkung und Aktivierung

einem neuronalen Netz die synaptischen Verbindungen und die damit verbundenen *„Gewichte“*. Sie geben die Signale von einem Neuron zum anderen multipliziert mit Faktoren („Gewichten“) weiter, die bei NETalk zwischen -2 und +2 liegen. Ein negativer Faktor besagt, daß ein Neuron das nächste Neuron abzuschalten sucht, während ein positiver Faktor mit zunehmender Größe seine Aktivierung einleitet.

In der Abbildung 58 erhält also das zweite Neuron der internen Ebene die Signale S_A, S_B,... aller Neuronen der Eingabeebene, die mit Faktoren gewichtet sind. Die Summe E dieser Gewichte entscheidet, ob das Neuron aktiviert, also auf 1 geschaltet oder abgeschaltet werden soll. Wie üblich werden die Gewichte des neuronalen Netzes zunächst mit Zufallszahlen belegt. Daher ordnet NETalk den gelesenen Buchstaben zunächst willkürlich Laute zu.

NETalk lernt mit Hilfe von Beispielen durch Üben, aber ohne Programmsteuerung.

Wie bei neuronalen Netzen der visuellen Mustererkennung wurde dem System vorher ein Beispiel eines korrekten Vergleichsmusters, d.h. im Fall von NETalk ein von einem Grundschulkind frei gesprochener und dann phonetisch analysierter Text aus 1024 Wörtern nebst den 1000 häufigsten Wörtern aus Miriam Websters Taschenwörterbuch eingegeben. Die zunächst artikulierten Zufallslaute des eingegebenen fremden Textes werden mit den gewünschten Lauten des Standardtextes verglichen. Ist der Output nicht korrekt, arbeitet sich das System wieder *rückwärts* zur internen Ebene und prüft nach, warum die Vernetzung zu diesem Output führte, welche Verbindungen das höchste Gewicht und damit den größten Einfluß auf diesen Output hatten. Es verändert dann die Gewichte, um schrittweise das Resultat zu *optimieren*. NETalk arbeitet also nach dem auf D. Rumelhart u.a. zurückgehenden Lernalgorithmus der *Backpropagation*.

Backpropagation

Sejnowski ließ den fremden Text immer wieder durchlaufen, um bessere Anpassungen an die exemplarisch vorgegebene Standardaussprache zu erreichen. In diesem Sinn lernte NETalk schrittweise *selbständig* das laute Lesen. Dem System wird also *kein Programm mit expliziten Regeln der Lautbildung* eingegeben. Der vorgegebene Lernalgorithmus des Backpropagation-Verfahrens gibt nur die globale Anweisung: Ändere die Faktoren der synaptischen Gewichte so ab, daß der faktische Output dem gewünschten Output näher kommt. Die *lokalen Wechselwirkungen* und Veränderungen im neuronalen Netz sind nicht vorgegeben. Nach 10 Durchläufen des Textes spricht NETalk bereits verständlich. Nach 50 Durchläufen sind nur noch 5% falsch. Wird nun ein fremder Text vorgelegt, spricht NETalk ihn zu 78% richtig aus.

Die Bedeutung synaptischer Plastizität beim Lernvorgang

An die Stelle von Programm und Speicher eines von-Neumann-Computers treten also in einem neuronalen Netz die synaptischen Gewichte. Eine nähere Analyse der Aktivitätsmuster der internen *(„hidden“)* Schicht zeigt, daß bei bestimmten Buchstaben-Laut-Zuordnungen nicht nur vereinzelte Neuronen aktiviert werden. Es werden aber auch nicht alle Neuronen aktiviert. Bei Entscheidungen über die Aussprache eines Buchstabens wurden vielmehr meistens nur ca. 20% der 80 internen Neuronen aktiviert, während der Rest untätig blieb. Globale Aktivitätsmuster liegen gewissermaßen wie Inseln im Gesamtfeld der internen Neuronenebene.

Technische Grenzen von NETalk

Erstaunlich ist die hohe Geschwindigkeit des Lernvorgangs gemessen an der kleinen Neuronenkapazität von NETalk. Allerdings muß die Software-Simulation von NETalk Neuron für Neuron durchrechnen und schafft daher pro Sekunde nur etwa die Aussprache von ca. zwei Buchstaben. Eine direkte Hardware-Umsetzung wie beim zerebralen Computer des menschlichen Gehirns würde eine erhebliche Beschleunigung ermöglichen.

Computersimulationen mit neuronalen Netzen geben Hinweise auf kognitive Funktionen des Gehirns.

Computersimulationen mit neuronalen Netzen wie z.B. NETalk erlauben eine detaillierte Erforschung von Hirnfunktionen, die bisher nicht möglich waren. Für ihre Untersuchungen am lebenden Gehirn sind Neurologen heute noch weitgehend auf mehr oder weniger zufällig auftretende Gehirnläsionen angewiesen, um entsprechende kognitive Ausfälle studieren zu können. Gezielte neuronale Veränderungen zur Überprüfung von Gesetzmäßigkeiten sind aus ethischen Gründen am Menschen nicht möglich. An neuronalen Netzen, die solche Gehirnfunktionen modellieren, können sie allerdings gezielt durchgeführt werden. Ein Beispiel sind Untersuchungen zur

Lesestörungen (Dyslexien) und die sprachverarbeitenden Regionen des Gehirns

Dyslexie (Lesestörung), die durch schwere Schäden der sprachverarbeitenden Regionen hervorgerufen werden. Patienten, die in der linken Hemisphäre der Großhirnrinde fast alle Funktionen einbüßten oder im Scheitel- und Schläfenlappen der linken Hemisphäre geschädigt wurden (z.B. Soldaten mit Kopfschußverletzung), zeigten erhebliche Defizite der Sprachverarbeitung. Mit PET-Aufnahmen lassen sich solche Schädigungen zwar am lebenden Gehirn zeigen, die Störungen in der neuronalen Signalverarbeitung bleiben aber verborgen.

Die Arten der Lesestörung lassen erste Annahmen über unterschiedliche neuronale Verarbeitungsrouten im Gehirn zu. Die *phonologische Route* erschließt die Aussprache eines Wortes aus seiner Schreibweise, die semantische Route aus seiner Bedeutung (Abb. 59). Bei Patienten mit *Oberflächendyslexie* ist die phonologische Route intakt, die auf der regelhaften Zuordnung von Buchstaben zu Sprachlauten beruht. Solche Patienten sprechen häufig visuell ähnliche Worte wie z. B. „cat" (Katze) und „cot" (Feldbett) gleich aus. Die *semantische Route* leitet die Aussprache eines Wortes aus seiner Bedeutung ab. Bei Patienten mit *Tiefendyslexie* ist die phonologische Route ausgefallen und die semantische geschädigt. Solche Patienten lesen z. B. das Wort „yacht" (Yacht) als „boat" (Boot), vermittelt über die Bedeutung des Wortes „yacht".

Phonologischer und semantischer Weg zur Aussprache geschriebener Worte

Geoffrey E. Hinton u.a. modellierten den *Lesevorgang* über die semantische Route in einem neuronalen Netz aus vier Schichten. Jedes Neuron hat ein Aktivitätsniveau zwischen 0 und 1, das von den Eingaben anderer Neuronen abhängt. Das Aktivierungsniveau wird über gewichtete Verbindungen an weitere Neuronen geleitet. In der ersten (Input-) Schicht repräsentieren *Graphemneuronen* visuell wahrgenommene Buchstaben in bestimmten Positionen innerhalb eines Wortes. Systematisch müßten für jede Buchstabenposition 26 Graphemneuronen zur Verfügung stehen. Tatsächlich genügen weniger. So repräsentieren z.B. die Graphemneuronen für den Wortanfang im Modell nur Konsonanten b, c, d, f,..., für die zweite Position immer nur Vokale a, e, i, o, u. In Abb. 60 ist auf der

Ein neuronales Netz zur Simulation des semantischen Lesevorgangs

Netzwerkarchitektur

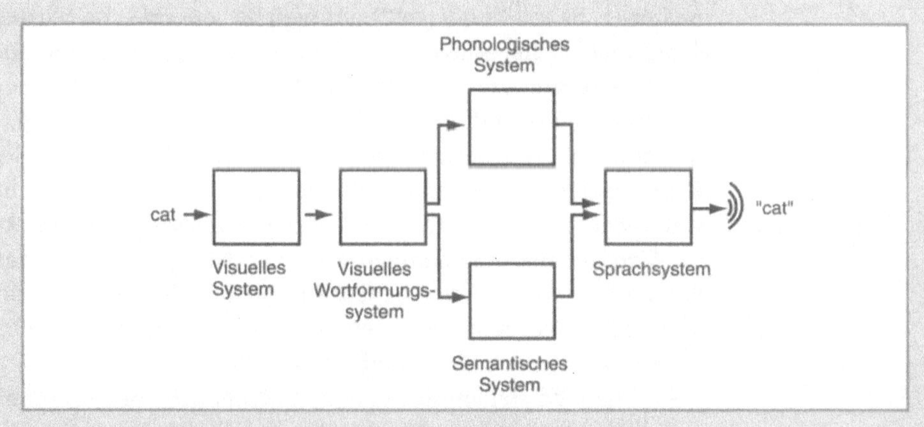

Abb. 59. Phonologische und semantische Signalverarbeitung für die Aussprache geschriebener Wörter

Input-Schicht das Wort „bed" (Bett) durch die jeweils aktivierten Graphemneuronen für „b" als erstem Konsonant im Alphabet an erster Wortposition, „e" als zweitem Vokal im Alphabet an zweiter Wortposition, „d" als drittem Konsonant an dritter Wortposition und keine Aktivierung für die folgenden Wortpositionen dargestellt. Es folgt eine zweite Schicht von *Zwischenneuronen*, um das Erlernen komplexer Assoziationen zu ermöglichen.

Die dritte Schicht enthält die sogenannten *Sememneuronen* als Repräsentanten der Wortbedeutungen. Diese Neuronen entsprechen nicht direkt Wortbedeutungen, sondern semantischen Eigenschaften, die den jeweiligen Gegenstand mehr oder weniger genau festlegen. So aktiviert das Wort „cat" Neuronen für „Säugetier", „hat Beine", „wild" u.a., aber nicht Neuronen für „ist durchsichtig", „hölzern" u.a. Die Darstellung der Bedeutung entspricht also den semantischen Rahmen („frame") oder Netzen, die aus den Kognitions- und Sprachwissenschaften bekannt sind (vgl. Kap. 7). Hintons Modell sieht 68 Sememneuronen für physische und funktionale Eigenschaften vor.

Lernalgorithmus

In *Trainingsphasen* muß das Netzwerk lernen, die richtigen semantischen Eigenschaften zu aktivieren. Dazu müssen die *Gewichte* jeder Verbindung passend eingestellt werden. Nach jedem Trainingsdurchgang stellt der Lernalgorithmus die Gewichte so ein, daß sich der Unterschied zwischen Ausgabe und korrekter Antwort möglichst verringert. Es handelt sich also um einen *überwachten Lernvorgang*, dessen Fortschritt an einem korrekten Prototyp gemessen wird. Mit den genannten drei Schichten neigt das Netzwerk noch dazu, visuell ähnliche Wortmuster (z. B. „cat" und „cot") auf gleiche semantische Muster abzubilden. Daher wurde eine vierte Schicht *(„Aufräumneuronen")* eingebaut, um den Lernprozeß zu verfeinern und zu beschleunigen. Wenn durch die Sememneuronen ein Erregungsmuster in der Nähe der richtigen Wortbedeutung erzeugt wurde, dann wird es an die „Aufräumneuronen" der vierten Schicht

Backpropagation

weitergegeben und durch wiederholte Rückkopplung *(Backpropagation)* an die Sememneuronen der dritten Schicht immer näher an die richtige Wortbedeutung gerückt. In Abbildung 60 sind Zustände der vier neuronalen Schichten in sechs Lernphasen für das Wort „bed" dargestellt.

Anschaulich stellen die korrekten semantischen Bedeutungen wieder Attraktorpunkte dar, denen sich die vom Netzwerk produzierten Wortbedeutungen in einem Lernprozeß nähern.

Dazu stellen wir uns einen *semantischen Raum* vor, der ebensoviel Dimensionen hat, wie semantische Eigenschaften (also Sememneuronen) im Netz vorgesehen sind. In Abb. 61 sind aus

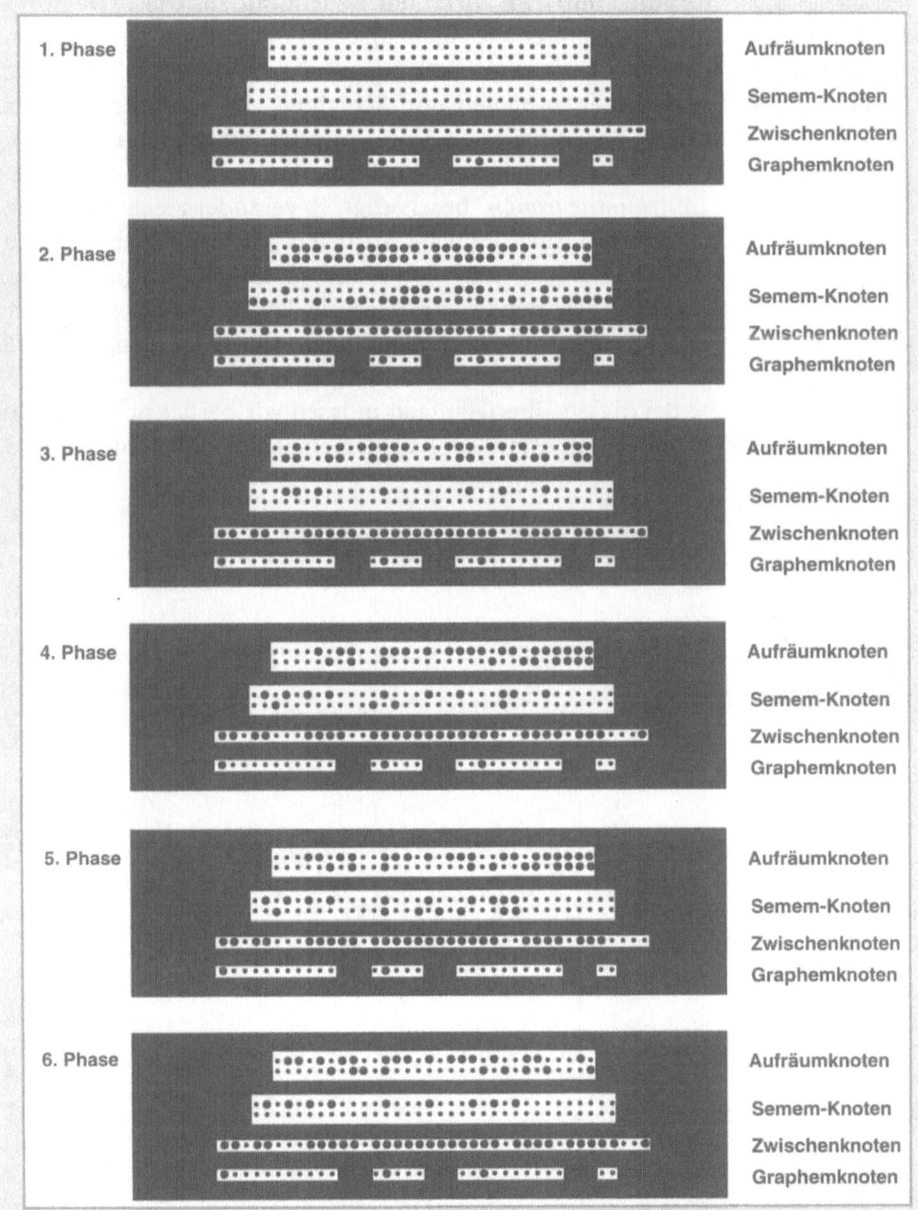

Abb. 60. Lernprozeß des lesenden Netzwerks über semantische Signalverarbeitung in sechs Phasen für das Wort „bed"

Gründen der Anschaulichkeit nur drei Dimensionen angenommen. Die produzierten *Wortbedeutungen* sind als Punkte im semantischen Raum dargestellt. Beim *Lernprozeß* (Abb. 61) bewegen sich diese Punkte auf einer Bahn auf den Attraktorpunkt mit der korrekten Bedeutung zu. Die *Attraktorgebiete* bezeichnen die Nachbarschaft der Bedeutungen. Es können nun gezielte „Verletzungen" des neuronalen Modells an verschiedenen Stellen und Schichten vorgenommen werden, um die so produzierten Abweichungen mit Lesefehlern von Patienten zu vergleichen. Wird z.B. die vierte Schicht mit den *„Aufräumneuronen"* beschädigt, so verändern sich die Attraktorgebiete. Visuell ähnliche Worte mit unterschiedlichen Bedeutungen (z.B. „cat" und „cot") können auf demselben Attraktor abgebildet werden (a). Andererseits können beim Lesen Worte mit ähnlichen Bedeutungen verwechselt werden, wie z.B. „bed" (Bett) und „cot" (Feldbett) (b).

Wortbedeutungen als Attraktoren im semantischen Raum eines lesenden Netzwerkes

Bei diesen Überlegungen müssen wir berücksichtigen, daß in höherdimensionalen Räumen einzelne Punkte mit ihren At-

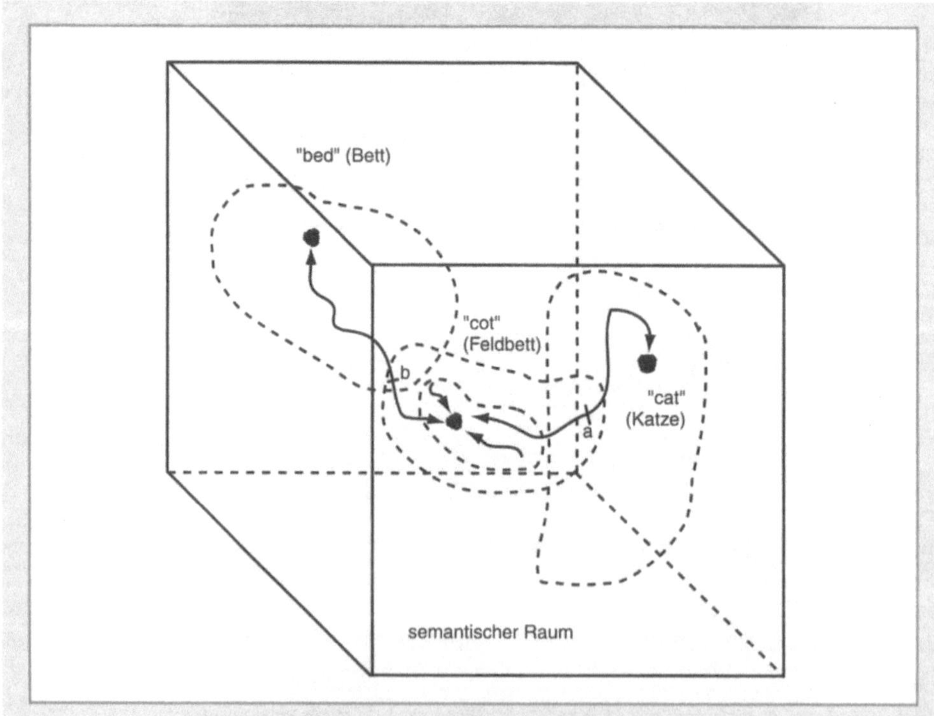

 Abb. 61. Semantischer Raum eines lesenden Netzwerks mit Attraktorgebieten für Wortbedeutungen

traktorgebieten näher und dichter beieinander liegen können als z.B. in einer zweidimensionalen Ebene. Hintons Netzwerk simuliert viele Lesefehler hirngeschädigter Patienten. So läßt sich auch zeigen, wie visuelle Verwechslungen häufig semantische nach sich ziehen. Ein Patient las z.B. „sympathy" (Sympathie) als „orchestra" (Orchester), vermittelt über das visuell ähnliche „symphony" (Symphonie), analog zum Modell mit „cat" (Katze) als "bed" (Bett), vermittelt über „cot" (Feldbett). Bei sehr starken Deformationen konnten zwar keine Wortbedeutungen, aber einzelne semantische Kategorien gefunden werden. Daraus läßt sich allerdings nicht schließen, daß unser Gehirn in identischen Neuronenschichten und mit demselben Lernalgorithmus des Modells arbeitet.

Medizinische Anwendungen: Das Netzwerk simuliert Lesefehler hirngeschädigter Patienten.

In vielen *Computersimulationen* wurden die Verbindungen der neuronalen Schichten variiert und ihr Einfluß auf die Netzwerkdynamik getestet. Es wurde sogar ein Ausgabenetz ergänzt, das Bedeutungen in Phonemfolgen umwandelt und das System über einen Sprechsynthesizer akustisch sprechen läßt. Entscheidend haben sich bei allen diesen Veränderungen die *semantischen Attraktorgebiete* herausgestellt, die durch die Aufräumneuronen verändert werden können. Die Störungsmuster der Tiefendyslexie beruhen darauf, daß die semantische Signalverarbeitung visueller Wortformen gezielt verändert wurde. Durch dieses Modell lassen sich daher auch andere kognitive Prozesse und entsprechende Hirnfunktionen besser verstehen. Ähnliche Störungsmuster wie bei der Tiefendyslexie treten bei der *Tiefendysgraphie* (einer Schreibstörung) und *Tiefendysphasie* (einer Störung beim Nachsprechen) auf. Die Kognitions- und Gehirnforschung kann also durch *Computerexperimente* wichtige Hinweise erhalten, die ihr in *Laborexperimenten* verwehrt sind.

Wahrnehmung ist in komplexer Weise von kognitiven Aspekten bestimmt.

Im Gehirn lassen sich, so wurde in Kap. 4 deutlich, einzelne neuronale Systeme nicht isolieren. So ist unsere Wahrnehmung in komplexer Weise mit kognitiven Elementen der Interpretation, Bewertung und Erinnerung durchdrungen. Eindrucksvolle Beispiele lieferte bereits die *Gestaltspsychologie* mit ihren ganzheitlichen Effekten (s. Abb. 12). Ein einfaches Beispiel ist die Figur (*„Necker-Würfel"*) in Abb. 62, die dreidimensional als Würfel in unterschiedlicher Richtung zeigend interpretiert werden kann. Die Wahrnehmung kippt buchstäblich zwischen zwei möglichen Interpretationen. Ein Computerprogramm vermag diesen scheinbar willkürlichen Prozeß

Kippbilder

Computerprogramme erfassen keine stochastischen Fluktuationen.

nicht zu simulieren. Im Modell komplexer Systeme treibt ein *neuronales Netz* zwei möglichen *Attraktoren* zu. Welcher sich schließlich durchsetzt, hängt von geringsten *Anfangsfluktuationen* ab, die sich zu einer Alternative aufschaukeln und die andere Alternative abbauen. Es handelt sich also um eine Anwendung des Schmetterlingseffekts (s. Abb. 34c). Wie in einem Hopfield-System treibt das neuronale System auf einen Gleichgewichtszustand zu, aber im Unterschied zu Hopfield mit zwei Möglichkeiten. Die kognitive Bewertung, die zu einer der beiden Alternativen führt, baut sich also durch Selbstorganisation erst auf.

Neuronale Netze können Entscheidungen bei der Wahrnehmung von Kippbildern simulieren.

Abbildung 62 zeigt eine Simulation von McClelland und Rumelhart zum Entscheidungsprozeß beim *Necker-Würfel*. Jede Einheit in Abb. 62a entspricht einer Annahme über eine Ecke des Necker-Würfels. Die Abkürzungen bedeuten B („back" für Hintergrund), F („front" für Vordergrund), L („left" für links), R („right" für rechts), U („upper" für höher) und l („lower" für tiefer). Das Netzwerk der Annahmen besteht aus zwei jeweils verbundenen Teilnetzwerken, wobei jedes zu einer der beiden möglichen Interpretationen des Necker-Würfels gehört.

Unverträgliche Annahmen sind negativ verbunden, verträgliche positiv. *Gewichte* werden so zugeordnet, daß zwei negative Inputs drei positive Inputs ausbalancieren. Jede Einheit hat drei positiv verbundene Nachbarn und zwei negativ verbundene Konkurrenten. Jede erhält einen positiven Input des Stimulus. Es ist dasjenige Teilnetz zu finden, dessen Annahmen am besten dem Input entsprechen. Winzige *Anfangsfluktuationen* (z.B. kleine unterschiedliche Details im Blickwinkel eines Beobachters) entscheiden darüber, welches Teilnetz sich schließlich durchsetzt. In Abb. 62b wird die Dynamik des Netzwerks durch drei verschiedene Durchläufe veranschaulicht. In den ersten beiden setzt sich schließlich eines der beiden möglichen Netzwerke durch, während im dritten Fall ein metastabiler Zustand eintritt, in dem sich keine der beiden Alternativen durchsetzen konnte. Offenbar entspricht die Dynamik den Prinzipien komplexer dynamischer Systeme.

Analogie zwischen Musterentstehung und Mustererkennung

Die *Analogie von Musterentstehung*, wie wir sie in der Evolution (vgl. Kap. 8) kennengelernt haben, und *Mustererkennung* liegt auf der Hand. Die Musterentstehung wurde durch *Ordnungsparameter* beschrieben, die kooperieren oder im Wettstreit liegen können. Im Fall der Bénard-Konvektion ent-

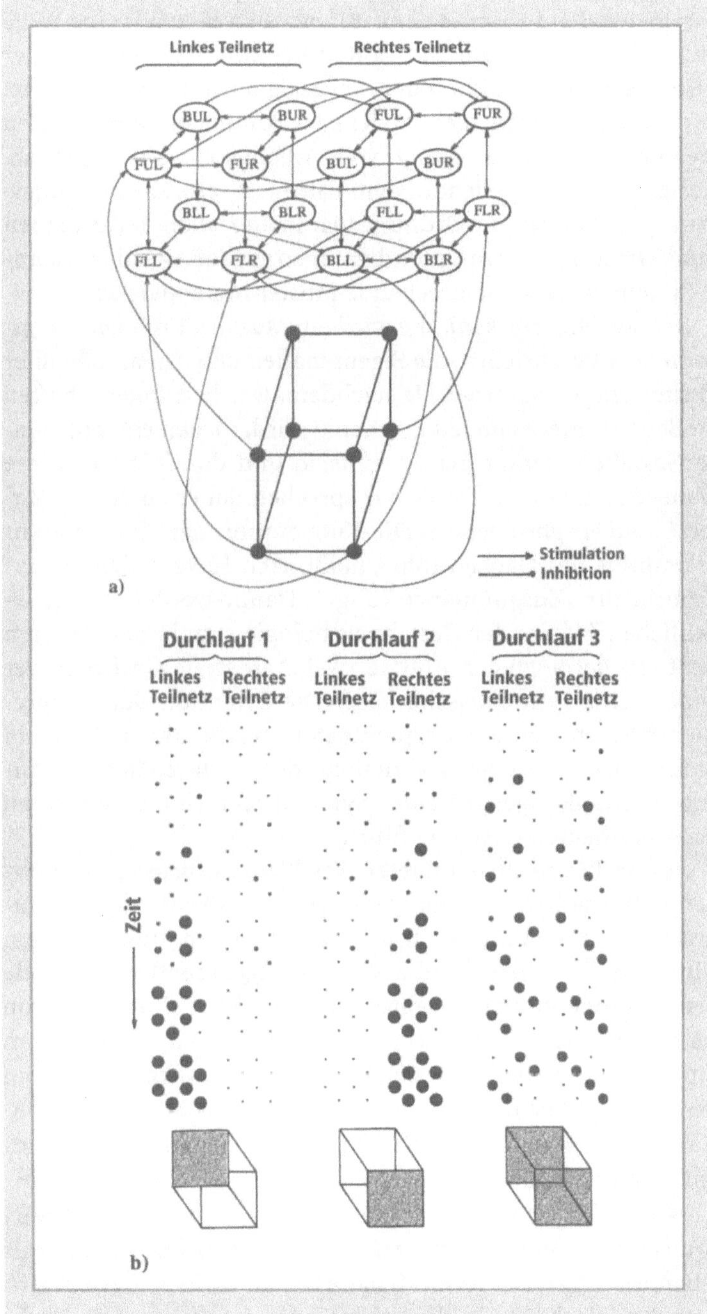

Abb. 62 a,b. Neuronales Netzwerk zur Entscheidungssimulation in der Gestaltwahrnehmung (z.B. Necker-Würfel)

spricht jedes Rollmuster (s. Abb. 36), das sich mit seiner jeweiligen Rollrichtung durchsetzt, einem besonderen Ordnungsparameter. Beim Laser (s. Abb. 38) setzt sich ebenfalls eine Welle durch. Der Laserstrahl ist das Resultat einer Kooperation der Systemteile, d.h. der Photonen, bei geeignetem kritischem Wert des Kontrollparameters. Welcher Ordnungsparameter den Wettkampf gewinnt, hängt von Anfangsschwankungen ab. Hermann Haken spricht in dem Fall auch vom *„Versklavungsprinzip"*, wonach ein Ordnungsparameter allen Teilsystemen seine Ordnung aufzwingt und dafür sorgt, daß sich das gesamte System auf das entsprechende Muster hin entwickelt.

Hakens „Versklavungsprinzip"

Bei der *Mustererkennung* wird ein Muster durch *Ordnungsparameter* beschrieben, die Eigenschaften und Annahmen über Musterteile entsprechen. Je nachdem, welchen Eigenschaften größere Aufmerksamkeit geschenkt wird, rücken entsprechende Gestalten stärker ins Bewußtsein und dominieren unsere Wahrnehmung (Abb. 63a). Wir sprechen daher auch von *Aufmerksamkeitsparametern*. Die Kooperation der Teile, die zur Erkenntnis des Ganzen führt, heißt nach Haken *„Synergetik"* (griech. für „Zusammenwirkung"). Damit werden die ganzheitlichen Effekte der Gestaltpsychologie simulierbar. Warum sieht ein Betrachter in Abb. 12 zwei diametrale Gesichter, der andere eine symmetrische Vase? Die Evolution der entsprechenden Aufmerksamkeitsparameter zeigt in diesen Fällen ein typisches oszillierendes Verhalten, das nach geringsten Anfangsschwankungen zu einer Symmetriebrechung zugunsten einer der beiden Gestalten führt.

Aufmerksamkeitsparameter als Ordnungsparameter der Wahrnehmung

Aufmerksamkeitsparameter, Versklavungsprinzip und Synergetik erlauben auch Simulationen des assoziativen Gedächtnisses. Um z. B. ein Gesicht wiederzuerkennen, tragen wir ein Gitter auf das Bild auf und wählen als Eigenschaften die Grade der Grautöne in den einzelnen Gitterpunkten. Eine Reihe von Gesichtern wird als Prototyp abgespeichert. Wird dem System nur ein Teil eines der Gesichter präsentiert, wird das System den Anfangszustand zum vollständigen Gesicht wie ein assoziatives Gedächtnis restaurieren und die fehlenden Eigenschaften ergänzen (Abb. 63b).

Synergetische Computer simulieren das assoziative Gedächtnis.

Wie lassen sich die *synergetischen Prinzipien* der Selbstorganisation als *neuronale Netzwerke* realisieren? Das Gehirn als lebendes Organ ist thermodynamisch ein „heißes" System fern des thermischen Gleichgewichts, das in ständigem Stoff-, Energie- und Informationsaustausch mit seiner Umwelt steht. Daher liegen Analogien mit komplexen Systemen fern des thermischen Gleichgewichts nahe. Auf der Mikroebene wech-

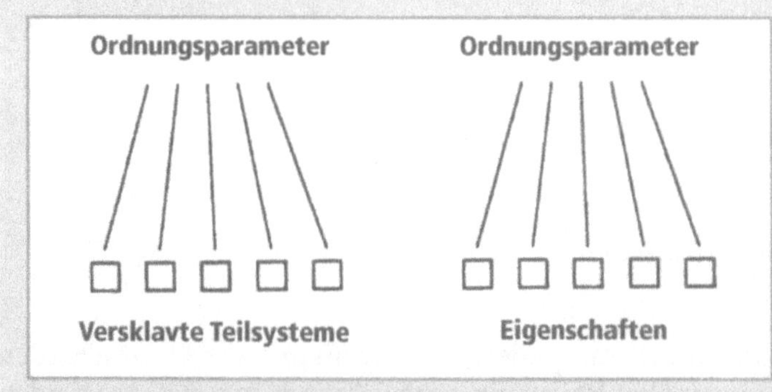

Abb. 63a. Hakens Versklavungsprinzip bei der Musterentstehung und Mustererkennung

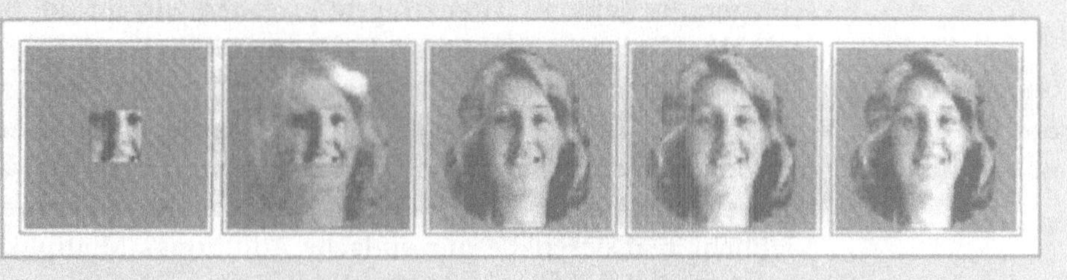

Abb. 63b. Wiedererkennung eines Gesichtes durch einen synergetischen Computer nach dem Versklavungsprinzip

selwirken Neuronen über synaptische Verschaltungen. Dadurch entstehen makroskopisch Erregungsmuster neuronaler Karten und Felder, die Wahrnehmungs-, Bewegungs- und Vorstellungsmuster repräsentieren können. Diese neuronalen Erregungsmuster entsprechen Ordnungs- bzw. Aufmerksamkeitsparametern. Ihre Gestalt erinnert häufig an die konzentrischen Ringe und pulsierenden Spiralen der Belousov-Zhabotinsky-Reaktion (s. Abb. 39), die sich in einem chemischen Gemisch spontan ausbreiten, wenn geeignete Nebenbedingungen erfüllt sind.

Chemisches Modell eines synergetischen Computers

Diese chemische Reaktion läßt sich als Modell eines informationsverarbeitendes Systems auffassen. Dazu wird das Gesamtvolumen des chemischen Gemisches in kleine Volumenteile geteilt, die wie kleine Automaten funktionieren (Abb. 64). In jedem Volumenelement laufen tatsächlich chemische Reaktionen ab, die Multiplikationen, Additionen oder Subtraktionen molekularer Konzentrationen realisieren. Zwischen den Volumenelementen finden Diffusionen statt, die als Informationsübertragung interpretiert werden. Die chemischen Reaktionen des Gesamtsystems können daher als Parallelrechnung betrachtet werden, die zur Entstehung räumlicher

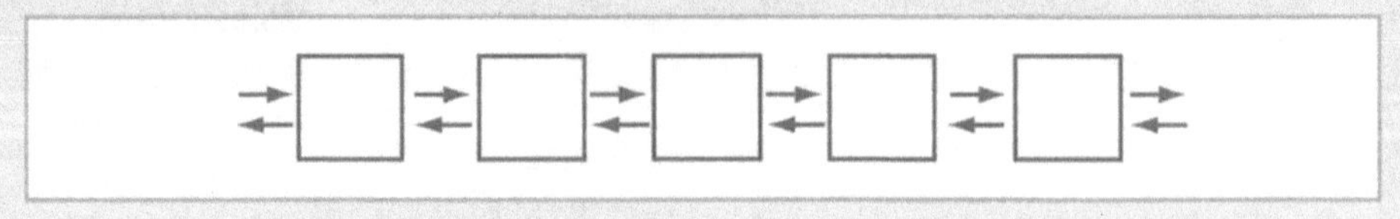

Abb. 64. Parallel arbeitender chemischer Computer

Muster führt. An Stelle eines chemisch parallel arbeitenden Computers hat Haken einen physikalisch parallel arbeitenden Computer auf der Grundlage eines Lasers (s. Abb. 38) vorgeschlagen. In Kap. 12 („Grenzfragen") werden wir auf die Berechtigung solcher Computermodelle zurückkommen.

Unterschiede zwischen synergetischen Computern und neuronalen Netzen

Offensichtlich unterscheiden sich die *„Neuronen"* eines *synergetischen Computers* von denjenigen der bisher eingeführten neuronalen Netze. Sie funktionieren nämlich nicht als Schwellenwertelemente im Sinne der McCulloch-Pitts-Neuronen. Vielmehr realisieren sie nur einfache Additions-, Multiplikations- und Subtraktionsaufgaben. Auch die verwendeten Lernregeln unterscheiden sich vom Hebbschen Typ des Lernens. Bei einem synergetischen Computer wird die Anzahl der *„synaptischen"* Verbindungen minimalisiert. Die Synergetik liefert offenbar effektive Modelle von parallel arbeitenden und sich selbst organisierenden Computern, die ohne zentrale Programmsteuerung funktionieren. Sie erbringen teilweise Leistungen von Gehirnsystemen wie z.B. dem visuellen Cortex bei der Mustererkennung oder dem assoziativen Gedächtnis. Damit ist aber keineswegs gesagt, daß die Signalverarbeitung in entsprechenden Gehirnarealen ebenso abläuft wie die chemischen oder lasertechnischen Wechselwirkungen in einem synergetischen Computer. Diese Frage muß die Neurochemie und Neurobiologie durch detaillierte Untersuchungen des Gehirns entscheiden.

11 Medizinische Anwendungen

Welche praktischen medizinischen Anwendungen bieten uns heute bereits komplexe dynamische Systeme? Als Beispiele betrachten wir die Anwendung technischer neuronaler Netze als Neuroprothesen und die Behandlung neurologisch-psychischer Krankheiten als komplex-dynamische Krankheitsverläufe.

Neuroprothesen

Obwohl die Vorteile lernfähiger und fehlertoleranter neuronaler Netze für die *Medizin* auf der Hand liegen, ist der Weg von der Theorie zu funktionstüchtigen Neuroprothesen noch sehr weit. Unter *Neurotechnologie* verstehen wir ein fachübergreifendes Gebiet der Neuroinformatik, Mikrosystemtechnik und Neuromedizin, das ausgefallene Funktionen im Bereich des peripheren und zentralen menschlichen Nervensystems durch Informationstechnologien ersetzen will. Ein Vorläufermodell war die als „*Cochlea- Implantat*" bekannte Hörprothese, mit der Ausfälle der Hörschnecke (Cochlea) überbrückt werden sollen. Über ein Mikrofon gelangt ein Sprachsignal nach der Wandlung in ein elektrisches Signal in einen Sprachprozessor. Mikrofon und Sprachprozessor übernehmen die Aufgaben von Trommelfell und Hörknöchel zur Verarbeitung des akustischen Signals. Die frequenzauflösende Funktion der Hörschnecke leistet der Sprachprozessor durch Analyse des Frequenzspektrums des Sprachsignals. Die erzeugten Reizimpulse gelangen über 2 bis 22 Elektroden zu den an der Cochlea aufgefächerten Hörnervenenden. Dazu müssen verschiedene Sprachanalyse-Algorithmen am Patienten getestet und dann im Sprachprozessor programmiert werden. In einem engen Spielraum können von einem Patienten Anpassungen an die jeweilige Hörumgebung eingestellt werden. Allerdings ist die Prothese im Unterschied zum neurobiologischen System nicht selbst lernfähig. Bei Ausfall des Hör-

Neurotechnologie

Hörprothese (Cochlea-Implantat)

nervs werden auch bereits Hörprothesen eingesetzt, die direkt am Hirnstamm ansetzen.

Die heutige Neurotechnologie geht von dem Konzept in Abb. 65 aus: a) Ein *lernfähiger neuronaler Netz-Encoder* setzt sensorische oder Bewegungssteuersignale in viele parallele Impulsfolgen zur Aussteuerung einer Gruppe von implantierten Mikrokontakten um. b) Umgekehrt werden registrierte Nervengewebssignale von einem *neuronalen Netz decodiert*, z.B. zur Ansteuerung von Bewegungsprothesen.

Codierung und Decodierung von Nervensignalen durch lernfähige neuronale Netze

Es war bereits die Grundidee John von Neumanns, daß unser Nervensystem eine eigene Signalsprache hat, die es zu *codieren* und *decodieren* gilt. Bei Neuroprothesen muß ein gemeinsamer Code für alle zu sendenden und zu empfangenden neuronalen Signale auf der neurobiologischen und der technischen Seite gefunden werden. Die Signalverarbeitung in Nervenzellverbänden geschieht gemischt durch langsame Potentialänderung und diskrete, asynchron auftretende Pulse. Technisch ist es heute noch sehr schwierig, zur Stimulation oder Registrierung direkte Verbindungen zu den dendriti-

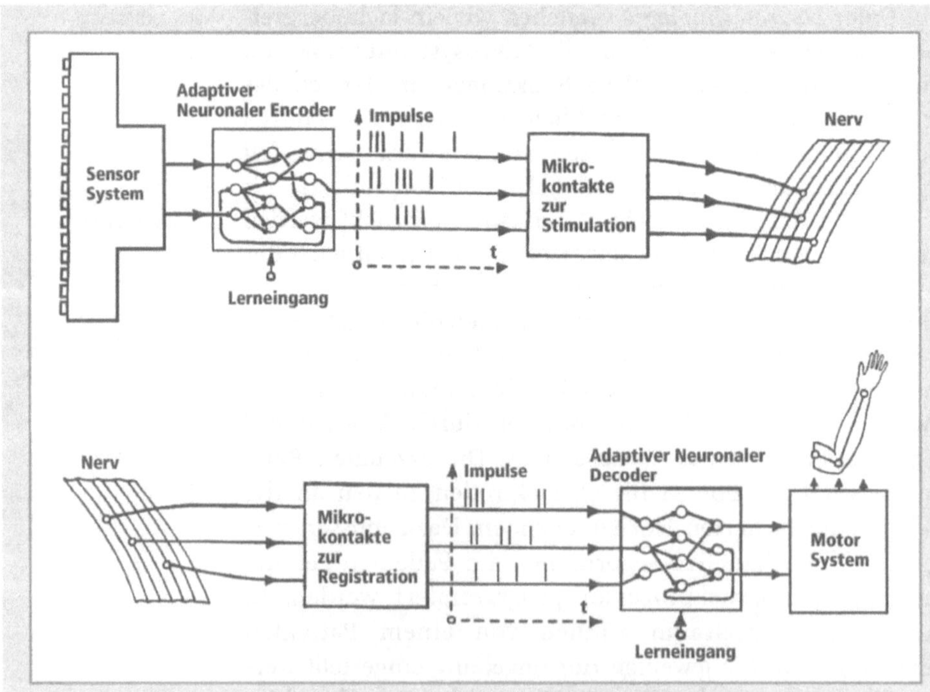

Abb. 65. Hierarchie paralleler Signalverarbeitung mit lernfähigen neuronalen Netzen in Neuroprothesen

schen und synaptischen Zonen einzelner Neuronen herzustellen. Einfacher ist die Stimulation einzelner Axone (Nervenfasern) oder die Registrierung ihrer *Pulsaktivität*. Daher strebt die Neurotechnologie dauerhafte Kontakte möglichst vieler einzelner Axone oder Zellkörper der jeweils betroffenen Nerven an. Zwischen den implantierten Mikrokontakten zur Stimulation eines Nervs und dem zugehörigen lernfähigen neuronalen Netz als Encoder muß eine Signalübertragung von mehreren Zentimetern möglich sein. Diese Signalübertragungsstrecke sollte in Echtzeitbetrieb (d.h. analog zum neurobiologischen System) genau die Zahl paralleler Sende- bzw. Empfangskanäle besitzen, die der Zahl der verfügbaren Stimulationselektroden entspricht.

Technische neuronale Netze können verschieden realisiert werden. Häufig sind Simulationen heute noch auf programmgesteuerte Computer angewiesen. Aufgrund der *Komplexität großer Netze* haben allerdings Simulationen auf von-Neumann-Rechnern eine viel zu große Rechenzeit, da die einzelnen Neuronensimulationen dort seriell abgearbeitet werden müssen. Daher ist der Einsatz schneller Parallelrechner und schließlich neuronaler Netze unausweichlich. Die neuronalen Netze, die wir bisher erläutert haben, beruhen trotz unterschiedlicher *Netzwerktopologien* und *Lernalgorithmen* auf dem Summieren von gewichteten („synaptischen") Eingängen mit anschließendem Schwellenwert, wie sie von McCulloch und Pitts (*MCP*) vorgeschlagen wurden. Für eine adäquate Kommunikation mit ausgewählten Bereichen des Nervensystems über entsprechende Nervenfasern müssen flexible und lernfähige Signalverarbeitungssysteme zur Verfügung stehen, die sowohl Stimulationen in asynchrone Pulsfolgen codieren als auch registrierte Impulsfolgen für die technische Weiterverarbeitung decodieren können. Das sollen *biologienahe pulsprozessierende neuronale Netze* (*BPN*) leisten. Die Pulscodierung garantiert in biologischen Nervensystemen eine verlustfreie Signalübertragung, da sich die Impulse entlang der Übertragungsstrecke regenerieren können (s. Abb. 3). Bei der Kopplung biologischer und technischer Systeme wird die biologische Codierung der Signale übernommen. Ferner muß die Dynamik von BPN-Netzen reizabhängig sein, um die Veränderungen der Stimulationsmuster zu erfassen.

McCulloch-Pitts-Netze (MCP)

Biologienahe pulsprozessierende neuronale Netze (BPN)

Bei der Stimulation des Nervensystems ist ein zentrales Problem, daß die von einem BPN-Netz erzeugten Impulse vom stimulierten neuronalen System „verstanden" werden. Am besten wäre die Situation, wenn ein einzelner BPN-Impuls ein Aktionspotential eines Neurons oder einer Nervenfaser direkt auslösen könnte. Die zeitliche Ordnung der einzelnen Stimulationssignale, ihre Amplitude, Form, Dauer und Rate sind zu berücksichtigen. Nur so kann erreicht werden, daß das biologische Neuron in seiner typischen Form erfaßt wird. Die genannten Signaleigenschaften müssen für jeden Stimulationsort und für jeden Patienten einzeln ermittelt werden. Ein *lernfähiges BPN-System* muß sich auf diese Parameter selbständig einstellen können. Um ein Aktionspotential auf einem Axon durch Anlegen einer pulsartigen Spannungsänderung auslösen zu können, muß eine Reizelektrode nahe genug an eine Nervenmembran gebracht werden. Für diesen Vorstoß in zelluläre Dimensionen ist die Mikrosystemtechnik in besonderer Weise herausgefordert.

Lernfähige BPN-Systeme sollen Nervenimpulse erfassen.

Biologische Kopplung von Mikroelektronik und Nerven

Mikrokontakte in Siliziumtechnik erlauben eine große Integrationsdichte von Kontaktstellen mit hohem Miniaturisierungsgrad. Berührungselektroden aus feinen isolierten Metalldrähten haben demgegenüber den Nachteil, daß sie nicht für längere Zeit in einem Nerv fixiert werden können. In Gebrauch sind auch manschettenartige Kontakte, die einen Nerv umfassen. Sensoren mit *elektrochemischer* Wirkung sind zwar biologischen Synapsen sehr nahe. Allerdings arbeiten sie heute noch mit zu langen Antwortzeiten und ungeklärter Langzeitstabilität. Zu erwähnen sind auch *optische* Signalkopplungen über faseroptische Sensoren. Bei *elektromagnetischer* Signalkopplung werden zur Auskopplung die durch Ionenströme induzierten Magnetfelder (vgl. Kap. 3 „Neuronen") verwendet, zur Stimulation die durch ein veränderliches Magnetfeld induzierten elektrischen Felder. Der Vorteil von *Magnetfeldern* besteht darin, daß sie keine Berührungskontakte mit Nerven benötigen. Allerdings müssen sie heute noch durch Spulen in Zentimetergröße erzeugt werden, die nur außerhalb des Körpers deponiert werden können. Den neurologischen Strukturen angepaßt sind besonders *biologische Neuronen-Mikrosonden*, bei denen die Mikroelektronik über spezielle Zellen synaptische Kopplungen mit dem neuronalen Zielorgan bildet. Angestrebt wird eine biologische Kopplung, die aus der anorganischen Mikroelektronik, einer Grenzfläche mit Sonden-Neuronen und wachstumsfördernder Wirkung, den ausgebildeten Synapsen und den Empfänger-Neuronen besteht (Abb.

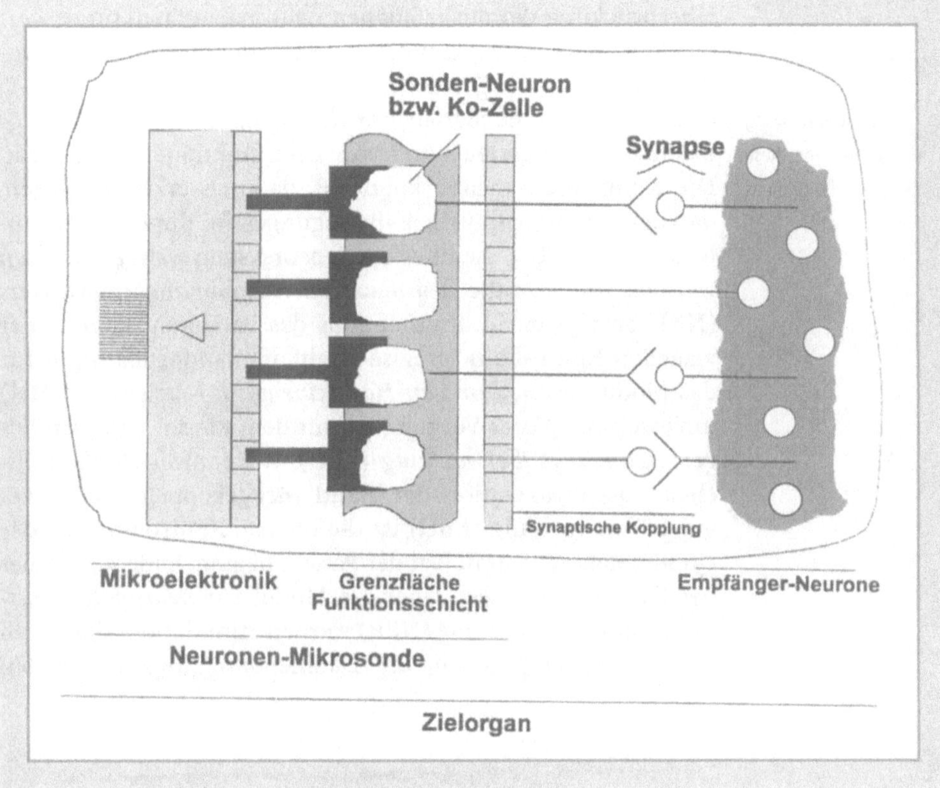

Abb. 66. Biologische Kopplung von Mikroelektronik und Nerven

66). Biotechnisch möglich sind also Berührungskontakte durch Elektroden, die an Nervenstrukturen angelegt werden, Elektroden, die in die Nervensubstanz eindringen, und biologische Kontakte mit Aufwachsen von Neuronen auf mikroelektronische Strukturen z.B. aus Silizium.

Motorische Implantate für Querschnittsgelähmte

Die Entwicklung konkreter Neuroprothesen steht vor sehr komplexen Problemen. Dazu betrachten wir ein Projekt zur Entwicklung *motorischer Implantate*, mit denen Querschnittsgelähmte Funktionen der oberen Extremitäten (Finger, Hand, Arm) wiedererlangen sollen. Durch Stimulation der Armmuskulatur soll der Patient schrittweise wieder in die Lage versetzt werden, selbst mit den Händen gezielt greifen und mit dem Arm reichen zu lernen. Je nach Ausmaß und Ort der Schädigung des peripheren Nervensystems durch spinale Reflexbögen und sensorische Bahnen sind die Eigenwahrnehmung des Greifens und die Greiffunktion beeinträchtigt. Zur Überbrückung der ausgefallenen neuronalen Strukturen werden die Greif- und Reichbewegungen durch eine Neuroprothese im Unterarm geregelt.

Signalverarbeitung in einer Neuroprothese des Greifens

In Abb. 67 ist die Signalverarbeitung in Modulen zur neuronalen Bewegungssteuerung von Greiffunktionen dargestellt. Die Kommandoeingabe kann z.B. dadurch erzeugt werden, daß der Patient willkürliche Bewegungen im Kopf- und Schulterbereich auslöst, die über ein Sensorsystem wahrgenommen werden. Die Aufgabe des *neuronalen Kommandointerpreters* (NKI) besteht darin, Kommandos des Patienten unter seiner visuellen Kontrolle in präzise Greifkommandos als Input für das Modul des *neuronalen Handkinematik-Netzwerks* (NHN) umzusetzen. Dieser Vorgang ist mit dem Modul zur *lernfähigen Bewegungsüberwachung* (LBÜ) in Kenntnis der räumlichen Ausgangsposition der Hand rückgekoppelt. Die Bewegungsüberwachung (LBÜ) ist die oberste Kontrollinstanz des Greifimplantats. Damit legt der Patient Beginn, Ende und Dauer der Greiffunktion fest. Über ein Modul zur *neuronalen Positions- und Kraftregelung* (NPR) werden Stimulationssignale an Mikrokontakte gegeben, die Daumenbewegungen (für den

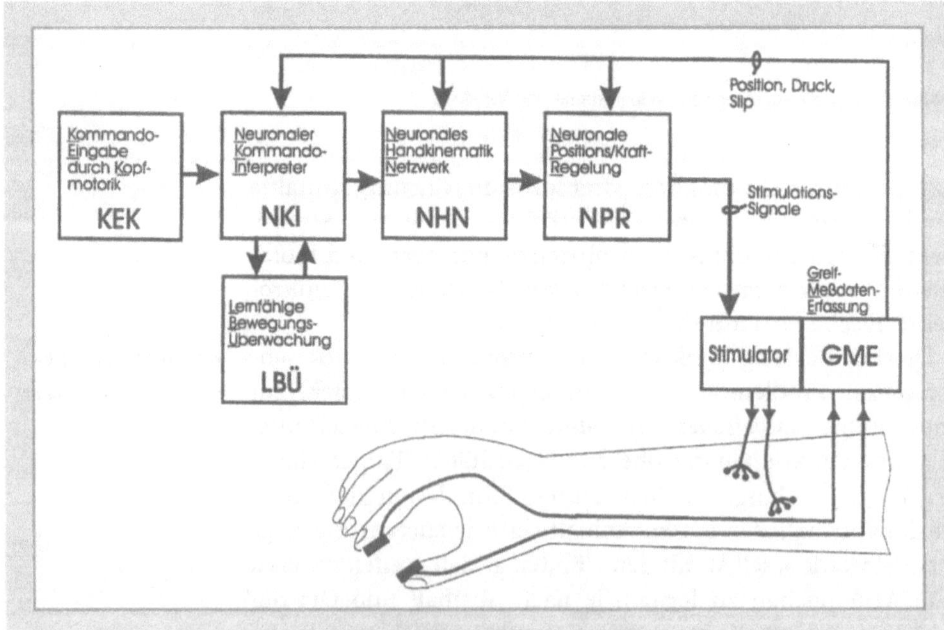

 Abb. 67. Signalverarbeitung in einer Neuroprothese des Greifens

Schlüsselgriff) und Fingerbewegungen (für den Zylindergriff) auslösen. Die NKI-, NHN- und NPR- Module empfangen über eine *Greif-Meßdaten-Erfassung* (GME) laufend sensorische Rückmeldesignale, um die Greiffunktion zu lernen und der jeweiligen Aufgabe anpassen zu können.

Stand-Gang-Neuroprothese

Noch weiter würde eine Stand-Gang-Neuroprothese führen, mit der bei Querschnittsgelähmten die zerstörten Neuronenverbände im Rückenmark überbrückt werden können. Als Kommandoeingabe sind zunächst Sprachbefehle vorgesehen, die über Radiowellen an Stimulatoren weitergegeben werden, um die intakten Muskelnerven Beinbewegungen ausführen zu lassen. Durch Sensoren sind die Bewegungen rückgekoppelt, damit das System Stabilität und Störungskompensationen *erlernen* kann. Die Grenze dieser Neurotechnologie besteht darin, daß die Auslösung des sich selbst organisierenden Bewegungsvorgangs *deklarativ* über akustische Signale (also Sprache und Bewußtsein) und nicht *implizit* wie bei gesunden Menschen erfolgt. Daher kann dieser Ansatz nur als Ergänzung zum Rollstuhl dienen, um z.B. selbständig aufstehen und sich hinsetzen zu können.

Signalverarbeitung in einer Neuroprothese des Rückenmarks?

Langfristiges, aber heute noch nicht absehbares Ziel wäre eine *direkte Überbrückung* von Querschnittsdurchtrennungen des Rückenmarks (Abb. 68). Oberhalb der Läsion müßten mehrere Hundert Axone (Nervenfasern) von genau identifizierten absteigenden Faserbündeln dauerhaft durch implantierte Mikrokontakte zur Registrierung der jeweiligen Impulsfolgen kontaktiert werden. Die für einen gewünschten Bewegungsablauf verwendeten Nervenfaserbündel müßten eindeutig als Implantationsort im Rückenmark bekannt sein. Die registrierten Impulsfolgen müßten so decodiert werden, daß sie einem vom zentralen Nervensystem geplanten Bewegungsablauf zuzuordnen sind. Denn auch bei Querschnittsgelähmten werden im Gehirn Bewegungspläne erzeugt, die codiert ans Rückenmark gesendet werden. Die registrierten Impulsfolgen sollten so weit decodiert werden, daß die jeweiligen Signalsegmente unterhalb der Verletzung zur Weiterverarbeitung der Signale verwendet werden können. Ein *lernfähiger neuronaler Spinalsegment-Prozessor* sollte die registrierten Impulsfolgen über ein Netz von Interneuronen so weiterverarbeiten, daß die erzeugten Ausgangssignale zur gezielten Stimulation von motorischen Vorderwurzeln und damit zur koordinierten Erzeugung der Kontraktion mehrerer Muskelgruppen dienen können.

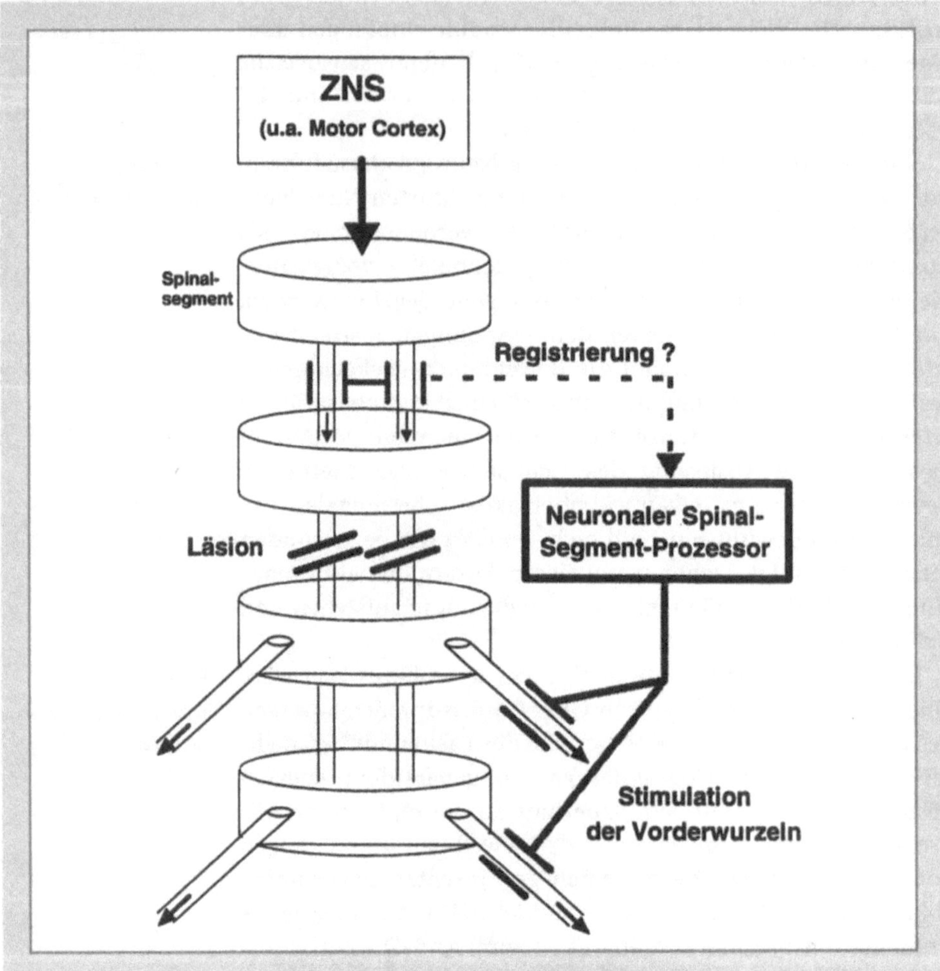

Abb. 68. Projektierte Signalverarbeitung in einer Neuroprothese des Rückenmarks

Unterhalb der Verletzung können dauerhaft implantierte Mikrokontakte zur Stimulation (z.B. in Muskelnähe der entsprechenden Motoneuronen oder im Bereich der Vorderwurzeln) implantiert werden.

Neuroprothese für Blinde mit Retinitis pigmentosa (Retina-Implantat)

Neben motorischen Neuroprothesen werden auch *visuelle Neuroprothesen* bei bestimmten Formen von Blindheit diskutiert. Gemeint sind Patienten, bei denen die äußere Retina geschädigt ist, aber Ganglienzellen und Sehnerv weitgehend intakt sind. Dieser Fall liegt bei Patienten z.B. mit *Retinitis pigmentosa* (RP) vor. Mikrostimulationen von Ganglienzellen der Retina bei blinden RP-Patienten könnten daher zu eingeschränkten Sehwahrnehmungen führen. Vorausgesetzt wäre ein lernfähiger neuronaler Encoder für ein Retina-Implantat, das wenigstens annähernd die retinale Signalverarbeitung für die kontaktierten Axone von Ganglienzellen leistet. Wir erinnern uns zunächst an die wichtigsten Aufgaben der *Retina* des Menschen (vgl. Kap. 4). Neben der Hell-Dunkel-Anpassung gehören dazu besondere farbantagonistische und kontrastverstärkende Kanäle (P-Zellen) und bewegungsempfindliche Kanäle (M-Zellen). Auf Photorezeptorebene werden Signale in verschiedenen Kanälen für z.B. Orts- und Zeitfrequenz, Kontrast und Reizgröße verarbeitet. Dem größten Teil der *Ganglienzellen* sind kreisförmige *rezeptive Felder* zugeordnet, deren Erregung durch die Kurve eines „Mexikanischen Huts" (s. Abb. 53) beschrieben wird.

Bei einem *lernfähigen neuronalen Encoder* käme es darauf an, daß Lichtmuster von Photosensoren in Impulsfolgen zur Stimulation einzelner Ganglienzellen übersetzt würden, um die neurophysiologisch bekannten Eigenschaften der rezeptiven Felder zu simulieren. Die Eigenschaften rezeptiver Felder des lernfähigen neuronalen Netzes werden für eine gegebene Ganglienzelle angepaßt, indem die Sehwahrnehmungen des Patienten bei Stimulation der Ganglienzelle oder seines Axons

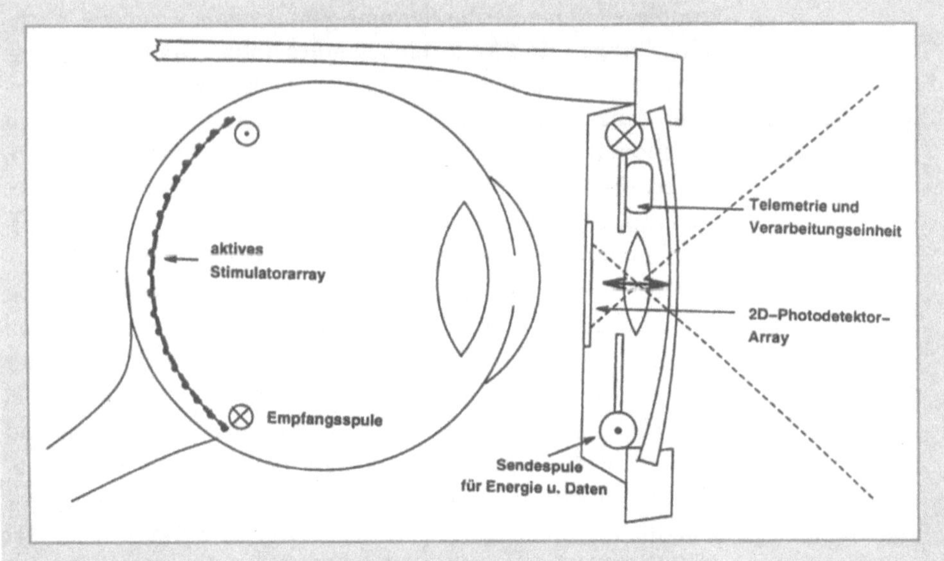

Abb. 69. Signalverarbeitung in einer Neuroprothese für Blinde mit Retinitis pigmentosa

ausgewertet werden. Für die Bildaufnahme wird ein Photodetektorsystem eingesetzt. Abbildung 69 zeigt den Aufbau einer Neuroprothese mit externer Bildaufnahme durch eine Brille, externer Simulation rezeptiver Felder und telemetrischer Datenübertragung an ein Stimulatorimplantat in der Netzhaut. Denkbar wäre auch, daß der *Retina-Encoder* miniaturisiert und in einer Kontaktlinse untergebracht ist. Von dort werden die Signale über den Sehnerv weiter an den visuellen Cortex geleitet. Weiterführende Neuroprothesen, die bei Ausfall des Sehnervs oder gar höherer visueller Teilsysteme (z.B. im Cortex) eingesetzt werden könnten, sind bisher jenseits der voraussagbaren Möglichkeiten heutiger Neurotechnologie.

Krankheiten

Über die komplexe Dynamik des Gehirns geben nicht nur Läsionen Aufschluß, sondern insbesondere auch Krankheiten. Neurologen, Psychiater und klinische Psychologen lernen, psychische Krankheiten wie z.B. Schizophrenie oder Depression als komplexe Systemzustände zu begreifen, deren typische Dynamik in geeigneten Computersimulationen sichtbar wird. In der Medizin, die es mit komplexen Wechselwirkungen des menschlichen Organismus zu tun hat, bietet sich die Technik komplexer dynamischer Systeme geradezu an. Vernetzte Wechselwirkungen sind Kennzeichen eines hohen Grades der Komplexität und bestehen im Organismus auf der Ebene der Organe, Zellen und im subzellulären Bereich. Die biochemischen Reaktionen, die in einem Organ wie z.B. der Leber ablaufen, bilden eine nahezu unübersehbare Zahl von Reaktionsfolgen. Sie münden in einen komplexen Stoffwechselweg oder zweigen von ihm ab, wobei diese Reaktionsfolgen wiederum untereinander vernetzt sind. *Komplexe Stoffwechselprozesse* mit überraschenden und früher nicht verstandenen Reaktionen lassen sich heute dank der Theorie komplexer dynamischer Systeme und der modernen Computertechnik analysieren. Dabei sind *chaotische* Zustände nicht unbedingt mit Krankheit und stabile Zustände mit Gesundheit zu identifizieren. Es gibt begrenzte chaotische Schwankungen, die den Organismus vor schädlicher Erstarrung bewahren. Organe müssen nach Art *nichtlinearer* Systeme flexibel auf Umstände reagieren, die sich schnell und unerwartet verändern. So darf der Herzschlag oder

Organe und Organismen als komplexe dynamische Systeme

Atemrhythmus nicht auf das strenge periodische Verhalten eines mechanischen Modells wie z.B. einer Pendeluhr fixiert sein. Der Gesamtorganismus des menschlichen Körpers selber ist ein komplexes System, in dem lokal ein ständiger Auf- und Abbau von Substanzen, also Sterben und Vergehen stattfindet.

Auch klassische medizinische Disziplinen wie *Physiologie* und *Anatomie* können von der Theorie komplexer dynamischer Systeme Anregungen erfahren. Die komplexen Verzweigungen eines Gefäßnetzes sind ein Beispiel für eine fraktale Struktur, deren *nichtlineare Mathematik* funktionale Simulationen möglicher Krankheitsbilder erlaubt. Das *fraktale* Netz z.B. der Herzkranzgefäße erinnert an ein komplex verästeltes Baum- und Wurzelwerk, das nahezu unüberschaubare Versorgungsaufgaben zu leisten hat. Seit Ende der 70er Jahre begannen Herzspezialisten, Mathematiker und Informatiker das *Herz* als komplexes dynamisches System zu begreifen. Seit Jahrhunderten wird die normale Herztätigkeit als periodisch angenommen. Aperiodische pathologische Abweichungen wie z.B. das Kammerflimmern münden in einen chaotischen Endzustand, der den Tod bedeutet. Herzrhythmusstörungen werden im Elektrokardiogramm schon seit langem erfaßt und klassifiziert. Wer je den plötzlichen Herztod eines Menschen erlebt hat, kann sich der bestürzenden Frage nicht entziehen, warum ein Rhythmus, der viele Jahre regelmäßig über Milliarden von Zyklen aus Kontraktion und Entspannung hinter sich brachte, plötzlich in chaotische Hektik ausbricht.

Nichtlineare Mathematik und komplexe Krankheitsbilder

Das Herz ist ein komplexes dynamisches System.

Kammerflimmern kann viele Ursachen haben: Arterienverschluß, der zum Absterben des Herzmuskels führt, aber auch Streß, Hypothermie oder die Einnahme von Rauschgiften. Schließlich kann es auch vorkommen, daß das Muskelgewebe bei der Autopsie keine Beschädigung aufweist. Hier bietet sich die Theorie komplexer dynamischer Systeme zum Verständnis an. Die einzelnen Teile eines flimmernden Herzens scheinen normal zu funktionieren, während das Ganze eine Störung mit tödlicher Folge hat. Herzflimmern wäre dann eine dynamische Entwicklung eines komplexen Systems, das dem *Attraktor „Chaos"* zustrebt. Nur eine massive Einwirkung von außen (z.B. der elektrische Schlag eines Gerätes zur Defibrillation) könnte diese Entwicklung aufhalten. Welcher Typ eines komplexen dynamischen Systems kommt für das Kammerflimmern mathematisch in Frage? Regelmäßiges Schlagen des Herzens setzt ein aufeinander abgestimmtes Einzelverhalten von

Kammerflimmern und chaotische Herzzustände als Attraktoren

Millionen von Herzmuskelzellen voraus. In Experimenten mit Tieren und im Computermodell konnte ein chaotisches Szenario nachgewiesen werden, in dem sich eine ausbreitende Erregungswelle an einzelnen Gewebeinseln bricht. Die Entwicklung von der Ordnung des Herzschlags zum Chaos des Herzflimmerns läßt sich als Phasenübergang eines komplexen dynamischen Systems beschreiben, wie bereits bei der Populationsdynamik ökologischer Systeme oder bei der Ausbreitung einer epidemischen Krankheit analysiert wurde.

Computermodelle der Herzdynamik

Unter den Rahmenbedingungen komplexer dynamischer Systeme wird sicher auch ein *Umdenken in der klinisch-medizinischen Behandlung neurologischer und psychischer Krankheiten* erforderlich werden. Die herkömmlichen Therapien gehen häufig noch von einer *linearen* Kausalität aus, ohne das Gehirn als labiles, komplex vernetztes und dynamisches System zu begreifen. Ein besseres Verständnis der *Phasenübergänge* zwischen den verschiedenen lokalen Zuständen könnte von erheblichem Nutzen sein. Insbesondere bei einer medikamentösen Behandlung könnte die Kontrolle entsprechender Parameter, die Aufschluß über den Grad des Ordnungs- und Chaoszustandes geben, ein nützliches Instrument sein, um Medikamente gezielt, zum geeigneten Zeitpunkt und unter Kenntnis möglicher Nebenwirkungen zu verabreichen.

Psychische Krankheiten haben eine nichtlineare Dynamik mit komplexen Attraktoren.

Herkömmliche Therapien gehen häufig noch von einer linearen Kausalität aus.

Zusammengefaßt ergibt sich also für die *Medizin*: Einerseits werden komplexe, ganzheitliche Betrachtungsweisen mit nichtlinearer Kausalität betont, andererseits werden mathematische Methoden für den Mediziner eine größere Rolle spielen als ehedem. Man spricht geradezu von „*dynamischen*" *Krankheitsbildern*, denen komplexe, nichtlineare Störungen von Rhythmen und Mustern des menschlichen Organismus zugrunde liegen. Psychosomatische Schwankungen gehören ebenso dazu wie Störungen in EEG- und EKG-Diagrammen oder Veränderungen in den komplexen Vernetzungen des Immun- und Hormonsystems.

Dynamische komplexe Krankheiten erfordern ein Umdenken der Medizin.

Ein Beispiel ist die *manische Depression*, während der sich ein Patient abwechselnd heiter, zornig und schwermütig zeigt. Betrachten wir den Krankheitsverlauf als Dynamik eines komplexen neuropsychischen Systems, dann ist die Medikamentendosierung ein Kontrollparameter. Auf der neuronalen Mikroebene synaptischer Wechselwirkung werden die Signalübertragungen verändert. Auf der Makroebene entstehen sich verändernde zeitliche Verhaltensmuster der Depression und

Beispiel: manische Depression

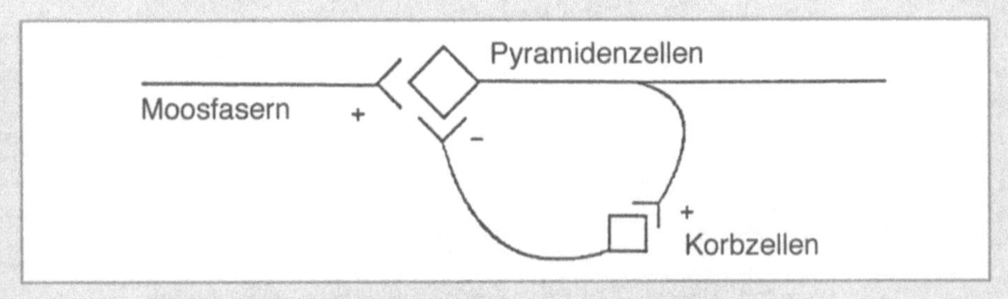

Abb. 70a. Neuronales Rückkopplungsmodell im Hippocampus zur Simulation Penicillin-induzierter epileptischer Anfälle.

Manie, die als Ordnungsparameter des Gesamtsystems Patient aufgefaßt werden.

Beispiel: Epilepsie

Ein anderes Beispiel ist die *Epilepsie*. Um das komplexe Krankheitsbild epileptischer Anfälle zu verstehen, verwenden Neurophysiologen und Neurologen häufig ein Penicillin-induziertes neuronales Entladungsmodell. Die lokale Anwendung von Penicillin auf bestimmtes Gehirngewebe führt nämlich zu ähnlichen neuronalen Entladungsmustern und Transmitterausschüttungen, wie sie bei epileptischen Anfällen beobachtet werden. Auf der Mikroebene betrachten wir ein neuronales Rückkopplungsmodell mit hemmenden Interneuronen, wie es häufig im Gehirn anzutreffen ist. Abbildung 70a zeigt eine (vereinfachte) synaptische Verschaltung im Hippocampus. Pyramidenzellen erregen Korbzellen, die ihrerseits Pyramidenzellen hemmen. Die Pyramidenzellen empfangen erregende präsynaptische Inputs von Moosfasern als typischen Inputkanälen des Hippocampus. Als hemmender Transmitter tritt GABA auf. Penicillin bindet sich an die GABA-Rezeptoren. Die Anwendung von Penicillin entspricht einer Reduktion der GABA-Rezeptoren.

Neuronales Rückkopplungsmodell des Hippocampus

Die Signalübertragung im neuronalen Rückkopplungsmodell des Hippocampus läßt sich durch *nichtlineare Gleichungen* für die zellulären Aktionspotentiale beschreiben. Damit können dann *mögliche Szenarien von Krankheitsverläufen* bei unterschiedlichen Kontrollwerten *computergestützt simuliert* und vorausgesagt werden. Abbildung 70b von M. C. Makey und U. an der Heiden zeigt acht unterschiedliche dynamische Muster von Aktionspotentialen in Abhängigkeit von der Verteilungsdichte der hemmenden GABA-Rezeptoren. Die jeweils darunterliegende Kurve zeigt das Membranpotential der Pyramidenzellen mit den entsprechenden digitalen Nervenimpulsen

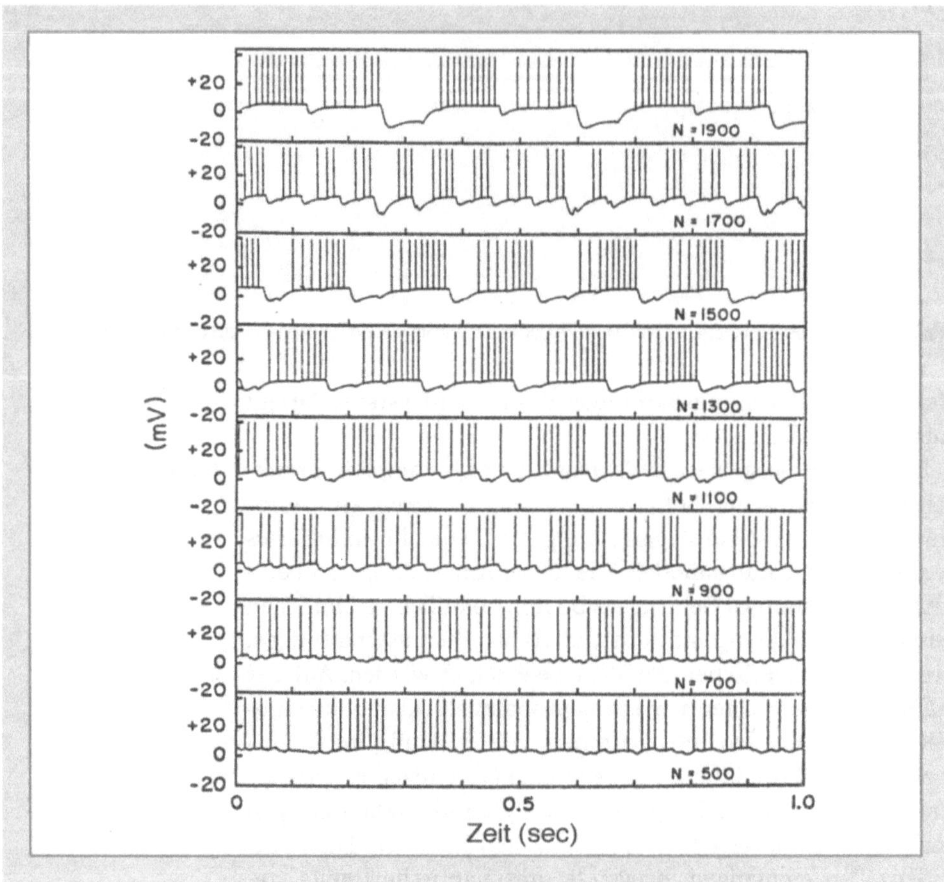

Abb. 70b. Computersimulationen von Aktionspotentialen im Rückkopplungsmodell des Hippocampus in Abhängigkeit von der Dichte der GABA-Rezeptoren

im Zeitraum von einer Sekunde. Für eine große Anzahl hemmender GABA-Rezeptoren liegt eine konstante, aber niedrige Feuerungsrate vor. Mit sinkender Anzahl treten Phasenübergänge zu periodischen und schließlich fortschreitenden asynchronen Feuerungsraten auf. Bei einer sehr niedrigen Dichte von GABA-Rezeptoren sagt das Modell ein gleichmäßiges Muster hoher Frequenz voraus. Die computergestützten Modellverläufe zeigen eine hohe Übereinstimmung mit tatsächlich beobachteten Verläufen im Hippocampusgewebe.

Beispiel: Schizophrenie

Es werden bereits *Computermodelle komplexer psychotischer Krankheitsverläufe* wie z.B. der *Schizophrenie* untersucht. Grundlage sind qualitative Studien, bei denen die beobachtete

Realitätsentfremdung bei Schizophrenen in einer Bewertungsskala festgehalten wird. Die Grade reichen von zunehmender psychischer Spannung noch im Normalbereich über psychopathologische Symptome bis zu manifest psychotischen Erscheinungen wie Wahn und Halluzinationen. In den unregelmäßigen Schwankungen dieser Symptome über mehrere Monate vermuten einige Forscher einen versteckten chaotischen Attraktor, in dem das Gehirn des Kranken gefangen ist und aus dem es sich nicht mehr selber befreien kann. Tatsächlich ist die Schizophrenie ein Beispiel für ein *komplexes neuropsychosoziales Krankheitsbild*, in dem neurobiologische, psychologische und soziale Variablen in häufig nichtlinearer Weise wechselwirken und typische Verlaufsmuster bei spezifischen Kontrollwerten erzeugen. Im folgenden Modell von G. Schiepek, W. Schoppek und F. Tretter wurden fünf Größen ausgewählt. Kognitive Störungen (k) umfassen z.B. Verlust an Aufmerksamkeit und zusammenhängendem Denken ebenso wie Filterdefekte der Wahrnehmung, die sich in visuellen und akustischen Überempfindlichkeiten zeigen. Ferner werden Streß (s), Rückzugverhalten (r), affektive Reaktionen durch die Umgebung (u) und Wahn (w) berücksichtigt. Auf der Makroebene bilden diese Größen die *Ordnungsparameter*, deren Wechselwirkung das beobachtbare Verhaltensmuster des Patienten erzeugen.

Schizophrenie als komplexes neuropsychosoziales Krankheitsbild

Ordnungsparameter

Die *Kontrollparameter* berücksichtigen unterschiedliche Bedingungen für die Verletzlichkeit eines Schizophrenen. Ein erster Kontrollparameter (σ) registriert Störungen des emotionalen und kognitiven Systems, die sich auch in neurologischen Veränderungen niederschlagen können. Ein zweiter Kontrollparameter (δ) berücksichtigt die Ausschüttungen bestimmter Neurotransmitter wie Dopamin, Serotonin und Norepinephrin. Medikamentöse Behandlungen setzen Pharmaka ein, die entsprechende Rezeptoren beeinflussen. Ein dritter Kontrollparameter (κ) berücksichtigt die soziale Empfindlichkeit und den Verlust sozialer Fähigkeiten eines Patienten. Entsprechende soziale Therapien versuchen, das Krankheitsbild zu beeinflussen. Ein vierter Kontrollparameter (γ) berücksichtigt die genetische Veranlagung für die Krankheit. Die Überempfindlichkeit eines Schizophrenen kann vermutlich durch die genetisch bedingte Tendenz zu synaptischen Überreaktionen erklärt werden. Dieser Kontrollparameter ist derzeit nicht beeinflußbar, wird aber mit der Entwicklung der

Kontrollparameter

Gentechnologie an Bedeutung gewinnen. Der Grad der negativen Rückkopplungen der einzelnen Ordnungsparameter mit sich selber wird durch besondere Kontrollparameter berücksichtigt: So wirkt z.B. verstärkter Streß negativ auf die Streßbildung zurück.

Komplexe Wechselwirkung von Ordnungs- und Kontrollparametern

Abbildung 71 zeigt das *neuropsychosoziale Modell der Schizophrenie auf der Makro- und Mikroebene*. Die verschiedenen Ordnungsparameter hängen in komplexer Weise voneinander ab, wobei die Intensität des Krankheitsbildes durch die Kontrollparameter beeinflußt werden kann. So wechselwirken z.B. kognitive Störungen (c) und Streß (s) in nichtlinearer Rückkopplung: Einerseits provozieren kognitive Störungen Ängstlichkeit und Unsicherheit und fördern damit Streß. Andererseits werden kognitive Störungen durch streßartige Ereignisse hervorgerufen. Vermittelt wird diese Rückkopplung durch Neurotransmitterausschüttungen von Serotonin und Dopamin, also über den Kontrollparameter δ.

Die komplexe Krankheitsdynamik wird durch nichtlineare Gleichungen der Ordnungs- und Kontrollparameter beschrieben.

In dieser Weise wurden fünf Gleichungen vorgeschlagen, mit denen die zeitliche Veränderung der Ordnungsparameter und ihre nichtlineare Kopplung beschrieben werden. Abbildung 72 zeigt *computersimulierte Krankheitsverläufe*, die bekannten Mustern von klinischen Krankheitsverläufen entsprechen. Sie zeigen, wie sich kognitive Störungen, Streß, Rückzugsverhalten, affektive Reaktionen der Umgebung und Wahnvorstellungen unterschiedlich beeinflussen, wenn die

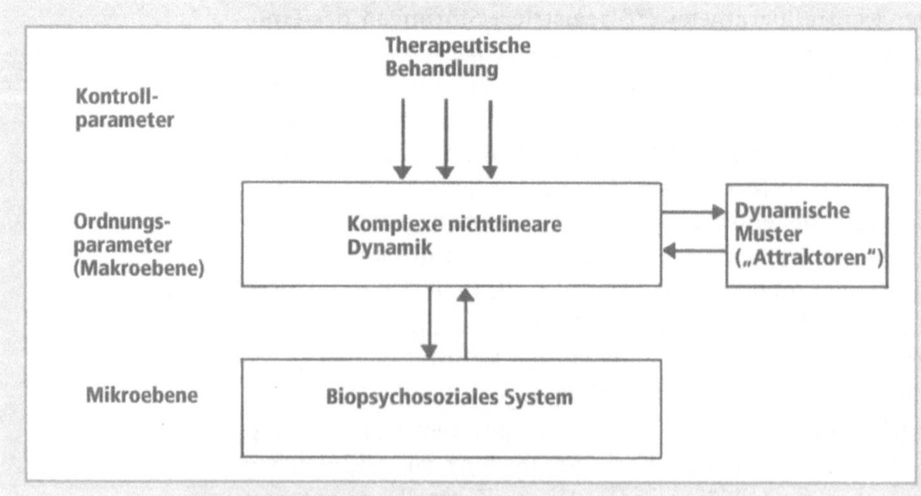

Abb. 71. Komplexes dynamisches Modell der Schizophrenie

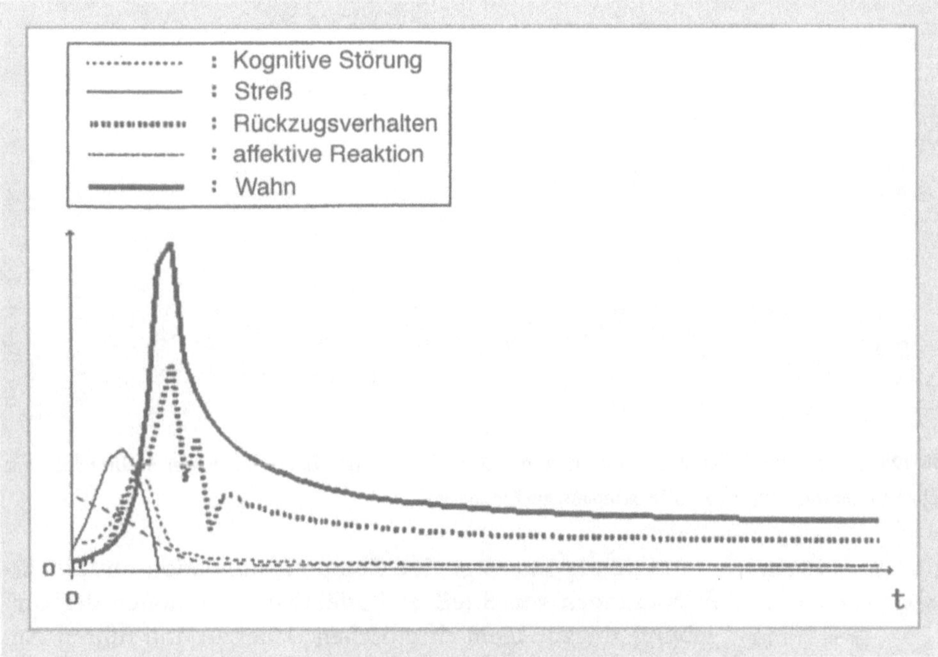

Abb. 72a. Schizophrene Krankheitsdynamik ohne Fluktuationen von Streß und affektiven Reaktionen der Umgebung.

Computersimulationen schizophrener Krankheitsdynamik

Kontrollparameter durch Therapien und medikamentöse Behandlung verändert werden. Abbildung 72a zeigt eine *einzelne schizophrene Episode.* Sie beginnt mit einem erhöhten Wert für kognitive Störungen, die stetig abnehmen. Die affektiven Reaktionen durch die Umgebung wachsen durch Selbstverstärkung und durch zunehmendes Rückzugsverhalten des Patienten. Der Streß endet vollständig, wenn sich der Schizophrene in einer Art Selbstschutz in seine Wahnvorstellungen zurückziehen kann, d.h. wenn die Intensitätsgrade für Wahn- und Rückzugsverhalten entsprechend groß sind. Wenn Ludwig II. von Bayern schizophren war, dann sind seine phantastischen Schlösser die steingewordenen Rückzugsrefugien seiner Wahnvorstellungen, und das zunehmend aggressive Verhalten seiner Beamtenschaft dokumentiert die affektiven Reaktionen durch die Umgebung. Solche Patienten sind äußerst sensibel und verletzlich gegenüber äußeren Irritationen und Anforderungen mit einer Tendenz zu Überreaktionen. Ohne diesen äußeren Einfluß gehen Wahn- und Rückzugsverhalten wieder zurück und werden latent („verborgen").

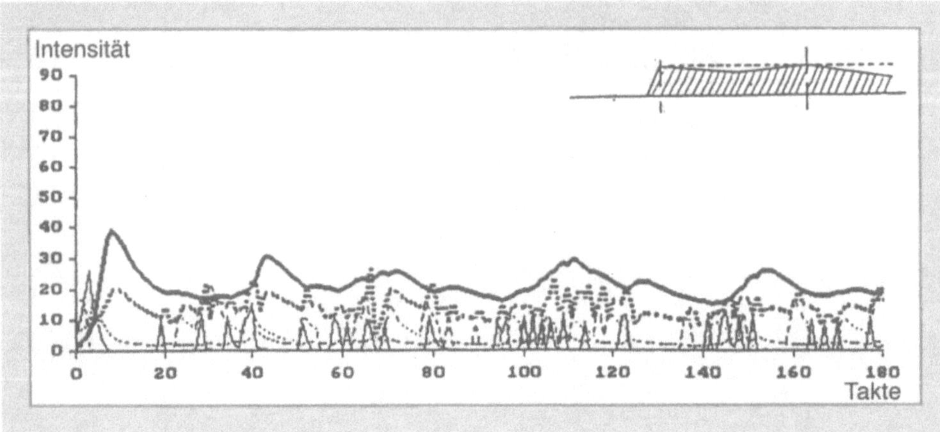

ABB. 72b. Schizophrene Krankheitsdynamik mit Fluktuationen von Streß und affektiven Reaktionen der Umgebung mit akutem Anfang, chronischem Verlauf und chronischem Endstadium

Wert und Grenzen von Computersimulationen für die Therapie

Abbildung 72b zeigt eine Computersimulation mit Zufallsfluktuationen von Streß und affektiven Reaktionen der Umgebung, die zu einem chronischen Dauerzustand führen. Andere Simulationen zeigen unter veränderten Bedingungen episodisch sich wiederholende Ausbrüche. Ziel solcher Simulationen ist eine frühzeitige Erkennung der klinischen *Symptome*, die zu entsprechenden Krankheitsverläufen führen. Geeignete Veränderungen der neurobiologischen, kognitiv-emotionalen und sozialen Kontrollparameter könnten den Krankheitsverlauf positiv beeinflussen. Davon sind solche Computersimulationen allerdings heute noch weit entfernt. Die Intensitätsskalen sind noch weitgehend qualitativ und die numerischen Werte der Simulationen fiktiv. Insbesondere müssen die Abhängigkeiten zwischen synaptischer Ebene und dem psychosozialen Verhalten näher erforscht werden. Bereits in diesem Stadium werden aber die nichtlinearen Abhängigkeiten von psychotischen Ordnungsparametern und ihr Einfluß auf den Krankheitsverlauf deutlich. Das Gehirn erzeugt eine *komplexe neuropsychosoziale Dynamik*, deren Computersimulationen dem Mediziner neue Therapien eröffnen könnten.

Teil IV

Grenzfragen und Zukunft von Gehirn und Computer

Die technische Entwicklung hat gezeigt, daß einzelne Leistungen des Menschen keineswegs an die biochemische Hardware des Gehirns gebunden sind, mit der uns die Evolution ausgestattet hat. Wir programmieren mittlerweile von-Neumann-Computer, die besser und schneller rechnen als der menschliche Cortex. Wir lassen uns durch wissensbasierte KI-Systeme unterstützen, die Kontrollaufgaben besser durchführen und für berechenbare Probleme schneller und effektiver Problemlösungen finden. Wir entwickeln derzeit lernfähige neuronale Netze, die bereits sich selbst organisierende motorische und sensorische Fähigkeiten übernehmen. Das biologische Gehirn erscheint als komplexes Hybridsystem, das alle diese Einzelleistungen wie ein Zehnkämpfer im Sport mehr oder weniger gut auch kann. Aber es kann eben noch mehr. Was ist dieses „Mehr" an Gehirnleistungen? Kann, wird und soll es dafür auch technische Systeme geben?

12 Grenzfragen: Vom „künstlichen Leben" zum „künstlichen Bewußtsein"?

Grenzfragen von Gehirn und Computer hängen vom jeweiligen Forschungsstand der Neurobiologie und Computertechnologie ab. Seit Jahrhunderten bewegt uns Menschen die Frage, ob Maschinen *„lebendig"* werden und schließlich Bewußtsein haben können. Dabei war der Begriff *„Maschine"* auf die historisch jeweils am höchsten entwickelten technischen Standards bezogen – von der Zahnraduhr über die Dampfmaschine und den Elektromotor bis zu elektronischen Computern. Leibniz hatte bereits Pflanzen und Tiere als „Automaten" mit wachsender Komplexität bezeichnet und meinte damit keineswegs seelenlose Kuckucksuhren. Tatsächlich kennen wir heute technisch komplexe Systeme wie z.B. neuronale Netze, deren Dynamik nicht determiniert sein muß, sondern nichtlinear und stochastisch sein kann, also sowohl Ordnung als auch Chaos zu realisieren vermag. Sind solche Systeme *„lebendig"*?

Können „Maschinen" „lebendig" werden?

Dazu müssen wir zunächst klären, was wir unter *„Leben"* verstehen. Die biologische Evolutionstheorie nennt heute einige notwendige Kriterien für lebende Systeme wie z.B. die Fähigkeit zu *Selbstreproduktion*, *Metabolismus* (Stoff-, Energie- und Informationsaustausch mit der Umwelt), *Mutation*, *Selektion*, *Selbstorganisation*, die alleine nicht hinreichend sind. So können Viruspartikel als „tote" Kristalle zusammenlagern, bevor sie durch Infektion in einer Wirtszelle „zum Leben erwachen". Andererseits erfüllt z.B. ein technisches Gerät wie der Laser die Kriterien des Metabolismus (Energieaustausch) und der Selbstorganisation, d.h. eigenständige Produktion von Ordnung (z.B. Laserstrahl) fern des thermischen Gleichgewichts. Bereits die Dampfmaschine konnte ein Fließgewicht durch Rückkopplung regulieren. Was die Computertechnik betrifft, so sind wir bisher in der Lage, einige dieser Kriterien technisch zu simulieren. Wir erinnern uns dazu an John von Neumann, der bereits in den 50er Jahren zeigte, wie ein Automat sich selbst reproduzieren kann. Durch Einbau von Zufallsmechanismen könnten auch Abweichungen aufgrund von *„Muta-*

Was ist Leben?

tionen" berücksichtigt werden. Mit zellulären Automaten lassen sich bereits komplexe Wachstums- und Evolutionsprozesse mit Selektions- und Mutationsmechanismen simulieren. Die komplexe Vernetzung zellulärer Organe wird erst in komplexen dynamischen Systemen erfaßt, deren Phasenübergänge computergraphisch simuliert werden (vgl. Kap. 8). Solche Studien ermöglichen erst eine langfristig erfolgreiche Transplantationsmedizin.

„Künstliche" oder „natürliche" Organe als Transplantate?

Wir setzen zwar heute bereits „künstliche Herzen" ein, um die Pumpfunktion kranker Herzen zu unterstützen oder (teilweise) zu ersetzen. Langfristige Lösungen bietet aber nur die Herztransplantation mit menschlichen oder tierischen Organen. So werden bereits Tiere (z.B. Schweine) gezüchtet, deren Herzen auf Gewebsverträglichkeit für eine Transplantation vorbereitet werden. Dabei wird die Gentechnologie in Zukunft sicher eine Schlüsselrolle spielen. Absehbar ist, daß Organe systematisch gezüchtet werden, um für Transplantationen bereit zu stehen. Für Hauttransplantationen wird bereits Hautgewebe gezüchtet und in „Hautbanken" deponiert. Denkbar und erstrebenswert wäre langfristig, daß komplexe zelluläre Organe ebenfalls in z.B. Herz- und Leberbanken gezüchtet werden könnten, ohne dazu systematisch hochentwikkelte Tiere mit Bewußtsein wie alte Autos „ausschlachten" zu müssen.

Die Grenzen von „künstlich" und „natürlich" werden zunehmend fließend.

Ob wir solche Transplantate *„künstlich"* oder *„natürlich"*, *„Maschinen"* oder *„Organe"* nennen, ist nur eine Frage der Definition. Es sind „Maschinen", die wir nicht wie eine Kuckucksuhr zusammensetzen, sondern die wir sich selbständig organisieren und wachsen lassen, nachdem die geeigneten Laborbedingungen bereitgestellt wurden. Es wären *komplexe Systeme*, deren Dynamik alle uns heute bekannten Kriterien von Leben realisiert.

Neuroprothesen oder neuronale Transplantate?

Auch das *Gehirn* ist ein komplexes Organ, dessen Signalverarbeitung wir auf allen uns heute bekannten Ebenen von den biochemischen und molekularbiologischen Prozessen bis zu den motorischen, sensorischen, emotionalen und kognitiven Systemen beschrieben haben. Im Abschnitt über Neuroprothesen (Kap. 11) wurden die harten Grenzen heutiger Forschung und Technik deutlich. Biologienahe technische neuronale Netze überbrücken ausgefallene neuronale Funktionen der Signalverarbeitung in ausgewählten motorischen und sensorischen Systemen. Biologische Kontakte mit technischen Systemen sollen durch Aufwachsen von Neuronen auf mikroelektronische Strukturen z.B. aus Silizium verwirklicht werden. Daß aber einmal Gehirngewebe systematisch gezüchtet und (wie ein technisches lernfähiges neuronales Netz) für seine neuen Aufgaben nach der Transplantation trainiert werden könnte, ist heute buchstäblich Science Fiction. Um dafür überhaupt eine realistische Forschungsperspektive angeben zu können, wissen wir einfach zu wenig.

Analogien des Gehirns mit von-Neumann-Computern und neuronalen Netzen

Allerdings sind wir durchaus in der Lage, einige falsche oder schiefe Meinungen über das *Verhältnis von Gehirn und Computer* vom heutigen Stand der Forschung aus zu korrigieren und zu klären. Zunächst wurde in diesem Buch gezeigt, daß ein Gehirn nicht wie ein von-Neumann-Computer aufgebaut ist und funktioniert (Teile I–II). Tatsächlich arbeitet ein Gehirn weitgehend *dezentral*, *parallel*, *lernfähig* und *fehlertolerant* und in begrenztem Rahmen *regenerierungsfähig*. Es verwirklicht mit anderen Worten weitgehend die Prinzipien eines komplexen dynamischen Systems. Dennoch vermag ein von-Neumann-Computer einige Leistungen des Gehirns zu simulieren, ja teilweise weit zu übertreffen wie z.B. schnelles Rechnen, logisches Schließen und die Verarbeitung und Speicherung großer Datenmassen. Wir dürfen auch nicht vergessen, daß viele technische neuronale Netze heute noch auf von-Neumann-Computern und weiterführenden Parallelrechnern mit enorm gesteigerten Speicher- und Rechenkapazitäten simuliert werden müssen. Forschungsziel ist zwar eine neuronale Hardware, die in Echtzeit wie ein natürliches neuronales Netz arbeitet. Vorläufig sind aber Rechnersimulationen nicht verzichtbar.

„Rechnet" das Gehirn?

Dagegen wurde von einigen Philosophen (z.B. Searle) „prinzipiell" eingewendet, daß *Gehirne* als biologische Organe überhaupt nichts mit *„Rechnen"* zu tun hätten und daher der Computer eine von uns Menschen dem Gehirn zugedachte falsche Analogie sei. Diese Meinung ist richtig, trivial und schief zugleich, weil sie ungenau ist. Richtig ist, daß ein Gehirn keine Symbole wie ein Maschinenprogramm manipuliert. Aber das tut ein Computer als physikalisches System auch nicht. In beiden Systemen werden, wie John von Neumann bereits richtig erkannte, elektrische Impulse als Signale verarbeitet. Diese *Signalverarbeitung* geschieht nach physikalischen und (im Nervensystem) biophysikalischen und biochemischen Gesetzen. Atome und Moleküle, Proteine und Zellen *„rechnen"* zwar nicht. Darin hat Searle recht. Aber die Naturgesetze bzw. mathematischen Gleichungen, nach denen diese Systeme funktionieren, sind mehr oder weniger berechenbar. Sie können daher in Programme herkömmlicher Computer oder Algorithmen neuronaler Netze übersetzt werden, um die Dynamik des Systems zu berechnen. Und genau in diesem Sinn können wir z.B. von Planetensystemen, chemischen Reaktionen und zellulären Organen als von mehr oder weniger komplizierten „Rechnern" (oder wie Leibniz „Automaten") sprechen. Wir nutzen diese Erkenntnis bereits technisch aus, indem wir Algorithmen (Rechenverfahren) auf mechanischen, elektronischen, optischen, quantenmechanischen, chemischen und vielleicht sogar biologischen Systemen als „Computer" arbeiten lassen.

Berechenbarkeit ist keine Eigenschaft der Natur, sondern von mathematischen Gleichungen.

„Berechenbarkeit" ist also in der Tat *keine physikalische, chemische* oder *biologische Eigenschaft der Natur* wie „Masse", „Schwerkraft", „Molekül" oder „Zelle". Aber sie ist eine *Eigenschaft ihrer physikalischen, chemischen oder biologischen Gesetze* und in diesem Sinn *nicht bloß eine Analogie*, wie Searle glaubt. Dabei sind *Grade der Berechenbarkeit* zu unterscheiden. Schließlich gibt es sogar komplexe physikalische Systeme wie Wetter- und Wolkenbildungen, deren Dynamik *langfristig nicht berechenbar* ist, obwohl die mathematischen Gesetze bekannt sind. Schließlich gibt es mathematische Gleichungen und Probleme, die *nicht effektiv lösbar* und entscheidbar sind (vgl. Kap. 6). Daher sollten wir von einem komplexen zellulären Organ wie dem Gehirn nicht erwarten, alle Gehirnzustände in allen Details langfristig berechnen zu können, auch wenn wir alle seine physikalischen, chemischen und biologischen Gesetze eines Tages kennen sollten. Wir können aber bei komplexen Systemen wie der Atmosphäre kurzfristige Prognosen für globale Wetterfronten vorausberechnen. Globale Szenarien wie das Ozonloch lassen sich unter veränderten Nebenbedingungen mit dem Computer simulieren.

Berechenbarkeitsgrade und Berechenbarkeitsgrenzen

In diesem Sinn könnten auch neuronale Aktivitätsmuster computergraphisch simuliert werden. Die dabei zu beobachtenden oszillierenden oder chaotischen Muster (Attraktoren) werden mit sensorischen, motorischen, emotionalen oder kognitiven Zuständen des Gehirns korreliert. *Computersimulationen* eröffnen uns ein *neues Grundverständnis für das Gehirn als komplexes dynamisches System*. Im Abschnitt über dynamische Krankheiten (Kap. 11) wurde z.B. der Krankheitsverlauf der Schizophrenie in einem komplexen biopsychosozialen System beschrieben, dessen typische Phasenübergänge erst in entsprechenden Computersimulationen deutlich wurden. Damit wird eine Krankheit weder *„berechenbar"* noch mit einer *„Computermetapher"* unzulässigerweise identifiziert. Erst die computertechnisch simulierten Szenarien zeigten, daß die herkömmlichen Therapien häufig die komplexe Krankheitswirklichkeit nicht erfassen.

Computersimulationen eröffnen ein neues Verständnis des Gehirns als komplexes dynamisches System.

Erweitern wir also den Begriff des Computers vom herkömmlichen „Rechner" (im Sinne von Neumanns) zum *komplexen dy-*

namischen System, so handelt es sich nicht bloß um eine äußere Analogie oder Metapher. Es handelt sich um ein *Modell*, das uns erst die innere Dynamik des Gehirns zeigt. Dagegen wird von einigen Philosophen (z.B. Searle) das *Bewußtsein* als ein Zustand des Gehirns angeführt, der von einem Computer „prinzipiell" nie erfaßt werden könnte. Auch diese Meinung ist wieder richtig, trivial und schief zugleich, weil sie ungenau ist. Angenommen, ein Auto kommt auf uns zu. In einem Computermodell, so meint Searle, wird die visuelle Wahrnehmung auf der Retina als Input aufgefaßt, dessen Konturen nach einer Verarbeitung im System zum Ausdruck des Satzes „Ein Auto kommt auf mich zu" führt. Dieser Satz sei eine bloße Liste von Symbolen, deren Ausdruck durch formale Regeln eines Computerprogramms veranlaßt würde. Demgegenüber würde in einem biologischen Gehirn die visuelle Wahrnehmung auf der Retina ein *„bewußtes visuelles Ereignis"* auslösen.

Kann Bewußtsein durch Computersimulation erfaßt werden?

Richtig ist, daß in einem biologischen Gehirn ein bewußtes visuelles Ereignis stattfindet. Schief ist allerdings die Meinung, ein „Computer" könne „prinzipiell" keine bewußten Erlebnisse haben. Das hängt natürlich von der Definition ab, was hier unter *„Computer"* verstanden wird. Trivial wird die Behauptung, wenn damit gemeint ist, daß ein konventionelles Computerprogramm kein *„Bewußtsein"* hat. Auch der Ausdruck eines Gedichtes hat kein Bewußtsein, sondern löst es in unserem Gehirn aus. Wenn aber Bewußtsein, was auch Searle zugibt, durch das Gehirn als biologisches Organ ausgelöst wird, dann unterliegt diese Dynamik *physikalischen, chemischen* und *neurobiologischen Gesetzen*. Die *mathematischen Gleichungen*, die diese *komplexe Gehirndynamik* beschreiben, wären dann ebenso *Computersimulationen* zugänglich wie andere neuronale Prozesse des Zentranervensystems auch.

Ein Computerprogramm kann kein Bewußtsein haben.

Wenn Bewußtsein auf der komplexen Gehirndynamik beruht, dann sind Computersimulationen mit entsprechenden Gleichungen dieser Dynamik denkbar.

In Kap. 4 wurde hervorgehoben, daß wir die neuronalen Prozesse, die zu Bewußtseinszuständen führen, noch nicht genau kennen. Es verstärken sich aber Forschungshinweise, daß bei der bewußten visuellen Wahrnehmung neuronale Zellensembles mit (vielleicht besonderen) synaptischen Verschaltungsmechanismen beteiligt sind, die *innere Selbstwahrnehmungen neuronaler Prozesse* darstellen: Ich nehme mich selbst als Wahrnehmenden wahr. Solche Bewußtseinszustände sind nicht notwendig an sprachliche Repräsentationen gebunden. Bereits im Gedankenexperiment mit unserer Neurobiologin im Schwarz-Weiß-Kasten (Kap. 4) wurde hervorgehoben, daß konkrete Wahrnehmungen anderen neuro-

Bisher gibt es aber nur Hypothesen über die Gehirndynamik, die Bewußtseinszustände erzeugt.

nalen Verarbeitungen unterliegen als unser theoretisches Wissen über diese Wahrnehmungen. Es ist daher auch nicht verwunderlich, daß wir unsere bewußten Erlebnisse verbal oder schriftlich häufig nicht adäquat ausdrücken können.

Ist „künstliches" Bewußtsein möglich?

Sollten aber einmal die Gesetze, die zu komplexen Gehirnzuständen wie *„Bewußtsein"* und *„Gefühl"* führen, ebenso bekannt sein wie die komplexe Dynamik des Herzens, dann wären komplexe Systeme mit entsprechenden Zuständen prinzipiell nicht auszuschließen. Für diese Systeme wäre die innere Selbstwahrnehmung ebenfalls nicht notwendig an sprachliche Repräsentationen gebunden. Wenn Bewußtsein, wie auch Searle zugibt, nichts anderes ist als ein besonderer Zustand des Gehirns, dann ist jedenfalls „prinzipiell" nicht einzusehen, warum *nur* die vergangene biologische Evolution ein solches System hervorzubringen vermochte. Auch Searles Glaube an die Einmaligkeit der Biochemie des Gehirns ist durch unsere bisherige technische Erfahrung wenig gestützt. Schließlich gelang uns Menschen das Fliegen auch ohne Federkleid und Flügelschlag, nachdem die hydrodynamischen Gesetze des Fliegens bekannt waren. Ob wir bei entsprechenden komplexen Systemen von *„künstlichem Bewußtsein"* und *„künstlichem Gefühl"* sprechen, das unter geeigneten Laborbedingungen entstehen würde, wäre dann ebenso nur noch eine Frage der Definition wie im Fall von „künstlichem" Leben. Keine Frage der Definition oder langfristigen Machbarkeit ist dagegen die *ethische Frage*, ob wir eine solche Entwicklung zulassen sollten. Es gibt gute ethische Gründe, wie wir im letzten Abschnitt betonen werden, solche Entwicklungen nicht zuzulassen und es bei der „konventionellen" Methode zur Herstellung *bewußter* Gehirne zu belassen, nämlich Zeugung und Erziehung unserer Kinder. Es gibt auch gute wissenschaftliche Gründe, warum langfristig eine solche Forschungsentwicklung vom heutigen Stand aus praktisch ausgeschlossen ist. Davon zu unterscheiden sind aber Meinungen, die solche Entwicklungen mit falsch verstandenen Begriffen „prinzipiell" glauben ausschließen zu können.

Ethische Grenzen

Was ist „Cyberspace"?

Der Weg zu „künstlichem Bewußtsein" wird häufig mit technischen Entwicklungen des sogenannten *Cyberspace* verbunden. Hier ist jedoch deutliche Zurückhaltung geboten. Es handelt sich dabei nämlich zunächst nur um eine dreidimensionale Interaktionserfahrung aller unserer Sinne mit einem technischen System, um dem Benutzer Erlebnisse mit Objekten wie in der wirklichen Welt zu ermöglichen. Bereits in den 60er Jahren schlug der

Computergraphiker I. Sutherland vor, dreidimensionale Simulationen durch stereoskopische Bilder mit kleinen Monitoren vor den Augen und der Errechnung des Blickpunktes durch Ertasten der Kopfhaltung zu erzeugen. Technisch realisierbar wurde sein Konzept jedoch erst, als die erforderlichen schnellen Rechnerleistungen und spezielle Graphikhardware für die Echtzeiterzeugung realistischer 3-D-Bilder zur Verfügung standen. Wegen der Möglichkeit kybernetischer Rückkopplung und Steuerung im dreidimensionalen Raum prägte sich die Bezeichnung „*Cyberspace*" (aus engl. „*cybernetics*" für Kybernetik und „*space*" für Raum) ein.

Technische Geräte von Cyberspace-Systemen

Im Cyberspace sieht und erfährt der Benutzer seinen eigenen Körper in einem virtuellen dreidimensionalen Raum, soweit seine Sinnesorgane technisch simulierbar sind. Die Wirklichkeitsnähe von Erlebnissen in Cyberspace-Systemen läßt sich steigern, indem nicht nur die dreidimensionale Darstellung verbessert wird, sondern z.B. die Pupillenrichtung des Benutzers abgetastet, Bewegungsauslöser und Rückkopplung eingebaut, Töne simuliert werden etc. Zur Benutzerinteraktion kann der Datenhandschuh und schließlich der Simulationsanzug verwendet werden. Ein Feld von winzigen Magnetauslösern könnte Handschuh oder Anzug den Eindruck von Materialität verschaffen, wenn er ein virtuelles Objekt wie z.B. einen Würfel berührt. Ein akustisches Display synthetisiert dreidimensionale Soundspuren in Echtzeit und überträgt sie dem Benutzer über Kopfhörer. Ein Erkennungssystem für gesprochene Sprache ermöglicht dem Benutzer, in normaler Umgangssprache Steuerungsaufgaben, Befehle etc. einzugeben, ohne auf Tastaturen eingeschränkt zu sein. Als *Anwendungen solcher Cyberspace-Systeme* wird die Weltraumforschung genannt. Dort könnte ein Kosmonaut an Bord seiner Workstation bleiben, um gefährliche Reparaturen außerhalb durch einen Roboter ausführen zu lassen, gelenkt durch die unmittelbare Tast- und Sehwahrnehmung des Kosmonauten in der virtuellen Realität einer simulierten Außenwelt. Denkbar sind auch Anwendungen in einer virtuellen Molekularwelt des Chemikers, in der er Moleküle anfassen, fühlen und sehen kann. Denkbar wäre die virtuelle OP-Welt eines Chirurgen, der z.B. bei Gehirnoperationen über Datenhandschuh, Stereobild eines binokularen Mikroskops und Mikromanipulator mikroskopische Eingriffe ebenso fühl- und sehbar ausführen könnte wie einen makroskopischen Blinddarmeingriff. Telekollaboration könnte weltweite Konferenzen in virtuellen Konferenzzimmern jederzeit erzeugen. Soweit die technisch absehbaren Möglichkeiten des Cyberspace.

Anwendung von Cyberspace-Systemen

Weitergehend als Cyberspace sind die Spekulationen des amerikanischen Roboterspezialisten Hans Moravec, der eine Direktverbindung zwischen Gehirn und Computer durch einen *„bioadapter"* für möglich hält. Die Informationsströme könnten dann, so die Annahme, so lange in die Maschine übertragen werden, bis damit ein vollständiges Duplikat des Ichs eines Menschen aus Fleisch und Blut entstanden wäre: Biochemisches Klonen erscheint gegenüber solchen computertechnischen Visionen geradezu archaisch. Science-Fiction-Visionen werden denkbar, in denen Astronauten ihren Originalkörper zurücklassen und zu fernen Sternen aufbrechen. Begriffe wie Leben, Tod und personale Identität verlieren ihre bisherige Bedeutung, wenn sich Bewußtsein, Intelligenz und Gefühl von ihren Trägern lösen, übertragen, vervielfachen und verändern lassen. An die Stelle des Genpools einer biologischen Population, die in jeder Generation neue Kombinationen und Rekombinationen hervorbringt, würden virtuelle „Genpools" treten. *Virtuelle Personoide* könnten ihre alte Hardware hinter sich lassen und mit ihren Unsterblichkeitsträumen ein postbiologisches Zeitalter einleiten.

Computertechnisches Klonen virtueller Personoide?

Science Fiction vom postbiologischen Zeitalter

Damit sind wir in den Grauzonen von *Science Fiction* und Phantasterei angelangt, die spätestens seit dem 19. Jahrhundert die technische Entwicklung begleiten. Sie abwürgen zu wollen mit dem Hinweis auf wissenschaftliche Nüchternheit, wäre eine völlig überzogene Forderung, die zudem der Realität des menschlichen Gehirns mit seiner Phantasie, seinen Gefühlen und seiner Intelligenz widersprechen würde. Was zudem als „nüchtern und wissenschaftlich" einzuschätzen ist, hängt vom jeweiligen Entwicklungsstand von Wissenschaft und Forschung ab: Elektrizität, Licht und Strom müßte einem aufgeklärten Gelehrten früherer Jahrhunderte wie Zauberei vorgekommen sein. Es kommt daher weiterhin darauf an, mit unserer Phantasie, unseren Gefühlen und unserer Intelligenz klug umzugehen.

13 Zukunft: Computernetz und Menschenrecht

Vom Gehirn zum Kommunikationsnetz menschlicher Gesellschaft

Ein menschliches Gehirn, so zeigte dieses Buch, läßt sich als komplexes dynamisches System auffassen, in dem durch ein verästeltes Netz von Nervenfasern Signale codiert, decodiert und ausgetauscht werden. Menschliche Gehirne sind aber nicht isoliert, sondern kommunizieren in einer menschlichen Population und tauschen in vielfältiger Weise Nachrichten und Informationen aus. In frühen schriftlosen Kulturen lebte der Erfahrungs- und Informationsschatz einer Generation in mündlicher Überlieferung weiter. Nach Erfindung der Schrift konnte das *„Gedächtnis"* einer Gesellschaft vieler Gehirne in Bibliotheken „gespeichert" werden. Im komplexen System einer modernen Informationsgesellschaft bilden computergestützte Kommunikationsnetze ein verästeltes Netzwerk, das wie in einem Gehirn für den Transport von Reizen, Impulsen und Nachrichten sorgt, die für das Überleben des Gesamtsystems grundlegend sind.

Entwicklung von Transport- und Kommunikationsnetzen menschlicher Gesellschaften

Nach Straßen- und Eisenbahnnetzen wurden seit Anfang des Jahrhunderts Telefonnetze als *Kommunikationssysteme* entwickelt, deren Nachrichtenübermittlung zunächst noch durch zwischengeschaltete Gehirne (das „Telefonfräulein") vermittelt werden mußte. Schließlich entstanden die automatischen elektromechanischen Wählvermittlungssysteme, die sich insgesamt bereits als weltweit verbreitete Automaten auffassen lassen. Während das klassische Telefonnetz auf den Austausch von Sprache beschränkt war, treten in heutigen elektronischen Kommunikationssystemen ruhende und bewegte Bilder, Texte und Grafiken als Daten hinzu. Beteiligt sind z.B. Computer und Datenbanken, Glasfaserkabel und Satelliten, mobile Telefone, Videorecorder und PC. Neben der Vermittlung von Verbindungen werden z.B. Konferenzschaltungen, Ablegen von Nachrichten in Speichern und Rufweiterschaltungen ermöglicht. Bei der Komplexität heutiger Netze sind betriebliche Aufgaben wie die automatische Fehlererkennung und Beseitigung wichtig. Die *Analogie zu biologischen Nervensystemen*, die unbewußt (d.h. unabhängig) vom Bewußtsein des „Benutzers" Signalstörungen zu beseitigen und ausgefallene Funktionen zu regenerieren versuchen, liegt auf der Hand. Die Vielfalt des Kommunikationsaustauschs von der Sprachkommunikation über Fernschreiben und Textkommunikation bis zur Videokommunikation hat weltweit zu technisch unterschiedlichen Netzen mit länderspezifischen Ausprägungen geführt. Diese Vielfalt *(Heterogenität)* der technischen Kommmunikationsnetze erinnert an die biologische Vielfalt von Nervensystemen, die im Laufe der Evolution entstanden sind. Während allerdings in der biologischen Evolution physikalische, chemische und biologische (z.B. gengesteuerte) Selbstorganisationsprozesse vorausgingen, waren an der Entstehung technischer Kommunikationsnetze menschliche Gehirne mit Bewußtsein beteiligt.

Gibt es „intelligente" Kommunikationsnetze?

Können wir heute bereits von *„intelligenten"* Kommunikationsnetzen sprechen? Sicher nicht in dem Sinn von intelligenten Gehirnen. Aber es gibt bereits Intelligenz in Kommunikationsnetzen. Gemeint ist damit, daß Leistungen von Gehirnen, die wir als intelligent bezeichnen würden, von Kommunikationsnetzen übernommen werden. Neben der wachsenden Benutzerfreundlichkeit des Zugangs und den verschiedenen Dienstqualitäten gehören dazu auch technische Optimalitätskriterien wie z.B. die Anzahl der gleichzeitig schaltbaren Verbindungen, Verminderung von Netzblockierungen, geringe Laufzeit von Nachrichten, geringe Nachrichtenverluste, Auslastungskapazitäten und Sicherheit der Nachrichtenübermittlung. Neben der *Eigendynamik der heterogenen Netze* auf die-

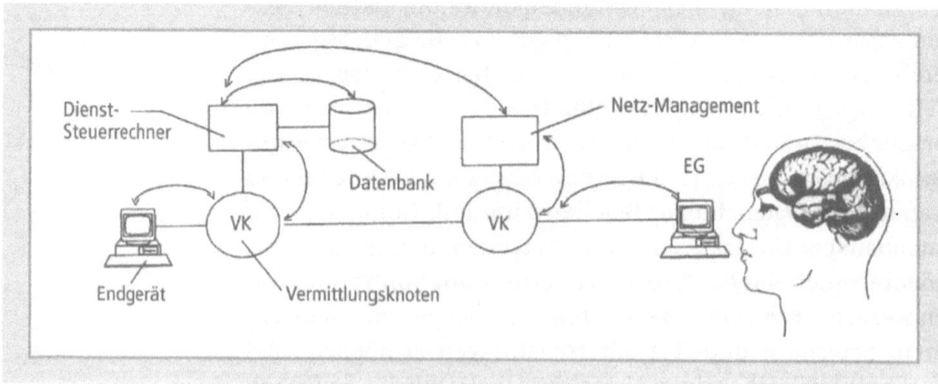

Abb. 73. Gehirne im Computernetz

sem Planeten erinnern die *parallele Signalverarbeitung* und die *dezentrale Organisation* an biologische Gehirne. Die Intelligenz ist also, ähnlich wie bei einem Gehirn, nicht lokal konzentriert, sondern auf viele Teilsysteme verteilt. In Abb. 73 sind Benutzer („Gehirne"), Endgeräte, Vermittlungsknoten, Dienststeuerrechner und Datenbanken, Anwendungsrechner und Netzmanagement zur automatischen Verwaltung und Überwachung der Informationsverarbeitung dargestellt.

Analogien von Kommunikationsnetzen mit dem ZNS

Neben dem Informationsfluß in einem Kommunikationsnetz, der den Benutzern mehr oder weniger bewußt ist, gibt es einen untergelagerten Fluß von Steuerungsimpulsen, um z.B. Verbindungen der Teilsysteme herzustellen oder Störungen zu beseitigen. Auch im Zentralnervensystem laufen diese Funktionen unbewußt vom „Benutzer" ab und sind nur indirekt zu beeinflussen. Ein fehlerfreier und ununterbrochener Betrieb ist mit *wachsender Komplexität* sowohl in biologischen als auch in technischen Netzen kaum zu garantieren. Daher müssen Fehler im Netz frühzeitig erkannt werden, ehe sie sich epidemieartig ausbreiten können. Man spricht bereits von *„Selbstheilung"* eines Netzes, wenn es z.B. bei einer Unterbrechung der direkten Verbindungskanäle zwischen zwei Knoten automatisch einen anderen Übertragungsweg im Netz sucht. Ein aktuelles Problem sind Erkennungssysteme für Computerviren, die analog den biologischen Viren ein Netz zerstören.

Kommunikationsnetze als komplexe dynamische Systeme

Können wir heute bereits von einer Evolution und *Eigendynamik der Kommunikationsnetze* sprechen? Wegen der Komplexität der Kommunikationsnetze hat heute tatsächlich ein einzelner menschlicher Ingenieur oder Wissenschaftler nicht mehr den Überblick über das Gesamtsystem, so wie das früher noch bei technischen Geräten durch den menschlichen „Erfinder" möglich war. An der Entwicklung z.B. eines großen ISDN-Vermittlungssystems arbeiten Tausende von Ingenieuren in vielen Arbeitsteams parallel über mehrere Jahre. Im Rahmen der KI-Forschung werden daher besondere Expertensysteme eingesetzt, um die Erfahrungen der Ingenieure bei der Systementwicklung zu berücksichtigen und die Fehlerdiagnose des Netzes zu übernehmen. Offensichtlich besitzen Computer- und Informationsnetze Eigenschaften sozialer und biologischer Organisationen. Es sind offene komplexe Systeme, deren nichtlineare Wechselwirkungen unterschiedliche Gleichgewichtssituationen ansteuern. Sie reichen von *homogenen End-*

Attraktoren von komplexen Kommunikationsnetzen

zuständen über *oszillierende Schwankungen* und fraktale Wechselwirkungen bis zum *Informationschaos*. Der Wettbewerb von Informationseinheiten scheint durch sich selbst organisierende Marktmechanismen bestimmt, die an ökonomische Systeme erinnern. Während die biologische Evolution vergleichsweise langsam aufgrund von biochemischen Zufallsmutationen abläuft, können Veränderungen von technik- und wissensgestützten Kulturen des Menschen rasch durch *unverhoffte Ideen* und *Innovationen* eingeleitet werden. Vom Standpunkt der Theorie komplexer Systeme läßt sich ein Kommunikations- und Informationsnetz als ein System auffassen, das selbständig Lösungsstrategien für Probleme entwickelt, die durch die jeweilige Systemumwelt gestellt werden.

Unterschiede von Kommunikationsnetzen menschlicher Gesellschaft zu biologischen Systemen

Während aber *biologische Systeme* auf Gene und Mutationen als Replikatoren und Variationsmechanismen zurückgreifen, sorgen in *Kommunikationsnetzen* Mikroprozessorenchips und neue technische Ideen für die Weiterentwicklung. Die *Replikatoren menschlicher Kulturen* sind Informationsmuster, die in frühen Stadien durch Imitation von Mensch zu Mensch und von Generation zu Generation weitergeleitet wurden. Beispiele sind Ideen, Glaube, Meinungen, Verhaltensweisen, Moden, Techniken u.ä. Die Analogie von biologischen Genen drängt sich auf, die durch Mutationen verändert sich in Generationen weiterentwickeln. Allerdings unterliegt die Selbstreplikation und Innovation von Informationsmustern einer *eigenen soziokulturellen Dynamik*. Gemeint ist im Beispiel: Albert Einstein hatte einen physischen Körper, sein Gehirn Bewußtseinszustände. Beide existieren nicht mehr. Einsteins Relativitätstheorie mit ihren Gesetzen, Problemen und Lösungen gibt es weiter als objektive Idee, an der wir als allgemeines Kultur- und Wissensgut teilhaben können. Früher konnte diese Theorie nur in Büchern und Bibliotheken gespeichert werden. Heute steht sie in Kommunikationsnetzen zur Verfügung.

Am Ende der Kommunikationstechnik stehen wir Menschen.

Ein *grundlegender Unterschied* heutiger Kommunikationsnetze von biologischen Gehirnen besteht sicher darin, daß sie *kein eigenes Bewußtsein* erzeugen. Sie können zwar bisher in begrenztem Umfang wahrnehmen, Muster erkennen, Probleme lösen, Informationen speichern, Tätigkeiten auslösen und sich selber beobachten. In komplexen Entscheidungs- und Kontrollprozessen werden wir zunehmend einzelne Entscheidungs- und Kontrollaufgaben an technische Geräte abtreten müssen. Emotionalität und Ich-Identität fehlen aber völlig, auch wenn menschliche Emotionen in Daten „eingefroren" im Kommunikationsnetz transportiert werden können. Die Verantwortung für Handlungen, die durch Kommunikationsnetze ausgelöst werden, liegt also weiterhin in letzter Hand bei uns Menschen. Allerdings stellt sich die Frage der *Verantwortung in komplexen Systemen* neu, in denen geringste lokale Fehler große globale Risiken und Gefahren heraufbeschwören.

Wie ist Verantwortung in komplexen Systemen mit labilen Gleichgewichten möglich?

Jeder Softwarefehler z.B. in einem Informationsnetz zur Verkehrsleitung kann Ketten von schweren Unfällen auslösen. Störungen im Telefonnetz können schwerwiegende wirtschaftliche Folgen haben, von den ausgefallenen Notrufen ganz zu schweigen. Gesundheitssysteme von komplexen Gesellschaften sind nur noch computergesteuert zu managen und damit gleichzeitig von geringsten Störungen der Software abhängig. Ähnlich wie bei einer Flugzeugkatastrophe müssen bei komplexen Kommunikationssystemen nicht nur einzelne Bedienungsfehler (*„menschliches Versagen"*) verantwortlich gemacht werden, sondern auch die beteiligten Herstellerfirmen (*„technisches Versagen"*). Marktdruck und Entwicklungsvorgaben können Firmen verführen, Software-Produkte für Kommunikationssysteme zu früh und unreif auf den Markt zu werfen.

Wie kann der Persönlichkeitsschutz in technischen Kommunikationsnetzen garantiert werden?

Ein zentrales ethisches Problem besteht in komplexen computergestützten Kommunikationsnetzen darin, wie der *Persönlichkeitsschutz technisch, rechtlich, sozial* und *emotional* beherrscht werden kann. Technisch werden dazu Datensicherungssysteme entwickelt. Nach Feststellung der schutzwürdigen Daten und gesetzlichen Anforderungen werden Risiken der verwendeten Hard- und Software ermittelt, mögliche Maßnahmen nach Kriterien der Angemessenheit, Zumutbarkeit und Sicherheit bewertet und Nutzenanalysen durchgeführt. Ein Beispiel ist die Verwaltung sensitiver Daten, wie sie in einem Krankenhaus, Gesundheitssystem, Versicherungssystem oder bei Personaldaten eines Industriebetriebs anfallen. *Die Achtung der Menschenrechte*, die in nationalen demokratischen Verfassungen als Grundrechte auftreten, bildet den Kern einer humanen Gesellschaft. Zum Schutz von persönlichen Rechten des einzelnen beim Umgang mit Daten über seine Person wurden in der Bundesrepublik bereits zahlreiche Verfahrensvorschriften geschaffen. Da Kommunikationsnetze aber nicht auf nationale Staats- und Rechtssysteme beschränkt sind, werden internationale Regelungen (z.B. im Rahmen der Europäischen Union) notwendig.

Wer schützt uns z.B. vor Datenflut und Überinformation? Wer schützt uns z.B. vor Kinderpornographie und politischer Propaganda online? Man kann versuchen, auf solche Fragen technische Antworten zu geben. So gibt es beispielsweise Zugangskontrollsoftware, die bestimmte „Informationen" ausschließt. Es wird Auswahlsoftware angeboten, die - wie eine Sekretärin - Informationen nach den Präferenzen des Benutzers vorsortiert. Trotzdem gilt, daß sich gesellschaftliche Probleme nicht technisch lösen lassen. Insofern sind Multimedia und Infobahn ein Spiegel unserer gesellschaftlichen Probleme, auf die der Benutzer vorbereitet sein sollte, sei es durch Elternhaus, die Schule oder berufliche Bildung. Technik ist immer nur Instrument, Hilfsmittel, und am Ende auch der komplexesten Technik stehen wir. *Die Verantwortung liegt in letzter Hand bei uns.*

Ethik, Recht und Gehirn

Trotz zunehmender computergestützter Vernetzung reden wir also rechtlich und ethisch von *Verantwortung* nur im Zusammenhang mit der *menschlichen Persönlichkeit.* Ein Kriterium für *Verantwortlichkeit*, das auch in der Rechtsfindung eine Rolle spielt, ist, daß sich ein *Mensch seiner Handlung bewußt* ist. Erste neurobiologische Erklärungen für die Erzeugung von Bewußtseinszuständen liegen vor. Was treibt uns aber letztlich an, wenn sich Bewußtsein als komplexes Konstrukt neuronaler Evolution erweisen sollte? Für manchen Gehirnforscher sitzen die wahren Antriebskräfte menschlichen Lebens keineswegs im Cortex der höheren Primaten, sondern in den frühen evolutionär archaischen Gehirnschichten unter dem Cortex, die wir mit Vögeln und Krokodilen gemeinsam haben: Lust und Schmerz, Angst und Hunger sowie alle möglichen Hilfsmechanismen, die z.B. ein Krokodil zum Überleben braucht. Der Cortex wäre danach nur noch ein komplexes Instrument, das im Laufe der Evolution zur Durchsetzung archaischer Wünsche optimiert wurde. Wo bleiben unsere Moral und unser Gewissen? Gibt es ein moralisches Zentrum im Gehirn?

Gibt es ein moralisches Zentrum im Gehirn?

Im Anatomiemuseum der Havard-Universität findet sich ein Schädel, der Relikt 'folgenden schaurigen Vorfalls ist: Einem Bauarbeiter schoß bei einer Sprengung eine ein Meter lange und drei Zentimeter dicke Eisenstange durch das Gehirn. Nach dem Unfall konnte er sich weiter bewegen, sprechen, lernen und denken. Aber er, der vorher gutmütige und ehrliche Mann, war von Stund an hinterhältig und boshaft.

War ihm die *Gehirnregion für Moral* aus dem Kopf geschossen? Der amerikanische Neurologe Damasio verweist auf eine Region im Stirnhirn, die bei Gefühlen und sozialen Entscheidungen eine Rolle spielt. Damit sind aber unsere konkreten Moralvorstellung längst nicht neurologisch identifizierbar. Die Menschen, die sich vor, in und nach Auschwitz wie Bestien aufführten, hatten und haben nicht einfach ein Loch im Gehirn, auch wenn es dem unbedarften Zeitgenossen so erscheinen mag. Von Virchow, dem berühmten Arzt des letzten Jahrhunderts, wird die zynische Bemerkung berichtet, nun habe er schon hunderte von Leichen seziert und noch immer keine Seele gefunden. Kein Wunder, so können wir heute antworten: *Die Würde des Menschen*, und damit hat die traditionelle Rede von der Seele wohl zu tun, ist neurobiologisch nicht definiert.

Die Würde der Person ist kein neurobiologischer Begriff.

Tatsächlich dürfen wir nicht dabei stehen bleiben, das menschliche Gehirn als isoliertes neurobiologisches System im Sinn der Gehirnforschung zu verstehen. Diese Gehirne haben sich im Laufe ihrer *Evolution* und *Geschichte* ihre eigene *soziokulturelle Umwelt* geschaffen, mit der sie in komplexen Rückkoppelungen stehen. Unsere sozialen und moralischen Vorstellungen sind das Ergebnis dieses komplexen soziokulturellen Lernprozesses. So ist *Verantwortungsbewußtsein* im modernen Sinn keineswegs von Anfang an in der Geschichte auszumachen. Das Überlebensinteresse und damit verbundene Verantwortungsvorstellungen galten zunächst nur dem einzelnen, seiner Sippe und Population. Die politische Ideengeschichte zeigt, wie lange es dauerte, bis wenigstens der Idee nach der Wert, die Freiheit und die Würde des Menschen unabhängig von den sozialen Vor- und Nachteilen seiner Geburt formuliert wurde. Im Christentum wird die Verantwortung für den Nächsten herausgestellt. Bei Kant wird schließlich Verantwortung für die Menschheit, bei Jonas für zukünftige Generationen und die Natur gefordert. *Ethische Normen* sind aber nicht aus *Evolutionsgesetzen* ableitbar. Der Sozialdarwinismus bis hin zum Rassenwahn und der Ausrottung sogenannten unwerten Lebens zeigt, wohin uns pseudowissenschaftliche Legitimation aus der Evolution führen kann.

Entwicklung von Verantwortungsbewußtsein in Evolution und Geschichte

In der Neurobionik und Neurotechnologie mögen Entwicklungen der biologischen Evolution Vorbild sein. Für unsere *Rechts-und Wertvorstellungen* trifft das in der Regel keineswegs zu. Zudem wäre es falsch und irreführend, sich die Natur à la New Age als kosmische Harmonie vorzustellen, in der vor-

Die Achtung vor den Menschenrechten ist kein notwendiger Schluß aus den Evolutionsgesetzen.

gesehen sei, daß alle Teile friedlich zusammenleben. Für menschliche Maßstäbe arbeitete die Evolution teilweise mit ungeheuren Verlusten, chaotisch und nicht mit jedem Versuch erfolgreich. Auch die *Achtung vor den Menschenrechten* ist weder genetisch, noch neurologisch oder soziobiologisch angeboren, sondern ein ethisches Postulat zur Regelung unseres Zusammenlebens.

Die Erforschung komplexer dynamischer Systeme klärt uns über Rahmenbedingungen und Entscheidungsspielräume unseres Handelns auf.

Allerdings können uns Evolutions-, Neuro- und Soziobiologie und entsprechende Computersimulationen über die *Rahmenbedingungen* und *Entscheidungsspielräume unseres Handelns* aufklären. Drogeneinfluß, seelische Krankheiten, Gehirnschäden durch Unfälle und der Hirntod sind aktuelle Probleme. Das Wissen dieser Disziplinen kann uns ferner sensibel machen für die komplexen und empfindlichen Gleichgewichte der Evolution, die jederzeit zusammenbrechen und chaotisch unvoraussehbare Entwicklungen nach sich ziehen können. Ihr Wissen kann uns sensibel machen für den sorgsamen Umgang mit den Ressourcen der Erde, ihrer Atmosphäre, den Arten und Tieren, die mit unserer eigenen Existenz verbunden sind. Die Erforschung des Gehirns als komplexes dynamisches System dient dann der Aufklärung über uns selbst – unserer Möglichkeiten und Risiken. Die Geschichte hat uns gezeigt: Menschen waren und sind *in ihrem Fühlen und Denken programmierbar*. Sie lassen sich von Ideologien versklaven und führen Kriege gegen sich und ihre Umwelt. Nur wenn wir *die Dynamik unseres Denkens und Fühlens* besser durchschauen, haben wir eine Chance, es zu verhindern.

„Falsch programmiert!"

Literaturverzeichnis

Arbib M A (1987) Brains, Machines, and Mathematics, 2nd edn. Springer, New York

Baron R J (1987) The Cellebral Computer. An Introduction to the Computational Structure of Human Brain, Lawrence Erlbaum, Hillsdale

Basar E, Flohr H, Haken H, Mandell A J (eds) (1983) Synergetics of the Brain. Springer, Berlin Heidelberg New York

Bauer F L, Goos G (1973) Informatik 2 Bde. Springer, Berlin Heidelberg New York

Birbaumer N, Schmidt R F (1991) Biologische Psychologie, 2. Aufl. Springer, Berlin Heidelberg New York

Black I B (1993) Symbole, Synapsen und Systeme. Die molekulare Biologie des Geistes. Spektrum, Heidelberg

Bothe H W, Samii M, Eckmiller R (eds) (1993) Neurobionics. North-Holland, Amsterdam

Brauer W, Indermark K (1968) Algorithmen, rekursive Funktionen und formale Sprachen. Bibliographisches Institut, Mannheim

Brause R (1991) Neuronale Netze. Eine Einführung in die Neuroinformatik. Teubner, Stuttgart

Braitenberg V (1993) Vehikel. Experimente mit kybernetischen Wesen. Rowohlt, Reinbek

Calvin W H (1993) Die Symphonie des Denkens: Wie aus Neuronen Bewußtsein entsteht. Hanser, München

Carrier M, Mittelstraß J (1989) Geist, Gehirn, Verhalten. Das Leib-Seele-Problem und die Philosophie der Psychologie. De Gruyter, Berlin New York

Changeux J-P (1984) Der neuronale Mensch. Rowohlt, Reinbek

Churchland P M (1989) A Neurocomputational Perspective. MIT, Cambridge Ma

Churchland P S (1988) Neurophilosophy. Toward a Unified Science of the Mind-Brain. MIT, Cambridge Ma

Churchland P S, Sejnowski T J (1992) The Computational Brain. MIT Press, Cambridge

Cohors-Fresenborg E (1977) Mathematatik mit Kalkülen und Maschinen. Vieweg, Braunschweig

Cotterill R M J (ed) (1988) Computer Simulation in Brain Science. Cambridge University Press, Cambridge

Crick F (1994) Was die Seele wirklich ist: Die naturwissenschaftliche Erforschung des Bewußtseins. Artemis & Winkler, München

Damasio AR (1995) Descartes' Irrtum. Fühlen, Denken und das menschliche Gehirn. List, München

Diemer A, Schilbach H U, Henrichs N (1972) Computer. Carl Habel, Darmstadt

Dörner D, Kreuzig H W, Reither F, Stäudel T (Hrsg) (1994) Lohhausen; Vom Umgang mit Unbestimmtheit und Komplexität, 2. Aufl. Huber, Bern

Duden „Informatik" (1988), Dudenverlag, Mannheim

Eigen M, Winkler R (1975) Das Spiel. Naturgesetze steuern den Zufall. Piper, München

Eckmiller R, Malsburg C von der (eds) (1989) Neural Computers. Springer, Berlin Heidelberg New York

Eckmiller R, Hartmann G, Hauske G (Hrsg) (1990) Parallel Processing in Neural Systems and Computers. North-Holland, Amsterdam

Edelman G M (1995) Göttliche Luft, vernichtendes Feuer: Wie der Geist im Gehirn entsteht. Piper, München

Farmer D, Toffoli T, Wolfram S (Hrsg) (1984) Cellular Automata. North-Holland, Amsterdam

Florey E, Breidbach O (Hrsg) (1993) Das Gehirn – Organ der Seele? Akademie Verlag, Berlin

Haken H, Stadler M (eds) (1989) Synergetics of Cognition. Springer, Berlin Heidelberg New York

Haken H (1996) Principles of Brain Functioning: Springer, Berlin Heidelberg New York

Hamilton P (1993) Künstliche neuronale Netze. VDE, Berlin

Hubel D M (1988) Eye, Brain, and Vision. Scientific American Library, New York

Kandel E R, Schwartz J H, Jessell T M (Hrsg) (1996) Neurowissenschaften. Spektrum, Berlin, Appleton & Lange

Kinnebrock W (1994) Neuronale Netze, 2. Aufl. Oldenbourg, München

Klivington K A (1992) Gehirn und Geist. Spektrum, Heidelberg

Kohonen T (1989) Self – Organization and Assoziative Memory, 3rd edn. Springer, Berlin Heidelberg New York

Larsen R (1994) Anästhesie und Intensivmedizin, 4. Aufl. Springer, Berlin Heidelberg New York

Link D, Kurthen M (1988) Parallelität von Gehirn und Seele. Neurowissenschaft und Leib-Seele-Problem. Enke, Stuttgart

Mainzer K (1995) Computer – Neue Flügel des Geistes? Die Evolution computergestützter Technik, Wissenschaft, Kultur und Philosophie, 2. Aufl. De Gruyter, Berlin New York

Mainzer K (1997) Thinking in Complexity. The Complex Dynamics of Matter, Mind and Mankind, 3rd enlarged edn. Springer, Berlin Heidelberg New York

Malsburg C von der (1973) Self-Organization of Orientation Sensitive Cells in the Striate Cortex, in: Kybernetik 14, 85–100

Nauck D, Klawonn F, Kruse R (1994) Neuronale Netze und Fuzzy-Systeme. Vieweg, Wiesbaden

Neumann J von (1958) The Computer and the Brain. Yale University Press, New Haven

Nieuwenhuys R J, Voogd J, van Huijzen C (1991) Das Zentralnervensystem des Menschen. Springer, Berlin Heidelberg New York

Palm G (Hrsg) (1982) Neural Assemblies: An Alternative Approach to Artificial Intelligence. Springer, Berlin Heidelberg New York

Penrose R (1991) Computerdenken. Die Debatte um Künstliche Intelligenz, Bewußtsein und die Gesetze der Physik. Spektrum, Heidelberg

Pöppel E (Hrsg) (1989) Gehirn und Bewußtsein. VCH, Weinheim

Puppe F (1988) Einführung in Expertensysteme. Springer, Berlin Heidelberg New York

Restak R M (1989) Geheimnisse des menschlichen Gehirns. mvg, München

Ritter H, Martinetz T, Schulten K (1991) Neuronale Netze. Eine Einführung in die Neuroinformatik selbstorganisierender Netzwerke, 2. Aufl. Addison-Wesley, Bonn

Roth G (1994) Das Gehirn und seine Wirklichkeit. Kognitive Neurobiologie und ihre philosophischen Konsequenzen. Suhrkamp, Frankfurt

Rubner J (1996) Was Frauen und Männer so im Kopf haben. dtv, München

Schmidt R F, Thews G (Hrsg) (1995) Physiologie des Menschen, 26. Aufl. Springer, Berlin Heidelberg New York

Schöneburg E, Hansen N, Gawelczyk A (1990) Neuronale Netzwerke. Markt & Technik, Haar
Serra R, Zanarini G (1990) Complex Systems and Cognitive Processes. Springer, Berlin Heidelberg New York
Singer W (Hrsg) (1994) Gehirn und Bewußtsein. Spektrum, Berlin
Steinbuch K (1965) Automat und Mensch. Springer, Berlin Heidelberg New York
Tschacher W, Schiepek G, Brunner E J (eds) (1992) Self-Organization and Clinical Psychology. Springer: Berlin Heidelberg New York
Winston P H (1977) Artificial Intelligence. Addison-Wesley, Reading

Abbildungsnachweis

(Die abgekürzten Buchtitel beziehen sich auf das Literaturverzeichnis. Mit der Angabe „nach" sind veränderte Neuzeichnungen der Quellen markiert.)

1	nach Restak 1989: 123
2	Niewenhuys, Voogd, van Huijzen 1991: 7
3	Larsen 1994: 6
4	Birbaumer, Schmidt 1991: 305
5	Kandel, Schwartz, Jessel 1996: 199
6	Schmidt, Thews 1995: 63
7	Churchland, Sejnowski 1992: 11
8	Schmidt, Thews 1995: 323
9	Birbaumer, Schmidt 1991: 392
10	nach Hubel 1988: 8
13	nach Kandel, Schwartz, Jessel 1992: 503
14	Schmidt, Thews 1995: 92
15	nach Nieuwenhuys, Voogd, van Huijzen 1991: 360 (Kandel, Schwartz, Jessel: 619)
16	nach Kandel, Schwartz, Jessel: 620
17	nach Kandel, Schwartz, Jessel: 682
18	Birbaumer, Schmidt 1991: 577
19	Birbaumer, Schmidt 1991: 705
20	Kandel, Schwartz, Jessel: 17 (PET-Bilder von Cathy Price, MRC Cyclotron Unit, Hammersmith Hospital, London, England)
22	nach Cohors-Fresenborg 1977: 7
23	nach Duden 'Informatik' 1988: 647
24	nach Diemer, Schilbach, Henrichs 1972: 112
25	Arbib 1987: 128, 131
27–28	Lloyd S (1995) Quanten-Computer. Spektrum der Wissenschaft 12: 65, 66–67
31	Puppe 1988: 13
33	nach Winston 1977: 157

34 nach Deker, Thomas (1983) Die Chaos-Theorie. Bild der Wissenschaft 1
35 Lanford O E (1977) Turbulence Seminar. In: Bernard P, Rativ T (Hrsg) Lecture Notes in Mathematics 615. Springer, Berlin: 114
38 Haken, Stadler 1989: 4
39 nach Winfree A T in: Geo-Wissen 2 1990: 137
40 nach Susman M (1964) Growth and Development. Englewood Cliffs N. J.
41 nach Grassé P (1959) Insects sociaux 6: 127
42 nach Eigen, Winkler 1975: 220
44 Steinbuch 1965: 216
45–46 Arbib 1987: 18, 20
47 Schöneburg, Hansen, Gawelczyk 1990: 77
48 nach Tank D W, Hopfield J J (1991) Kollektives Rechnen mit neuronenähnlichen Schaltkreisen. Spektrum der Wissenschaft. Sonderheft 11: 65
49-50 Serra, Zanarini 1990: 78, 118
51 Arbib 1987: 117 (nach Rumelhart D E, Hinton G E , Williams R J (1986) Learning Internal Representations by Error Propagation. In: Rumelhart D E, Mc Clelland J (Hrsg) Parallel Distributed Processing: Explorations in the Microstructure of Cognition. MIT Press, Cambridge Ma: 318–362)
52 Serra, Zanarini 1990: 130 (nach Rumelhart D E, Zipser D (1986) Feature Discovery by Competitive Learning. In: Rumelhart, Mc Clelland 1986)
53 Kohonen 1989: 123
54–55 Ritter, Martinetz, Schulten 1991: 75, 78
56 Churchland 1989: 204 (nach Gorman R P, Sejnowski T J (1988) Analysis of Hidden Units in a Layered Network trained to classify Sonar Targets. Neural Networks 1: 75–89)
57 Pellionisz A J (1988) Visitas from Tensor Network Theory: A Horizon from Reductionalist Neurophilosophy to the Geometry of Multi-Unit Recordings. In: Cotterill 1988: 48
58 Kinzel W, Deker U (1988) Der ganz andere Computer: Denken nach Menschenart. Bild der Wissenschaft 1: 43
59–61 nach Hinton G E, Plaut D C, Shallice T (1993) Computersimulation eines Hirnschadens. Spektrum der Wissenschaft 12: 72, 73

62 Churchland 1988: 465-466 (nach Rumelhart D E, Smolensky P, Mc Clelland J L, Hinton G E (1986) Schemata and Sequential Thought Processes. In: Mc Clelland, Rumelhart 1986)

63 Haken 1988: 5-7

65–69 Eckmiller R (Hrsg) (1995) Neurotechnologie-Report. Gefördert vom Bundesministerium für Bildung, Wissenschaft, Forschung und Technologie. Bonn: 23, 49, 85, 31, 74

70 Mackey M C, An der Heiden U (1984) The Dynamics of Recurrent Inhibition. J. Math. Biol. 19: 211–225 (Tschacher,Schiepek,Brunner 1992: 71, 72)

71-72 nach Schiepek G, Schoppek W, Tretter F (1992) Synergetics in Psychiatry-Simulation of Evolutionary Patterns of Schizophrenia on the Basis of Nonlinear Difference Equations. In: Tschacher, Schiepek, Brunner 1992: 178, 184, 185

73 nach Eberspächer J (1994) Intelligenz in Netzen. In: Tinnefeld M-T, Philipps L, Weis K (Hrsg) Institutionen und Einzelne im Zeitalter der Informationstechnik. R. Oldenbourg, München 1994, 169

Sachverzeichnis

L

Personenverzeichnis

Springer und Umwelt

Als internationaler wissenschaftlicher Verlag sind wir uns unserer besonderen Verpflichtung der Umwelt gegenüber bewußt und beziehen umweltorientierte Grundsätze in Unternehmensentscheidungen mit ein. Von unseren Geschäftspartnern (Druckereien, Papierfabriken, Verpackungsherstellern usw.) verlangen wir, daß sie sowohl beim Herstellungsprozess selbst als auch beim Einsatz der zur Verwendung kommenden Materialien ökologische Gesichtspunkte berücksichtigen.
Das für dieses Buch verwendete Papier ist aus chlorfrei bzw. chlorarm hergestelltem Zellstoff gefertigt und im pH-Wert neutral.

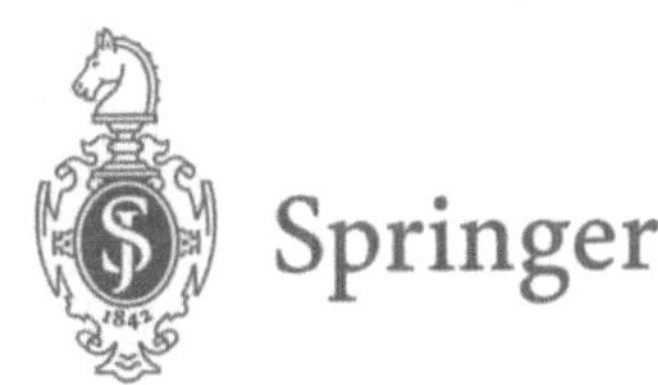